（中文版）

中医康复治疗技术入门

北京按摩医院 ◎ 编著

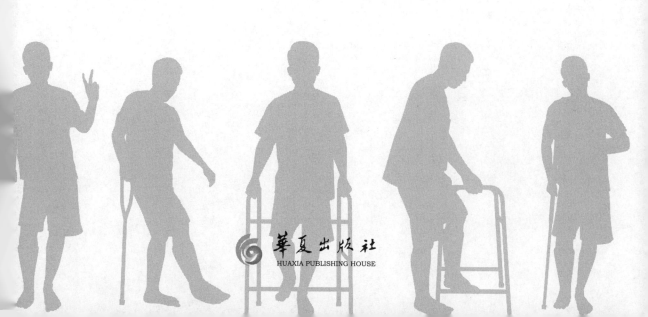

华夏出版社
HUAXIA PUBLISHING HOUSE

本书编委会名单

主　　任：金　涛　北京按摩医院

主　　编：王　颖　北京按摩医院

副 主 编：杨淞然　北京按摩医院

　　　　　方　艳　北京按摩医院

编　　委：（按姓氏笔画）

　　　　　方　艳　北京按摩医院

　　　　　王　丹　北京按摩医院

　　　　　田靖晓　北京博爱医院

　　　　　刘东鹏　宁夏回族自治区残疾人康复中心

　　　　　刘洪涛　北京按摩医院

　　　　　刘夕明　北京按摩医院

　　　　　孙　薇　北京博爱医院

　　　　　芦明明　北京按摩医院

　　　　　宋作新　宁波市康复医院

　　　　　杨交荣　北京按摩医院

　　　　　陈莹莹　北京按摩医院

　　　　　周利红　北京按摩医院

　　　　　庞洪波　天津市残疾人康复服务指导中心

　　　　　赵克聪　北京博爱医院

编写单位：北京按摩医院

前　言

随着社会进步与经济发展，人民生活水平不断提高，人们对疾病、功能、残疾、健康等概念有了全新的认识，对疾病的治疗也不再满足于单纯的治病和稳定病情，而是要尽可能地恢复人体功能和能力，以便患者能获得较高的生活质量，回归社会。中、西医康复治疗技术的碰撞、结合，能很好地提升疾病治疗质量，提高疗效，使患者得到更好的康复。

中医传统治疗技术产生于原始社会，发展至今已有几千年的历史，具有完整系统的中医理论及治疗体系。康复医学始创于 20 世纪 40 年代，至 20 世纪 80 年代传入我国，后得到大力发展，国家卫生部明确提出二级以上医院必须建立康复医学科的要求。随着现代科学技术水平的提升，康复治疗技术的发展也是日新月异。

本书注重中西医治疗技术的结合，为初探康复领域的读者简明扼要地介绍了中医传统治疗技术（如针灸、中药、推拿等）和经典康复治疗技术（如物理疗法、运动疗法、作业疗法、心理疗法、康复护理、辅助具等），以及部分骨科常见疾病的中西医结合康复治疗技术。本书分上、下两篇，上篇介绍康复治疗技术，下篇注重于临床应用，逻辑清晰，编排精心，便于读者理解和应用。

中国传统医学博大精深，西医康复日新月异，如何将中医、西医康复更好地结合并应用于更多的疾病，希望本书能抛砖引玉，创造具有中国特色的康复医学。本书作者多为中青年临床专家，所述难免纰漏，敬请批评指正。

2021 年 4 月

目 录

下　篇　临床康复技术应用

上 篇
中医康复治疗技术

第一章
康复医学概论

第一节　中医对康复医学的理解

祖国传统医学在其发展历程中并未明确提出"康复医学"这一概念，但中医学所蕴含的"天人合一""形神合一"的整体观康复思想与现代康复医学的理论相契合。

先秦时期的康复思想处于萌芽阶段，是人们从日常劳动、起居、娱乐中总结出来的朴素健康思想，重视运动及全面健康。《吕氏春秋·古乐》云"昔陶唐氏之始，阴多滞伏而湛积，……筋骨瑟缩不达，故作为舞以宣导之"；《庄子·刻意》云"吹呴呼吸，吐故纳新，熊经鸟申"，均提到养性、运动、起居调摄等养生康复思想。

秦汉时期，《黄帝内经》奠定了中医康复的理论基础，虽未明确提出"康复"一词，但其记载的"久病而不康者，应养而和之，……待其来复"，涵盖了康复医学的内涵。《黄帝内经》提出了较为系统的养生康复理论及方法，强调"治未病"的预防康复思想，制订了"杂合而治"的综合康复治疗原则。华佗在《淮南子》6种仿生动作的基础上，结合临床实践，模仿虎、鹿、熊、猿、鸟五种动物的活动，创制"五禽戏"，成为传统运动康复的一个重要功法。张仲景所著《伤寒论》中的《辨阴阳易差后劳复病脉证并治》是我国现存最早的有关于康复医学的专篇。

隋唐时期，巢元方修订的《诸病源候论》一书中多数病证后附有"养生方导引法"，记录了两百余种导引术式，对偏枯、拘挛、风寒湿痹、虚劳、腰背痛等施以不同的术式，这些导引、运动功法属于康复方法的范畴。孙思邈《千金要方》和王焘《外台秘要》这两部综合性医学著作记录了丰富的康复知识和方法。《外台秘要》记载了大量康复方法，可以视为中国古代康复技术专书，书中除临床常用的针灸、按摩、食疗、精神疗法等外，还记载了磁疗、光疗、冷疗、热疗等诸多物理疗法。

宋元时期，张从正在《儒门事亲》中记载了许多传统康复方法，如阳光疗法、空气疗法、冷疗、热疗、针灸、导引、按摩疗法、情志疗法等，尤其是情志康复法，包括以情制情法、适应疗法、文娱疗法等。宋代官方重视医疗救助机构建设，涵盖了医疗、养老、康复等职能，如"安济坊"和"养济院"，专门收容"孤贫废老以及四方宾旅无依者"，而专供官人养病的"保寿粹和馆"是比较高级的康复疗养机构。

明清时期，张景岳在《类经附翼·医易》中提出"医之为道，身心之易也"，认为疾病的康复应从身心入手；薛己《口齿类要》提及口腔康复护理；傅仁宇《审视瑶函》论及眼科康复；陈实功《外科正宗》列"调理须知"一节专论外科患者的康复问题。沈金鳌《杂病源流犀烛》卷首列有"运动规法"，此即为康复方法。沈子复所撰《养病庸言》是一部病后康复专著，书中序言"古者有文字时，即有治病书，其后有养生家言。今于两家外别出一途，命曰养病"，明确提出康复与临床治疗及养生保健的不同。

近现代时期，针灸学家承淡安所著《中国针灸治疗学》，在论述人身度量标准、穴位的定位、经络循行等时引证现代解剖知识，提高了取穴的速度和准确性，扩大了传统康复方法的应用。

第二节　康复医学基本概念

一、何谓康复

"康复"一词，香港地区翻译为"复康"，台湾地区翻译为"复健"。世界卫生组织（WHO）1969 年的定义是"综合和协同地将医学、社会、教育和职业措施应用于残疾者，对他们进行训练和再训练，以恢复其功能至最高可能的水平"。1981 年提出新定义"康复是应用所有措施，旨在减轻残疾和残障状况，并使他们有可能不受歧视地成为社会的整体"。

康复医学是具有独立的理论基础、功能评定方法、治疗技能和规范的医学应用学科，旨在加速人体伤病后的恢复进程，预防和（或）减轻其后遗功能障碍。

医疗康复属于临床医学的工作内容，是应用临床医学的方法为康复服务的技术手段，旨在改善功能，或为其后的功能康复创造条件。

二、康复医学与其他医学的关系

1. 康复医学与保健医学　保健医学强调通过主动锻炼，提高机体对外界环境的适应力和对疾病的抵抗力，这与康复医学的措施一致。

2. 康复医学与预防医学　通过积极措施，防止各种疾病发生，减少功能障碍的可能性，这是康复医学的一级预防；在疾病发病后，需要积极的康复介入，以预防继发性功能障碍或残疾发生，这是康复医学的二级预防；已经发生功能障碍，可以通过积极的康复锻炼，防止功能障碍的加重或恶化，这是康复医学的三级预防。康复医学与预防医学在上述方面的内涵是一致的。

3. 康复医学与临床医学　康复治疗经常需要同时进行临床治疗，而临床治疗过程也需要康复治疗积极地介入。康复医学与临床医学的关系见表1-1。

表1-1　康复医学与临床医学的关系

	临床医学	康复医学
核心理念	人体疾病	人体运动功能障碍
医学模式	生物医学模式	生物—心理—社会模式
工作对象	各类患者	功能障碍者和残疾者
临床评估	疾病诊断	肢体、心理、生活/社会独立功能
治疗目的	以疾病为核心，去除病因、挽救生命、逆转病理和病理生理过程	以功能障碍为核心，以改善、代偿、替代的途径提高功能和生活质量，回归社会
治疗手段	药物和手术	非药物模式，强调患者主动参与
工作模式	专业化分工模式	团队模式

三、康复医疗的共性原则

1. 因人而异　即个体化原则，依据患者功能障碍的特点、疾病情况和康复需求等制订康复治疗目标和方案，并根据治疗进度和功能及时调整方案。

2. 循序渐进　康复治疗的难易程度、强度和总量都应该逐步增加，避免突然改变，以保证身体对运动负荷或相关治疗的逐步适应。

3. 持之以恒　以功能锻炼为核心的康复治疗需要持续一定的时间才能获得显著效应，停止治疗后治疗效应将逐步消退。因此，许多康复治疗需要长期持续，甚至维持终生。

4. 主动参与　运动时患者的主观能动性或主动参与是运动疗法效果的关键。

5. 全面锻炼　康复的目标应包括心理、职业、教育、娱乐等多方面，最终目标是重返社会。因此，康复治疗应该全面审视，全面锻炼。

四、服务对象与工作内容

1. 服务对象　残疾者、老年人、慢性疾病患者、疾病或损伤急性期及恢复早期的患者、亚健康人群。

2. 工作内容

（1）康复基础学：运动学、神经生理学、环境改造学等。

（2）康复功能评定：躯体功能、电生理学、心肺功能、有氧运动能力、平衡和协调能力、步态分析、心理学、脑高级功能、言语和吞咽功能、日常生活能力、生活质量、就业能力等。

（3）康复治疗学：物理治疗（PT）、作业治疗（OT）、言语治疗（ST）、康复心理治疗、康复工程、中医传统康复治疗、康复护理等。

（4）临床康复学：综合采用各种康复治疗手段，对各类伤、残、病患者的病理和病理生理异常及相应的功能障碍进行的针对性康复医疗实践，包括神经疾病康复、骨关节疾病康复、脏器疾病康复、慢性疼痛康复等。

（5）社区康复：在社区层次上采取综合性的康复措施，利用和依靠社区资源，使残疾人能得到及时、合理和充分的康复服务，改善和提高其躯体和心理功能，提高生活质量并回归正常的社会生活。

3. 工作方式　主要为团队工作模式，包括学科内团队及学科间团队。团队会议模式是传统的康复医疗工作方式。团队会议一般由康复医师召集，由物理治疗师、作业治疗师、言语治疗师、康复护士、心理治疗师、假肢/矫形技师、社会工作者、营养师等组成，从各自专业角度讨论患者的主要功能障碍、治疗情况、下一步治疗计划等。但是近年来趋向采用相关治疗技术人员、康复护士与临床医师床边查房或治疗室查房的方式，以提高工作效率和质量。

第三节 残疾的分类及预防

一、残疾相关概念

1. 残疾 指由各种躯体、身心、精神疾病或损伤及先天性异常所致的人体解剖结构、生理功能的异常和（或）丧失，造成机体长期、持续或永久性的功能障碍状态，并不同程度地影响身体活动、日常生活、工作、学习和社会交往活动能力。这些功能障碍通常不能通过单纯的临床治疗而恢复。

2. 残疾学 以残疾人及残疾状态为主要研究对象，专门研究残疾病因、流行规律、表现特点、发展规律、结局及评定、康复与预防的学科。残疾学以医学为基础，涉及社会学、教育学、管理学和政策法令等。

3. 残疾人 对具有不同程度躯体、身心、精神疾病和损伤及先天性异常的人群的总称。其机体结构、器官功能、心理与精神功能存在障碍或丧失，失去部分以正常方式从事活动的能力，或完全无法以正常方式从事活动。

4. 原发性残疾 指由各类疾病、损伤、先天性异常等直接引起的功能障碍，导致残疾常见原因有疾病、外伤、营养不良、先天性发育缺陷和老年病等。

5. 继发性残疾 指原发性残疾的并发症导致的功能障碍，即各种原发性残疾后，由于躯体活动受限，肌肉、骨骼、心肺功能等出现失用或失用性改变，导致器官和系统功能进一步减退，甚至丧失。

二、残疾分类

1. 国际功能、残疾和健康分类（ICF） ICF 是 WHO 于 2001 年 5 月通过的新残疾分类概念，用于残疾评定，以残损、活动受限、参与受限来表示，用于反映健康功能状态，以身体功能、个体功能、社会功能来表示。分类为研究与健康有关的人体功能状况提供科学依据，有利于医护人员、健康人、患者、残疾人之间的相互交流，也有利于社会对残疾者的理解和沟通。

2. 中国残疾分类 1986 年国务院批准《五类残疾标准》，即视力残疾、听力语言残疾、智力残疾、肢体残疾、精神残疾。1995 年修订为《六类残疾标准》，根据残疾的性质和特点可以分为视力残疾、听力残疾、言语残疾、肢体残疾、智力残疾、精神残疾。多重残疾是指有两种及两种以上的残疾。上述分类暂不包括内脏残疾。

（1）视力残疾：是指由各种原因导致双眼视力低下并且不能矫正或双眼视野缩小，以致影响其日常生活和社会参与。视力残疾包括盲及低视力。

（2）听力残疾：是指由各种原因导致双耳不同程度的永久性听力障碍，听不到或听不清周围环境声音及言语声音，以致影响其日常生活和社会参与。

（3）言语残疾：是指由各种原因导致的不同程度的言语障碍，经治疗一年以上不愈或病程超过两年，不能或难以进行正常的言语交流活动，以致影响其日常生活和社会参与，包括失语、运动性构音障碍、器质性构音障碍、发声障碍、儿童言语发育迟滞、听力障碍所致的言语障碍、口吃等。

（4）肢体残疾：是指由人体运动系统的结构、功能损伤造成的四肢残缺、四肢及躯干麻痹（瘫痪）、畸形等，导致人体运动功能不同程度丧失及活动和参与受限。

（5）智力残疾：是指智力明显低于一般人水平，并伴有适应行为的障碍。此类残疾是由于神经系统结构、功能障碍，使个体活动和参与受到限制，需要环境提供全面、广泛、有限和间歇的支持。智力残疾包括在智力发育期间（18 岁之前），由各种有害因素导致的精神发育不全或智力迟滞；或智力发育成熟以后，由各种有害因素导致智力损害或智力明显衰退。

（6）精神残疾：是指各类精神障碍持续一年以上未痊愈，由于存在认知、情感和行为障碍，以致影响其日常生活和社会参与。孤独症一般划归为精神残疾范畴。

（7）多重残疾：是指同时存在视力残疾、听力残疾、言语残疾、肢体残疾、智力残疾、精神残疾中的两种或两种以上残疾。

3. 残疾分级　各类残疾按残疾程度分为四级：残疾一级、残疾二级、残疾三级和残疾四级。残疾一级为极重度，残疾二级为重度，残疾三级为中度，残疾四级为轻度。多重残疾分级按所属残疾中残疾程度最重类别的分级确定其残疾等级。

三、残疾的三级预防

1. 一级预防　指预防可能导致残疾的各种损伤或疾病，避免发生原发性残疾的过程。

2. 二级预防　指疾病或损伤发生之后，采取积极主动的措施防止发生并发症、功能障碍或继发性残疾的过程。

3. 三级预防　指残疾已经发生，采取各种积极的措施防止残疾恶化的过程。这是康复预防中康复医学人员涉入最深和最多的部分。主要的措施包括：通过积极的功能训练，改善或提高患者的躯体和心理功能；通过适应、代偿和替代的途径，提高患者生活自理和自立能力，恢复或增强娱乐、工作和学习能力；通过职业咨询和训练，促使残疾者重返家庭和社会。

（庞洪波）

第二章

中医康复技术

一、中医药发展简史

中医药的历史可以追溯至远古时代。第一部《神农本草经》记录中药 365 味，奠定了中药学基础。汉末张仲景撰《伤寒杂病论》，被称为"方书之祖"，成为了临床运用中药方剂辨证论治疾病的典范。

1973 年，在湖南长沙马王堆 3 号汉墓出土了一批帛书和竹简，其中有《五十二病方》《养生方》《杂疗方》《杂禁方》等方书，尤以《五十二病方》卷帙大，内容多，而且保存较好。该书成书于战国晚期，是我国现存最古老的医方著作。

两汉时期，中药方剂等有了较大的发展。一是初步总结了中医的治则和治法，并提出了对于中药组方的基本结构要求；二是总结了一批行之有效的著名方剂。《黄帝内经》在治则和治法方面，较全面系统地总结了"体察阴阳，以平为期"，"治病必求于本"，"治求其属"及整体治疗、标本缓急、三因制宜等有关治则的理论。

据史书记载，两汉时期的方书十分可观，仅《汉书·艺文志》所载，就有"经方十一家"，共 274 卷之多，但俱已亡佚。从在甘肃武威县旱滩坡出土的文物《治百病方》来看，其剂型有汤、丸、膏、散、丹等，充分反映出当时对方剂已有相当高的运用水平。

东汉时期，临床医学更加进步，以《神农本草经》为代表的本草学也积累了重要的药学成果。汉末，张仲景"勤求古训，博采众方"，完成了当代最高水平的临床巨著《伤寒杂病论》，此书被后世誉为"方书之祖"。

魏晋南北朝时期，出现了一大批方书，目前保存较好，且影响较大者，仅有《肘后备急方》《小品方》和《刘涓子鬼遗方》。《肘后备急方》（又称《肘后救卒方》）为东晋著名医家葛洪所撰写。其目的是便于随身携带，此乃"肘后"的由来。又出于"救卒"，其所收方剂，多以治疗中风、昏厥、溺水、外伤、中毒等突发急症为主。《刘涓子鬼遗方》原为晋人刘涓子初辑，主要收录和论述金疮、痈疽、疥癣、烫火伤等外科方剂，为现存最早的外科方书。

隋唐两代，中医药方剂又取得了进一步的发展。仅据《宋以前医籍考》不完全统计，当时的经方著作就有 138 部。《千金要方》和《千金翼方》是唐代医药大家孙思邈的力作，二书实为综合类医学巨著。

宋朝经济的振兴使科学文化达到了前所未有的高峰。北宋政府官办药局"太平惠民和剂局"，将其所藏医方经校订编纂著成《太平惠民和剂局方》，堪称我国历史上第一部由政府组织编制的成药典。金元时期四大家刘完素、张从正、李东垣、朱震亨的出现，产生了许多流派的学术争鸣。

明代不仅本草学大盛，方剂学同样获得了巨大成功，出现了我国古代规模最大的方剂大全《普济方》，第一部方论专著——吴昆的《医方考》，追溯诸方衍化源流的方书，如施沛的《祖剂》。此时期方书卷帙浩繁、方剂数目巨大，而且论方质量提高，理法方药日臻成熟。

清代继《医方考》之后，又将制方理论、方义分析、配伍关系的研究大大向前推进，成绩斐然；《医方集解》等实用类方书潜心于这些阐发外，医经学派对仲景方的推崇和钻研，也直接促进了方剂释义的深入和实用化；徐大椿《医学源流论》中关于方剂的 6 论对方剂理论进行了发挥。所有这些，足以说明清代阐释方义已蔚然成风，体现了此时期中医药学的发展。

近代以来，尤其新中国成立以后，中医药发展更加迅速。大批古代的中医药书籍得到了校刊出版、影印或辑复，为中医药学史的研究提供了极大的方便。重新编辑的古今医籍、验方、方书辞典及其他工具书亦大量涌现，中医药文化事业迎来了发展的春天。

二、中医治法

（一）概述

治法，是在辨清证候，审明病因、病机之后，有针对性地采取的治疗法则。早在《黄帝内经》中已有丰富的治法理论记载，如《素问·阴阳应象大论》云：

"形不足者，温之以气；精不足者，补之以味。其高者，因而越之；其下者，引而竭之；中满者，泻之于内。其有邪者，渍形以为汗；其在皮者，汗而发之。"至汉末，医圣张仲景在"勤求古训，博采众方"的基础上，创造性地将治法和方证融为一体，总结了一整套临床辨证论治的体系。其后，随着历代医家对中医理论和临床实践的不断丰富和总结，治法内容更加丰富多彩，更能适应各种病证的治疗需要。

中医学的治法内容，可以归纳为两个层次。首先是具有一定概括性的、针对某一类病机共性所确立的治法，称为治疗大法，如表证用汗法、寒证用温法、热证用清法、虚证用补法、实证用泻法等。其次是针对具体证候所确定的治疗方法，即具体治法。

治法不但具有多层次的特点，而且还具有多体系的特点。这是因为中医学在长期的发展过程中，形成了多种临床辨证论治的体系，如脏腑辨证、六经辨证、卫气营血辨证、三焦辨证、经络辨证等。

（二）常用治法

历代医家鉴于具体治法内容丰富，而又归属不同治法体系的特点，经过多次分类归纳逐渐形成体系。对于我们现在常引用的"八法"，程钟龄在《医学心悟·医门八法》中说："论病之源，以内伤、外感四字括之。论病之情，则以寒、热、虚、实、表、里、阴、阳八字统之。而论治病之方，则又以汗、和、下、消、吐、清、温、补八法尽之。"现将常用的八法内容，简要介绍如下。

1. 汗法

《医学心悟·医门八法》："汗者，散也。经云：邪在皮毛者，汗而发之是也。又云：体若燔炭，汗出而散是也。"汗法是通过开泄腠理、调畅营卫、宣发肺气等作用，使在表的外感六淫之邪随汗而解的一类治法。汗法不以汗出为目的，主要是通过出汗，使腠理开、营卫和、肺气畅、血脉通，从而能祛邪外出，正气调和。所以除了外感六淫之邪所致的表证外，凡是腠理闭塞、营卫郁滞的寒热无汗，或腠理疏松，虽有汗但寒热不解的病证，皆可用汗法治疗。例如，麻疹初起，疹点隐而不透；水肿，腰以上肿甚；疮疡初起有恶寒发热；疟疾、痢疾有寒热表证等均可应用汗法治疗。然而，由于病情有寒热，邪气有兼夹，体质有强弱，故汗法又有辛温、辛凉的区别，还可与补法、消法等其他治疗方法结合运用。

2. 吐法

《医学心悟·医门八法》："吐者，治上焦也。胸次之间，咽喉之地，或有痰、食、痈脓，法当吐之。经曰：其高者因而越之是已。"吐法是通过涌吐的方法，使停留在咽喉、胸膈、胃的痰涎、宿食或毒物从口中吐出的一类治法。适用于中风痰壅，宿食壅阻胃脘，痰涎壅盛之癫狂、喉痹，以及干霍乱吐泻不得等属于病位居上、病势急暴、内蓄实邪、体质壮实之证。因此法易伤胃气，故体弱气虚、妇人新产、孕妇等均应慎用。

3. 下法

《医学心悟·医门八法》："下法，攻其邪也。病在表，则汗之；在半表半里，则和之；病在里，则下之。"下法是通过泻下、荡涤、攻逐等方法，使停留于胃肠的宿食、燥屎、冷积、瘀血、结痰、停水等从下窍而出，以祛邪除病的一类治法。凡邪在肠胃而致大便不通、燥屎内结，或热结旁流，以及停痰留饮、瘀血积水等形症俱实之证，均可使用。由于病情有寒热，正气有虚实，病邪有兼夹，所以下法又有寒下、温下、润下、逐水、攻补兼施之别。

4. 和法

《医学心悟·医门八法》："伤寒在表者，可汗；在里者，可下；其在半表半里者，惟有和之一法焉。"和法是通过和解或调和的方法，使半表半里之邪，或脏腑、阴阳、表里失和之证得以解除的一类治法。和法是一种既能祛除病邪，又能调整脏腑功能的治法，无明显寒热补泻之偏，适用于邪犯少阳、肝脾不和、气血营卫失和等证。和法的应用范围较广，分类也多，其中主要包括和解少阳、透达膜原、调和肝脾、疏肝和胃、分消上下、调和肠胃等。

5. 温法

《医学心悟·医门八法》："温者，温其中也。经云：寒者热之，是已。"温法是通过温里祛寒的方法，以治疗里寒证的一类治法。寒证有外感、内伤的不同，或由寒邪直中于里，或因失治误治而损伤人体阳气，或因素体阳气虚弱，以致寒从中生。同时，寒证又有部位深浅、程度轻重之差别，故温法又有温经散寒、温中祛寒和回阳救逆等不同程度。温法常与补法配合运用。

6. 清法

《医学心悟·医门八法》："清者，清其热也。脏腑有热，则清之。经云：热者寒之，是已。"清法是通过清热、泻火、解毒、凉血等方法，以清除里热之邪的一类治法。适用于里热证、火证、热毒证及虚热证等里热病证。由于里热证有热在气分、热在营分、热在血分、热重成毒及热在某一脏腑之分，因而在清法之中，又有清气分热、清营凉血、清热解毒、清脏腑热等不同。热证最易伤阴，大热又易耗气，所以清热剂中常配伍生津、益气之品。若温病后期，热灼阴伤，或久病阴虚而热伏于里，又当清法与滋阴并用，不可纯用苦寒直折之法，热必不除。

7. 消法

《医学心悟·医门八法》："消者，去其壅也。脏腑、筋络、肌肉之间，本无此物而忽有之，必为消散，乃得其平。经云：坚者削之是已。"消法是通过消食导滞、行气活血、化痰利水、驱虫等方法，使气、血、痰、食、水、虫等积聚形成的有形之邪渐消缓散的一类治法。适用于饮食停滞、气滞血瘀、癥瘕、积聚、水湿内停、痰饮不化、疳积虫积及疮疡痈肿等病证。消法与下法虽同是治疗有形实邪的方法，但在适应病证上有所不同。下法所治病证，大抵病势急迫，形症俱实，邪在肠胃，必须速除，而且是可以从下窍而出者。消法所治，主要是病在脏腑、筋络、肌肉之间，邪坚病固而来势较缓，属渐积形成，且多虚实夹杂，尤其是气血积聚而成之癥瘕痞块、痰核等，不可能迅速消除，必须逐渐消散。消法也常与补法、下法、温法、清法等其他治法配合运用，但仍然是以消为主要目的。

8. 补法

《医学心悟·医门八法》："补者，补其虚也。经曰：不能治其虚，安问其余。又曰：邪之所凑，其气必虚。又曰：精气夺则虚。又曰：虚则补也。"补法是通过补益人体气血阴阳，以治疗各种虚弱证候的一类治法。补法的目的，在于通过药物的补益，使人体气血阴阳虚弱或脏腑之间的失调状态得到纠止，恢复阴阳平衡。补法一般是在无外邪时使用，以避免"闭门留寇"之弊。补法有补五脏之侧重，但较常用的治法分类仍以补气、补血、补阴、补阳为主。

以上八种治法，适用于表里、寒热、虚实等不同的证候。对于多数疾病而言，病情常常是复杂的，不是仅用一种治法就能够达到治疗需要的，常需数种治法配合运用，才能照顾全面，所以虽为八法，配合运用之后则变化多端。正如程钟龄《医学心悟》中说:"盖一法之中,八法备焉;八法之中,百法备焉。"因此,临证之时,要针对具体病证,灵活运用,使之切合病情,方能收到满意的疗效。

三、中药服法

中药的服法包括服药的时间和服药的方法。中药服法的恰当与否,对疗效有一定影响。清代徐大椿在《医学源流论》中说:"病之愈不愈,不但方必中病,方虽中病,而服之不得法,则非但无功,而反有害。"因此,方剂的服用方法也应予以重视。

(一)服药时间

一般来说,宜在饭前1小时服药,以利于药物尽快吸收,但对胃肠有刺激的方药,如活血化瘀药物、清热解毒药物等宜饭后服用,以防止产生副作用。滋补方药,宜空腹服用;治疟方药,宜在发作前2小时服用;安神药物,宜在睡前服用;急证重病可不拘时间服用;慢性病应定时服用,使之能持续发挥药效。根据病情的需要,有的可一天数服,有的可煎泡代茶时时饮用。

前人有些服药论述,是考虑病位的上下远近,从有利于除邪和养生而论,亦可供临床参考。如《千金要方·序例》记载的"病在胸膈以上者,先食后服药;病在胸膈以下者,先服药后食;病在四肢血脉者,宜空腹而在旦;病在骨髓者,宜满而在夜",以及葛洪在《肘后备急方》中言:"服治病之药,以食前服之;服养生之药,以食后服之。"

(二)服药方法

运用汤剂,通常是每日1剂,将头煎、二煎掺兑,分2次或3次温服。但特殊情况下,亦可1日连服2剂,以增强药力。散剂和丸剂是根据病情和具体药物定量,日服2次或3次。散剂中有些可直接用水送服,如七厘散等;有些粗末散剂,可加水煮沸取汁,如香苏散等;还有些散剂是用于外敷或捧洒疮面,如生肌散等;亦有作为点眼或吹喉用的,如八宝眼药、冰硼散等。各种丸剂都可以直接用水送服,至于其他不同剂型,可参考制剂情况及方药功用酌情而定。

针对不同情况,前人还总结出一些汤剂的经验服法。如服发汗解表药,宜趁热服,药后还须温覆避风,使遍身微有汗出。热证用寒药可冷服以助其清,寒证用热药可热服以助其温，但有时寒热偏盛、阴阳离决、阴阳相互格拒，出现服药后呕吐的情况，如系真寒假热证则宜热药冷服，系真热假寒证则宜寒药热服，此谓反佐服药法，即《素问·五常政大论》中所说的"治热以寒，温而行之；治寒以热，凉而行之；治温以清，冷而行之；治清以温，热而行之"。若见服药呕吐者，宜先服少许姜汁，或用鲜生姜擦舌，或嚼少许陈皮，然后再服汤药，或采用冷服、少量频饮的方法。对于昏迷患者及吞咽困难者，现多用鼻饲法给药。

使用峻烈药或毒性药，应审慎从事，宜先进小量，而后逐渐增量，至有效止，不可过量，以免发生中毒。

总之，在治疗过程中，要根据患者病情或药物的性能采取不同的服法。

四、外伤类疾病常用方药

外伤类疾病多因外力损伤而发病。除有经络、筋骨损伤外，多伴有出血。血为营养人体的重要物质，在正常情况下，血流于脉管之内，周流不息，灌溉五脏六腑，四肢百骸。一旦因某种原因，造成血溢脉外，离经妄行，或瘀血内停，血行不畅，则会形成瘀血、出血等证候。血病治法概括起来主要有活血化瘀、治血、补血三个方面。

其次，外伤类疾病要根据轻重缓急，探明致病因素，分清标本缓急。急则治其标，缓则治其本。同时，活血之品易损伤正气，所以在使用活血化瘀药物时，注意辅助正气。止血注意时机，防止止血过早而留瘀。

此类患者临床表现有：疼痛以刺痛为特点，痛有定处，舌紫黯或有瘀斑、瘀点，局部有肿块，疼痛拒按，按之坚硬，肿块固定不移。

活血化瘀的药物有：川芎、桃仁、红花、赤芍、丹参等。气为血之帅，气行则血行，所以治疗外伤类疾病的方剂中常常配伍行气理气药物，以行气活血。另外根据患者体质，偏寒则温经活血，偏热则清热凉血，正气不足则扶正与活血兼顾。

（一）七厘散 《良方集腋》

组成：血竭一两 麝香 冰片各一分二厘 乳香 没药 红花各一钱五分 朱砂一钱二分 儿茶二钱四分

用法：上八味，研极细末，收藏于瓷瓶中，黄蜡封口。治外伤，先以药七厘烧酒冲服，复用药以烧酒调敷伤处。

功用：活血散瘀，定痛止血。外敷止血生肌。

主治：跌打损伤，筋断骨折之瘀血肿痛，或刀伤出血。并治一切无名肿毒，烧伤烫伤等。伤轻者不必服，只用敷。

（二）复元活血汤 《医学发明》

组成：柴胡_{半两}（15g）　瓜蒌根　当归_{各三钱}（9g）　红花　甘草　穿山甲_{各二钱}（各6g）　大黄_{酒浸，一两}（30g）　桃仁_{酒浸，去皮尖，研如泥，五十个}（9g）

用法：除桃仁外，锉如麻豆大，每服一两（30g），水一盏半，酒半盏，同煎至七分，去滓，大温服之，食前，以利为度，得利痛减，不尽服（现代用法：共为粗末，每服30g，加黄酒30mL，水煎服）。

功用：活血祛瘀，疏肝通络。

主治：跌打损伤，瘀血阻滞证。胁肋瘀肿，痛不可忍。

运用：

1. 本方为治疗跌打损伤，瘀血阻滞证的常用方。临床应用以胁肋瘀肿疼痛为辨证要点。若化裁得当，亦可广泛用于一切跌打损伤。

2. 瘀重而痛甚者，加三七末，或酌加乳香、没药、元胡等增强活血祛瘀之效。气滞重而痛甚者，酌加木香、香附、郁金、青皮、枳壳等以增强行气止痛之力。

3. 本方常用于肋间神经痛、肋软骨炎、胸胁部挫伤等属瘀血停滞者。

（三）血府逐瘀汤 《医林改错》

组成：桃仁_{四钱}（12g）　红花_{三钱}（9g）　当归_{三钱}（9g）　生地黄_{三钱}（9g）　川芎_{一钱半}（4.5g）　赤芍_{二钱}（6g）　牛膝_{三钱}（9g）　桔梗_{一钱半}（4.5g）　柴胡_{一钱}（3g）　枳壳_{二钱}（6g）　甘草_{一钱}（3g）

用法：水煎服。

功用：活血化瘀，行气止痛。

主治：胸中血瘀证。胸痛，头痛，日久不愈，痛如针刺而有定处，或呃逆日久不止，或饮水即呛，干呕，或内热烦闷，或心悸怔忡，失眠多梦，急躁易怒，入暮潮热，唇黯或两目黯黑，舌质黯红，或舌有瘀斑、瘀点，脉涩或弦紧。

运用：

1. 本方广泛用于因胸中瘀血而引起的多种病证。临床应用以胸痛，头痛，痛有定处，舌黯红或有瘀斑，脉涩或弦紧为辨证要点。

2. 若瘀痛入络，可加全蝎、地龙、三棱、莪术等以破血通络止痛；气机郁滞较重，加川楝子、香附、青皮等以疏肝理气止痛；血瘀经闭、痛经者，可用本方去桔梗，加香附、益母草、泽兰等以活血调经止痛；胁下有痞块，属血瘀者，可加丹参、郁金、水蛭等以活血破瘀，消积化滞。

（四）身痛逐瘀汤 《医林改错》

组成：秦艽一钱（3g） 川芎二钱（6g） 桃仁 红花各三钱（各9g） 甘草二钱（6g） 羌活一钱（3g） 没药二钱（6g） 当归二钱（9g） 五灵脂炒，二钱（6g） 香附一钱（3g） 牛膝三钱（9g） 地龙去土，二钱（6g）

用法：水煎服。

功用：活血祛瘀，祛风除湿，通痹止痛。

主治：瘀血痹阻经络所致肩痛、臂痛、腰痛、腿痛，或周身疼痛，经久不愈。

（五）活络灵效丹 《医学衷中参西录》

组成：当归五钱（15g） 丹参五钱（15g） 乳香五钱（15g） 没药五钱（15g）

用法：上四味作汤服。若为散，一剂分四次服，温酒送下。

功用：活血祛瘀，通络止痛。

主治：气血瘀滞。心腹疼痛，腿痛臂痛，跌打瘀肿，内外疮疡，癥瘕积聚等。

五、骨科疾病常用方药

骨科疾病多为风寒湿邪侵入人体，经络、肌肉、关节等处受邪，不通则痛；或风湿热邪流注于关节经络，不通则痛；或因肝主筋，肾主骨，肝肾不足，筋骨失养，不荣则痛。此类疾病多表现为肢体关节疼痛、肌肉麻木、肢体重着、关节强直、屈伸不利，甚至日久半身不遂等。

故治疗骨科疾患常常应用苦温辛散祛风除湿类、祛风湿而性凉清热类及补肝肾强筋壮骨类药物。常用药有独活、威灵仙、防己、秦艽、木瓜、蚕砂、臭梧桐、伸筋草、老鹳草、透骨草、马钱子、八角枫、徐长卿、海风藤、海桐皮、寻骨风、络石藤、雷公藤、松节、桑枝、桑寄生、五加皮、香加皮、千年健、石楠叶、白花蛇、金钱白花蛇、乌梢蛇等。

（一）桂枝附子汤　《金匮要略》

组成：桂枝四两（12g）　生姜三两（9g）　炮附子三枚（15g）　炙甘草二两（6g）　大枣十二枚

功用：祛风温经，助阳化湿。

主治：风湿相搏或正虚内寒所致病证。临床以表阳已虚，风湿内盛，或阳虚内寒所致身体疼烦、不得转侧，或自汗出，以及虚寒性胸腹痛、喘咳、泄泻等，苔薄白，脉虚浮而涩为其辨证要点。

（二）羌活胜湿汤　《脾胃论》

组成：羌活　独活各一钱（6g）　藁本　防风　炙甘草各五分（各3g）　蔓荆子三分（2g）　川芎二分（1.5g）

功用：祛风胜湿止痛。

主治：风湿在表，肩背痛不可回顾，头痛身重，或腰脊疼痛，难以转侧，苔白，脉浮。

运用：此方重在祛周身风湿，主治头重身痛。

（三）小活络丹（活络丹）《太平惠民和剂局方》

组成：川乌炮，去皮、脐　草乌炮，去皮、脐　地龙去土　天南星炮，各六两（各180g）　乳香研　没药研，各二两二钱（各66g）

用法：上为细末，入研药和匀，酒面糊为丸，如梧桐子大，每服二十丸（5g），空心，日午冷酒送下，荆芥汤送下亦可（现代用法：以上六味，粉碎成细末，过筛，加炼蜜制成大蜜丸，每丸重3g，每次1丸，每日2次，用陈酒或温开水送服；亦可作汤剂，剂量按比例酌减，川乌、草乌先煎30分钟）。

功用：祛风除湿，化痰通络，活血止痛。

主治：风寒湿痹。肢体筋脉疼痛，麻木拘挛，关节屈伸不利，疼痛游走不定，舌淡紫，苔白，脉沉弦或涩。亦治中风手足不仁，日久不愈，经络中有湿痰瘀血，而见腰腿沉重，或腿臂间作痛。

运用：

1. 本方药性温燥，适用于治疗痹证偏寒湿者。临床以肢体筋脉挛痛，关节屈伸不利，舌淡紫，苔白为辨证要点。

2. 现代适用于慢性风湿性关节炎、类风湿性关节炎、骨质增生症、坐骨神经痛、肩周炎及中风后遗症等属于风寒湿痰、瘀血留滞经络者。

（四）独活寄生汤 《备急千金要方》

组成：独活_{三两（9g）} 桑寄生 秦艽 防风 细辛 干地黄 芍药 当归 川芎 肉桂心 茯苓 炒杜仲 牛膝 人参 甘草_{各二两（6g）}

功用：祛风湿，止痹痛，益肝肾，补气血。

主治：痹证日久，肝肾两虚，气血不足证。腰膝疼痛，肢节屈伸不利，或麻木不仁，畏寒喜温，心悸气短，舌淡苔白，脉细弱。

运用：

1. 本方为治疗痹证日久，而正气不足者，以腰膝冷痛，关节屈伸不利，心悸气短，舌淡苔白，脉细弱为证治要点。痹证属于湿热实证者不宜。

2. 痹证疼痛较剧者，酌加制川乌、制草乌、白花蛇舌草等以搜风通络，活血止痛；寒邪偏盛者，加附子、干姜温阳散寒；湿邪偏盛者，去地黄，加防己、薏苡仁、苍术祛湿。

3. 慢性关节炎、腰肌劳损、骨质增生症、坐骨神经痛等，证属肝肾亏虚，气血不足者均可应用。

（五）六味地黄丸 《小儿药证直诀》

组成：熟地黄_{八钱（24g）} 山茱萸 淮山药_{各四钱（各12g）} 泽泻 牡丹皮 茯苓_{各三钱（各9g）}

功用：滋阴补肾。

主治：肾阴虚证。腰膝酸软，头晕目眩，耳鸣耳聋，盗汗，遗精，消渴，骨蒸潮热，手足心热，舌燥咽痛，牙齿动摇，足跟作痛，小便淋漓，舌红少苔，脉沉细。

运用：

1. 本方为治疗肾阴虚证的基础方，以腰膝酸软，头晕目眩，口燥咽干，舌红少苔，脉沉细数为证治要点。

2. 阴虚火旺者，加知母、玄参、黄柏等；脾虚气滞者，加白术、砂仁、陈皮等。

（六）金匮肾气丸 《金匮要略》

组成：干地黄_{八两（24g）}　淮山药　山茱萸_{各四两（各12g）}　泽泻　丹皮　茯苓_{各三两（9g）} 桂枝　炮附子_{各一两（各3g）}

功用：滋肾助阳。

主治：肾阳不足证。腰痛脚软，身半以下常有冷感，少腹拘急，小便不利，或小便反多，入夜尤甚，舌淡而胖，脉虚弱，尺部沉细。

运用：

1. 本方为补肾助阳的常用方剂，以腰痛脚软，小便不利，或小便反多，舌淡而胖，脉虚弱而尺部沉细为证治要点。

2. 方中干地黄多为熟地，桂枝改为肉桂效果更佳。

（七）补肾壮筋汤 《伤科补要》

组成：熟地　山茱萸_{各15g}　青皮_{6g}　白芍　川续断　杜仲　当归　茯苓　五加皮 牛膝_{各10g}

功用：补益肝肾，强壮筋骨。

主治：损伤后期，肝肾亏损。症见筋骨痿软，腰膝无力，步履艰难，头晕目眩，形体消瘦，舌淡脉弱者。

（八）当归拈痛汤（拈痛汤）《医学启源》

组成：羌活_{五钱（15g）}　防风_{去芦，三钱（9g）}　升麻_{去芦，二钱（3g）}　葛根_{二钱（6g）}　白术_{一钱五分（4.5g）}　苍术_{二钱（6g）}　当归身_{三钱（9g）}　人参_{去芦，二钱（6g）}　炙甘草_{五钱（15g）}　苦参_{酒炒，二钱（6g）}　黄芩_{炒，三钱（9g）}　知母_{酒洗，三钱（9g）}　茵陈_{酒炒，五钱（15g）}　猪苓_{三钱（9g）}　泽泻_{三钱（9g）}

用法：每服一两（30g），水一大盏，煎至一盏，去滓温服。待少时，美膳压之（现代用法：水煎服）。

功用：利湿清热，疏风止痛。

主治：湿热相搏，外受风邪证。遍身肢节烦痛，或肩背沉重，或脚气肿痛，脚膝生疮，舌苔白腻微黄，脉弦数。

运用：

1. 本方为治疗风湿热痹及湿热脚气属湿邪偏重之常用方。临床应用以肢节沉重肿痛，舌苔白腻微黄，脉数为辨证要点。

2. 若脚膝肿甚，可加防己、木瓜以祛湿消肿；若身痛甚者，可加姜黄、海桐皮以活血通络止痛。

3. 现代运用本方常用于风湿性关节炎、类风湿性关节炎证属湿热内蕴而兼风湿表证者。

（九）宣痹汤 《温病条辨》

组成：防己五钱（15g） 杏仁五钱（15g） 滑石五钱（15g） 连翘三钱（9g） 山栀三钱（9g） 薏苡仁五钱（15g） 半夏三钱（9g） 晚蚕砂三钱（9g） 赤小豆皮三钱（9g） 乃五谷中之赤小豆，味酸肉赤，凉水浸取皮用

用法：水八杯，煮取三杯，分温三服。痛甚者加片子姜黄二钱（6g），海桐皮三钱（9g）。

功用：清热祛湿，通络止痛。

主治：湿热痹证。湿聚热蒸，蕴于经络，寒战热炽，骨节烦疼，面目萎黄，舌色灰滞。

运用：当归拈痛汤与宣痹汤均为治疗湿热痹证之常用方。前者利湿清热兼能疏风，故适于湿热痹证而兼风湿表证者；后者利湿与清热并重，且能通络止痛，故主治湿热阻于经络之痹证而不兼风邪者。

（十）二妙散 《丹溪心法》

组成：黄柏炒 苍术米泔浸，炒（各15g）

用法：上二味为末，沸汤，入姜汁调服（现代用法：为散剂，各等分，每次服3~5g，或为丸剂，亦可作汤剂，水煎服）。

功用：清热燥湿。

主治：湿热下注证。筋骨疼痛，或两足痿软，或足膝红肿疼痛，或湿热带下，或下部湿疮、湿疹，小便短赤，舌苔黄腻。

运用：

1. 本方为治疗湿热下注所致痿、痹、脚气、带下、湿疮等病证的基础方，其清

热燥湿之力较强，适于湿热俱重之证。临床应用以足膝肿痛，小便短赤，舌苔黄腻为辨证要点。

2. 运用本方宜根据病证之不同适当加味。湿热痿证，可加豨莶草、木瓜、萆薢等祛湿热，强筋骨；湿热脚气，宜加薏苡仁、木瓜、槟榔等渗湿降浊。

3. 本方适用于风湿性关节炎。

【附方】

1. 三妙丸（《医学正传》）　黄柏 四两（12g）切片，酒拌略炒　苍术 六两（18g），米泔浸一二宿，细切焙干　川牛膝 二两（6g）去芦　上为细末，面糊为丸，如梧桐子大，每服五、七十丸（9g），空腹，姜、盐汤下。忌鱼腥、荞麦、热面、煎炒等物。功用：清热燥湿。主治：湿热下注之痿痹。两脚麻木或肿痛，或如火烙之热，痿软无力。

2. 四妙丸（《成方便读》）　黄柏　苍术　牛膝　薏苡仁 各八两（各12g）　功用：清热利湿，舒筋壮骨。主治：湿热痿证。两足麻木，痿软，肿痛。

三妙丸即二妙散加牛膝。牛膝能补肝肾，强筋骨，引药下行，故三妙丸专治下焦湿热之两脚麻木、痿软无力。再加薏苡仁，即为四妙丸。薏苡仁能渗湿，且能舒筋缓急，故四妙丸主治湿热下注之痿证。

六、心脑科疾病常用方药

心脑科疾病多属于中医的中风，中风又分外风和内风。外风多与寒、湿、热等合而为病，侵袭人体肌表、经络、关节、肌肉、筋骨等，表现为头痛、恶风、肢体麻木、筋骨挛痛、关节屈伸不利等。内风多由脏腑功能失调所致，有肝风上扰、热盛动风、阴虚风动、血虚生风等，表现为眩晕、震颤、四肢抽搐、语言謇涩、足废不用，或猝然昏倒、不省人事、口角㖞斜、半身不遂等。

根据致病原因不同，治风剂分为疏散外风剂与平息内风剂。疏散外风常用辛散祛风药，如羌活、独活、防风、川芎、白芷、荆芥、白附子等。因患者体质差异，感邪轻重不同，兼夹邪气不同，配伍清热、祛湿、祛寒、养血、活血之品。平息内风剂，适用于内风病证，即《素问·至真要大论》谓"诸风掉眩，皆属于肝"，内风的产生主要与肝有关，其病证又有虚实之分。内风之实证，或因热盛生风，如肝经热盛，热极生风所致的高热不退、抽搐、痉厥，或因肝阳偏亢，风阳上扰所致的眩晕、头部热痛、面红如醉，甚或猝然昏倒、不省人事、口眼㖞斜、半身不遂等，治宜平肝息风，常用平肝息风药，如羚羊角、钩藤、天麻、石决明、代赭石、龙骨、牡蛎等。由于热盛又易伤津灼液，或炼液为痰，故常配伍清热、滋阴、化痰之品。内风之虚证，是指阴虚血亏生风，如温病后期，阴液亏虚，虚风内动所致的筋脉挛急、手足蠕动等，治宜滋阴息风，常用滋阴养血药，如地黄、阿胶、白芍、鸡子黄、麦冬、龟板等。

（一）大秦艽汤 《素问病机气宜保命集》

组成：秦艽三两（90g） 甘草 川芎 独活 当归 白芍 石膏各二两（各60g）细辛半两（15g）羌活 防风 白芷 黄芩 白术 茯苓 生地 熟地各一两（30g）

用法：以上为粗末，每服一两（30g），水煎，去滓温服，不拘时候。

功用：疏风清热，养血活血。

主治：风邪初中经络证。口眼㖞斜，舌强不能言语，手足不能运动，或恶寒发热，苔白或黄，脉浮数或弦细。

运用：

1. 本方是治风邪初中经络之常用方。临床应用以口眼㖞斜，舌强不能言语，手足不能运动，微恶风发热，苔薄微黄，脉浮数为辨证要点。

2. 若无内热，可去黄芩、石膏、生地等清热之品，专以疏风养血通络为治。

3. 本方常用于颜面神经麻痹、缺血性脑卒中等证属风邪初中经络者。对风湿性关节炎属于湿热痹证者，亦可斟酌加减用之。

（二）牵正散 《杨氏家藏方》

组成：白附子 白僵蚕 全蝎去毒，各等分，并生用

用法：上为细末。每服一钱（3g），热酒调下，不拘时候（现代用法：共为细末，每次服3g，日服2~3次，温酒送服；亦可作汤剂，用量按原方比例酌定）。

功用：祛风化痰，通络止痉。

主治：风中经络，口眼㖞斜。

运用：

1. 本方是治疗风痰阻络而偏寒性者。临床应用以猝然口眼㖞斜，舌淡苔白为辨证要点。

2. 初起风邪重者，宜加羌活、防风、白芷等以辛散风邪；病久不愈者，可酌加蜈蚣、地龙、天麻等祛风止痉之品增强疗效。

3. 本方常用于颜面神经麻痹、三叉神经痛、偏头痛等证属风痰阻络者。

4. 若属气虚血瘀或肝风内动之口眼㖞斜、半身不遂，不宜使用本方。方中白附子和全蝎有一定的毒性，用量宜谨慎。

（三）羚角钩藤汤 《通俗伤寒论》

组成：羚角片一钱半（4.5g），先煎　霜桑叶二钱（6g）　川贝母四钱（12g），去心　鲜生地五钱（15g）双钩藤三钱（9g），后入　滁菊花三钱（9g）　茯神木三钱（9g）　生白芍三钱（9g）　生甘草八分（3g）　淡竹茹五钱（15g），与羚角先煎代水

用法：水煎服。

功用：凉肝息风，增液舒筋。

主治：热盛动风证。高热不退，烦闷躁扰，手足抽搐，发为痉厥，甚则神昏，舌绛而干，或舌焦起刺，脉弦而数。

运用：

1. 本方是治疗肝经热盛动风的常用方。临床应用以高热，脉弦数为辨证要点。

2. 若邪热内闭，神昏谵语者，宜配合紫雪丹或安宫牛黄丸以清热开窍。

3. 现代本方常用于流行性脑脊髓膜炎、流行性乙型脑炎及高血压病所致的头痛、眩晕、抽搐等证属肝经热盛，热极动风者。

（四）镇肝熄风汤 《医学衷中参西录》

组成：怀牛膝一两（30g）　生赭石一两（30g），轧细　生龙骨五钱（15g），捣碎　生牡蛎五钱（15g），捣碎　生龟板五钱（15g），捣碎　生杭芍五钱（15g）　玄参五钱（15g）　天冬五钱（15g）　川楝子二钱（6g），捣碎　生麦芽二钱（6g）　茵陈二钱（6g）　甘草一钱半（4.5g）

用法：水煎服。

功用：镇肝息风，滋阴潜阳。

主治：类中风。头目眩晕，目胀耳鸣，脑部热痛，面色如醉，心中烦热，或时常噫气，或肢体渐觉不利，口角渐形㖞斜；甚或眩晕颠仆，昏不知人，移时始醒，

或醒后不能复原，脉弦长有力。

运用：

1. 此方是治疗类中风之常用方。无论是中风之前，还是中风之时，抑或中风之后，皆可运用。临床应用以头目眩晕，脑部热痛，面色如醉，脉弦长有力为辨证要点。

2. 若心中烦热甚者，加生石膏以清热；痰多者，加胆南星、竹沥水以清热化痰；尺脉重按虚者，加熟地黄、山茱萸以补肝肾。

3. 本方常用于高血压病、脑血栓形成、脑出血、血管神经性头痛等证属肝肾阴虚，肝风内动者。

（五）天麻钩藤饮 《中医内科杂病证治新义》

组成：天麻（9g）　钩藤后下（12g）　石决明先煎（18g）　栀子　黄芩（各9g）　川牛膝（12g）　杜仲　益母草　桑寄生　夜交藤　茯神（各9g）

用法：水煎服。

功用：平肝息风，清热活血，补益肝肾。

主治：肝阳偏亢，肝风上扰。头痛，眩晕，失眠，舌红苔黄，脉弦。

（六）补阳还五汤 《中医内科医林改错》

组成：黄芪生，四两（120g）　当归尾二钱（6g）　赤芍一钱半（5g）　地龙去土，一钱（3g）　川芎一钱（3g）　红花一钱（3g）　桃仁一钱（3g）

用法：水煎服。

功用：补气活血通络。

主治：中风之气虚血瘀证。半身不遂，口眼㖞斜，语言蹇涩，口角流涎，小便频数或遗尿失禁，舌黯淡，苔白，脉缓无力。

运用：

1. 本方为气虚血瘀代表方剂，用于治疗中风后遗症。临床应用以半身不遂，口眼㖞斜，舌苔白，脉缓或细弱无力为证治要点。使用本方需久服缓治，疗效方显。愈后还应继续服用一段时间，以巩固疗效。

2. 本方生黄芪用量宜重，可以从 30~60g 开始，效果不明显时再逐渐增加，祛瘀药物宜轻。若半身不遂以上肢为主者，可加桑枝、桂枝以引药上行，温经通络；下肢为主者，加牛膝、杜仲以引药下行，补益肝肾；日久效果不显著者，加水蛭、虻虫以破瘀通络；语言不利者，加石菖蒲、郁金、远志等以化痰开窍；口眼㖞斜者，可合用牵正散以化痰通络；痰多者，加制半夏、天竺黄以化痰；偏寒者，加熟附子以温阳散寒；脾胃虚弱者，加党参、白术以补气健脾。

3. 现代本方常用于脑血管意外后遗症、小儿麻痹后遗症，以及其他原因引起的偏瘫、截瘫，或单侧上肢、下肢痿软等证属气虚血瘀者。

（刘夕明）

第三章

针灸康复技术

第一节 经络总论

一、经络概念

经络是经脉和络脉的总称，是运行全身气血，联络脏腑形体官窍，沟通上下内外，感应传导信息的通路系统，是人体结构的重要组成部分。

二、经络系统

经络系统由经脉和络脉组成，其中经脉包括十二经脉、奇经八脉，以及附属于十二经脉的十二经别、十二经筋、十二皮部；络脉包括十五络脉和浮络、孙络等。

三、经络功能

经络分布于全身上下，内属脏腑，外络肢节，在生理、病理及防治疾病方面发挥重要功能。主要表现在沟通表里上下，联络脏腑，运行气血，濡养脏腑组织，感应传导及调节脏腑功能等方面。

四、经络的分部和运用

十二经脉在体表左右对称地分布于头面、躯干和四肢，纵贯全身，以正立姿势，两臂下垂，两手掌心向前的体位为标准。十二经脉在体表的分布规律如下。

1. 四肢部

手三阴经分布于上肢内侧，太阴在前，厥阴在中，少阴在后；手三阳经分布于上肢外侧面，阳明在前，少阳在中，太阳在后；足三阳经分布于下肢外侧面，阳明在前，少阳在中，太阳在后；足三阴经分布于下肢内侧面，在足内踝尖上 8 寸以下为厥阴在前、太阴在中、少阴在后，至 8 寸以上为太阴在前、厥阴在中、少阴在后。

2. 头面躯干部

手三阴经循行于胸部两侧，手三阳经循行于肩胛前后、颈部外侧至面部，足三阳经循行于头面躯干之前、侧、后三面，足三阴经循行于胸腹部。

第二节　腧穴总论

一、腧穴的概念与分类

（一）概念

腧穴是人体脏腑经络气血输注出入于体表的部位。腧，又作"输"，或从简作"俞"，输注之义，喻脉气如水流输转、灌注。穴是空隙的意思，喻脉气至此如居空洞之室。

（二）分类

大体上将人体上的腧穴分为经穴、奇穴和阿是穴三类。

经穴，十四经穴的简称，在十二经脉、督脉和任脉共十四经脉上，有具体位置和功效的穴位。

奇穴，又称"经外奇穴"，十四经穴以外具有固定位置和特殊治疗作用的腧穴。

阿是穴，是以病痛局部或与病痛有关的压痛（敏感）点作为腧穴。

二、腧穴的治疗作用

腧穴的作用主要体现在输注气血、反映病证、协助诊断和防治疾病等方面。

气血通过经络滋润濡养人体脏腑、皮肉筋骨、四肢百骸，维持其正常生理功能。在疾病情况下，经络可反映病候、协助诊断，在腧穴上及周围出现异常，如压痛、结节、肿胀、丘疹、凹陷等现象。刺激腧穴可以激发经络调节脏腑的功能，使机体达到阴平阳秘的平衡状态。

三、特定穴

特定穴是指十四经中具有特殊治疗作用，并有特定称号的腧穴，包括五输穴、原穴、络穴、郄穴、背俞穴、募穴、八会穴、下合穴、八脉交会穴等。

（一）五输穴

1. 概念

十二经脉在肘、膝关节以下各有五个重要腧穴，分别为井、荥、输、经、合，合称"五输"。

表 3-1　阴经五输穴表

经脉名称	井（木）	荥（火）	输（土）	经（金）	合（水）
手太阴肺经	少商	鱼际	太渊	经渠	尺泽
手厥阴心包经	中冲	劳宫	大陵	间使	曲泽
手少阴心经	少冲	少府	神门	灵道	少海
足太阴脾经	隐白	大都	太白	商丘	阴陵泉
足厥阴肝经	大敦	行间	太冲	中封	曲泉
足少阴肾经	涌泉	然骨	太溪	复溜	阴谷

表 3-2　阳经五输穴表

经脉名称	井（金）	荥（水）	输（木）	经（火）	合（土）
手阳明大肠经	商阳	二间	三间	阳溪	曲池
手少阳三焦经	关冲	液门	中渚	支沟	天井
手太阳小肠经	少泽	前谷	后溪	阳谷	小海
足阳明胃经	厉兑	内庭	陷谷	解溪	足三里
足少阳胆经	足窍阴	侠溪	足临泣	阳辅	阳陵泉
足太阳膀胱经	至阴	足通谷	束骨	昆仑	委中

2. 应用

五输穴可以按照五行相生相克规律辨证使用，也可以单穴使用。《难经·六十八难》："井主心下满，荥主身热，输主体重节痛，经主喘咳寒热，合主逆气而泄。"此为五输穴所主病证。

（二）原穴、络穴

十二经脉在腕、踝关节附近各有一个重要经穴，是脏腑原气经过和留止的部位，称为原穴。络脉在由经脉分出的部位各有一个腧穴，称为络穴。原穴和络穴可以配合使用，称为"原络配穴法"。

（三）俞穴、募穴

五脏六腑之气输注于背腰部的腧穴，称为背俞穴，结聚于胸腹部的腧穴，称为募穴。同一脏腑的俞穴和募穴配合使用，治疗本经脏腑疾病，称为"俞募配穴法"。

（四）八会穴

脏、腑、气、血、筋、脉、骨、髓的精气分别汇聚之处的八个腧穴，称为八会穴。临床中凡与此八者有关的病证，都可以选用八会穴治疗。

八会穴分别为：脏会章门，腑会中脘，气会膻中，血会膈俞，筋会阳陵泉，脉会太渊，骨会大杼，髓会绝骨。

（五）郄穴

1. 概念

郄穴是指各经脉气血曲折汇聚的孔隙，一般位于四肢肘、膝关节以下。十二经脉，阴、阳跷脉及阴、阳维脉各有一个郄穴，合为十六郄穴。

2. 应用

临床郄穴通常用来治疗急性病证，但阴经、阳经有别。阴经（包括阴跷脉、阴维脉）的郄穴常用来治疗各种血证，如急性出血；阳经（包括阳跷脉、阳维脉）的郄穴多用来治疗各种急性病证，如头痛、胃痛等。

表 3-3 原穴、络穴、背俞穴、募穴、郄穴表

经脉名称	原穴	络穴	背俞穴	募穴俞	郄穴
手太阴肺经	太渊	列缺	肺俞	中府	孔最
手厥阴心包经	大陵	内关	厥阴俞	膻中	郄门
手少阴心经	神门	通里	心俞	巨阙	阴郄
足太阴脾经	太白	公孙	脾俞	章门	地机
足厥阴肝经	太冲	蠡沟	肝俞	期门	中都
足少阴肾经	太溪	大钟	肾俞	京门	水泉
手阳明大肠经	合谷	偏历	大肠俞	天枢	温溜
手少阳三焦经	阳池	外关	三焦俞	石门	会宗
手太阳小肠经	腕骨	支正	小肠俞	关元	养老
足阳明胃经	冲阳	丰隆	胃俞	中脘	梁丘
足少阳胆经	丘墟	光明	胆俞	日月	外丘
足太阳膀胱经	京骨	飞扬	膀胱俞	中极	金门
任脉		鸠尾			
督脉		长强			
阴维脉					筑宾
阴跷脉					交信
阳维脉					阳交
阳跷脉					跗阳

注：有"脾之大络，名曰大包"，即脾经的另一个络穴，为大包穴。

（六）下合穴

六腑之气下合于下肢足三阳经的腧穴，称为下合穴。分别是：大肠合上巨虚，小肠合下巨虚，三焦合委阳，胃合足三里，胆合阳陵泉，膀胱合委中。下合穴主要用来治疗六腑病证。

（七）八脉交会穴

1. 概念

四肢部有八个经穴通于奇经八脉，一般称为八脉交会穴。

2. 应用

八脉交会穴的治疗范围很广，有调节十二正经和奇经八脉的作用。

表 3-4　八脉交会穴表

所属经脉	八穴	通八脉	会合部位
足太阴脾经	公孙	冲脉	胃、心、胸
手厥阴心包经	内关	阴维脉	
手少阳三焦经	外关	阳维脉	目外眦、颊、颈、耳后
足少阳胆经	足临泣	带脉	
手太阳小肠经	后溪	督脉	目内眦、项、耳、肩
足太阳膀胱经	申脉	阳跷脉	
手太阴肺经	列缺	任脉	胸、肺、膈、喉
足少阴肾经	照海	阴跷脉	

四、腧穴的定位方法

腧穴的定位方法分为体表解剖标志定位法、骨度折量定位法、指寸定位法、简便取穴法四种。

1. 体表解剖标志定位法是用人体解剖标志定位穴位的方法。

2. 简便取穴法是根据临床实践经验所总结的一种简便易行的取穴方法，比如以患者两手虎口交叉，食指尖对应列缺穴。

3. 骨度折量定位法是以体表骨节为标志，将全身不同的部位规定为一定的长度或宽度，来折量穴位的方法。

表 3-5　骨度折量寸表

部位	起止点	折量寸
头项部	前发际正中→后发际正中	12 寸
	眉间（印堂）→前发际正中	3 寸
	第 7 颈椎棘突下（大椎）→后发际正中	3 寸
	眉间（印堂）→后发际正中→第 7 颈椎棘突下（大椎）	18 寸

续表

部位	起止点	折量寸
头项部	额角（头维）之间	9寸
	两乳突之间	9寸
胸腹胁部	胸骨上窝→胸剑联合中点	9寸
	胸剑联合中点→脐中	8寸
	脐中→耻骨联合上缘	5寸
	两乳头之间	8寸
	腋窝顶点→第11肋游离端	12寸
背腰部	肩胛骨内缘→后正中线	3寸
	肩峰外缘→后正中线	8寸
上肢部	腋前纹头、腋后纹头→肘横纹	9寸
	肘横纹→腕掌（背）侧横纹	12寸
下肢部	耻骨联合上缘→股骨内上髁上缘	18寸
	股骨内侧髁下方→内踝尖	13寸
	股骨大转子→腘横纹	19寸
	腘横纹→外踝尖	16寸

4. 指寸定位法

（1）拇指同身寸：以患者拇指指间关节横纹宽度作为1寸。

（2）中指同身寸：患者中指屈曲，以中间指骨两侧纹头之间的距离作为1寸。

（3）横指同身寸：患者第2、3、4、5指并拢，以中指第二节横纹为准，四指宽度为3寸。

第三节　经络腧穴各论

一、手太阴肺经

（一）经脉循行

本经自中焦胃部起始，向下联络大肠，回来沿着胃上口，贯穿膈肌，入属肺脏。

再从肺系横向侧胸部浅出体表，至腋部，沿上臂内侧前缘，至手掌大鱼际外缘，出拇指桡侧端。它的支脉，从腕后桡骨茎突上方分出，经手背侧至食指桡侧端，由此与手阳明大肠经相接（图 3-1）。

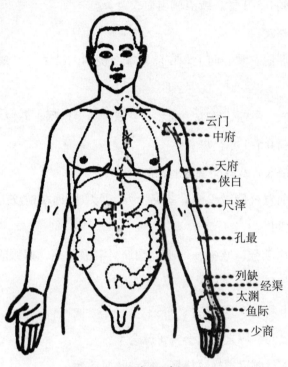

图 3-1　手太阴肺经

（二）主治

本经腧穴主治肺、大肠等相关脏腑疾病，以及头面、五官、喉咙、经脉循行部位的其他疾病。

（三）常用腧穴

1. 中府　募穴

【定位】在胸前壁的外上方，云门下 1 寸，平第一肋间隙，距前正中线 6 寸。

【主治】咳嗽，气喘，胸痛，肩背痛。

【操作】向外斜刺或平刺 0.5~0.8 寸，不可向内深刺，以免伤及肺脏；可灸。

2. 尺泽 合穴

【定位】微屈肘，在肘横纹中，肱二头肌腱桡侧凹陷处。

【主治】咳嗽，咳血，潮热，胸部胀满，咽喉肿痛，急性腹痛吐泻，肘臂挛痛。

【操作】直刺 0.5~1 寸，或点刺出血；可灸。

3. 孔最 郄穴

【定位】微屈肘，掌心向上。在前臂掌面桡侧，尺泽与太渊连线上，腕掌侧远端横纹上 7 寸处。

【主治】咳血，鼻衄，咳嗽，潮热，咽喉肿痛，痔疾，肘臂挛痛。

【操作】直刺 0.5~1 寸；可灸。

4. 列缺 络穴，八脉交会穴通任脉

【定位】在前臂桡侧缘，桡骨茎突上方，腕掌侧远端横纹上 1.5 寸，拇短伸肌腱与拇长展肌腱之间。

【主治】头痛项强，咳嗽，气喘，胸痛，咽喉肿痛，口眼㖞斜，牙痛，腕臂痛，落枕。

【操作】向上斜刺 0.5~0.8 寸；可灸。

5. 太渊 输穴，原穴，八会穴（脉会）

【定位】在腕掌侧远端横纹桡侧，桡动脉搏动处。

【主治】咳嗽，气喘，胸中烦满，咽喉肿痛，无脉症，手腕痛。

【操作】避开桡动脉，直刺 0.3~0.5 寸；可灸。

6. 鱼际 荥穴

【定位】在第一掌骨中点桡侧，赤白肉际处。

【主治】咳嗽，咳血，咽喉肿痛，失音，发热，小儿疳积，腕掌痛。

【操作】直刺 0.5~0.8 寸；可灸。

二、手厥阴心包经

（一）经脉循行

本经起于胸中，出属心包络，通过膈肌，从胸至腹络于上、中、下三焦。它的分支，从胸中出走胁腋部，沿上臂内侧，进入肘中，向下行前臂两筋的中间，进入掌中，沿中指桡侧至末端。它的另一条支脉，从掌中分出，沿无名指出于尺侧端，与手少阳三焦经相接（图3-2）。

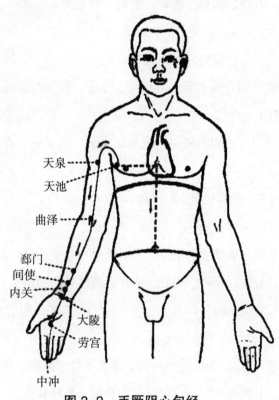

天泉
天池
曲泽
郄门
间使
内关
大陵
劳宫
中冲

图3-2　手厥阴心包经

（二）主治

本经腧穴主治心、胸、胃、神志病及经脉循行部位的其他疾病。

（三）常用腧穴

1. 曲泽　合穴

【定位】在肘横纹中，肱二头肌腱的尺侧缘。

【主治】心痛，心悸，心烦，热病，中暑，胃痛，吐泻，肘臂疼痛。

【操作】直刺 0.8~1.2 寸，或用三棱针点刺出血；可灸。

2．郄门　郄穴

【定位】在前臂掌侧，腕掌侧远端横纹上 5 寸，曲泽与大陵的连线上，掌长肌腱与桡侧腕屈肌腱之间。

【主治】心痛，心悸，胸痛，癫痫，呕血，咳血。

【操作】直刺 0.5~1 寸，可灸。

3．内关　络穴，八脉交会穴通阴维脉

【定位】在前臂掌侧，腕掌侧远端横纹上 2 寸，曲泽与大陵的连线上，掌长肌腱与桡侧腕屈肌腱之间。

【主治】心痛，心悸，胸闷胸痛，癫痫，失眠，偏头痛，胃痛，呕吐，呃逆，热病，上臂挛痛。

【操作】直刺 0.5~1 寸；可灸。

4．大陵　输穴，原穴

【定位】在腕掌侧远端横纹的中点，掌长肌腱与桡侧腕屈肌腱之间。

【主治】心痛，心悸，胸闷，癫狂，疮疡，胃痛，手腕痹痛，胸胁胀痛。

【操作】直刺 0.3~0.5 寸；可灸。

5．劳宫　经穴

【定位】在手掌，第 2、3 掌骨之间偏于第 3 掌骨，握拳屈指时中指尖所指处。

【主治】心痛，中风昏迷，口疮，口臭，鼻衄，癫狂痫证。

【操作】直刺 0.3~0.5 寸；可灸。

三、手少阴心经

（一）经脉循行

本经起于心中，出属于心系，向下贯穿膈肌，联络小肠。它的支脉，从心系向上，挟着咽喉，连接眼球与脑相连的组织。它直行的经脉，从心系上行至肺，斜走出于腋下，沿上肢内侧后缘、手掌内侧，到小指桡侧末端（图 3-3）。

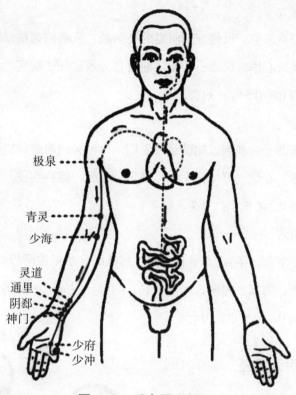

图 3-3 手少阴心经

（二）主治

本经腧穴主治心、胸、神志病及经脉循行部位的其他疾病。

（三）常用腧穴

1. 少海 合穴

【定位】屈肘，在肘横纹内侧端与肱骨内上髁连线的中点处。

【主治】心痛，头痛，肘臂挛痛麻木，手颤，尺神经痛。

【操作】直刺或斜刺 0.5~1 寸；可灸。

2. 通里 络穴

【定位】在前臂掌侧，尺侧腕屈肌腱的桡侧缘，腕掌侧远端横纹上 1 寸。

【主治】心悸怔忡，暴喑，舌强不语，头昏目眩，目赤，腕臂痛。

【操作】直刺 0.3~0.5 寸；可灸。

3．阴郄　郄穴

【定位】在前臂掌侧，尺侧腕屈肌腱的桡侧缘，腕掌侧远端横纹上 0.5 寸。

【主治】心痛，心悸，失眠，吐血，衄血，骨蒸盗汗，腕痛。

【操作】直刺 0.3~0.5 寸；可灸。

4．神门　输穴，原穴

【定位】在腕部，腕掌侧远端横纹尺侧端，尺侧腕屈肌腱的桡侧凹陷处。

【主治】心痛，心烦，惊悸，失眠，健忘，痴呆，癫狂痫证。

【操作】直刺 0.3~0.5 寸；可灸。

5．少府　荥穴

【定位】在手掌面，第 4、5 掌骨之间，握拳时，小指尖所指处。

【主治】心悸，胸痛，痈疡，小便不利，阴痒，阴痛，小指拘挛，掌中热。

【操作】直刺 0.3~0.5 寸；可灸。

四、手阳明大肠经

（一）经脉循行

本经自食指桡侧端起始，沿食指桡侧上行，出第 1、2 掌骨，进入两筋（拇长伸肌腱、拇短伸肌腱）之间，沿上肢外侧前缘上行，至肩上，向后与诸阳经在大椎穴处交会，向下进入缺盆，联络肺脏，向下通过膈肌，入属大肠。它的支脉，从缺盆走向颈部，通过面颊，进入下齿中，回过来挟口唇两旁，在人中处左右两脉交叉，左脉向右，右脉向左，上行挟鼻孔两侧，再上行与足阳明胃经相接（图 3-4）。

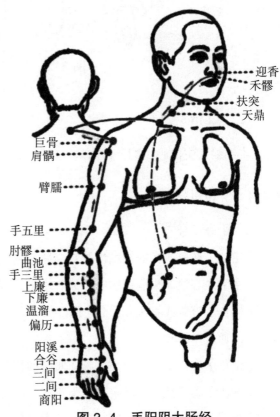

图 3-4　手阳阴大肠经

（二）主治

本经腧穴主治头、面、鼻、齿、咽喉、胃肠疾病，皮肤病，热病及经脉循行部位的其他疾病。

（三）常用腧穴

1. 合谷　原穴

【定位】在手背，第 1、2 掌骨之间，当第 2 掌骨桡侧的中点处。

【主治】头面五官疾病，全身诸痛症，半身不遂，指挛臂痛，咳嗽气喘，滞产，小儿惊风。

【操作】直刺 0.5~1 寸，或深刺透后溪；可灸。

2. 曲池　合穴

【定位】屈肘，在肘横纹外侧端，尺泽与肱骨外上髁连线的中点。

【主治】热病，目赤齿痛，咽喉肿痛，肘臂疼痛，上肢不遂，瘰疬，风疹，腹痛吐泻。

【操作】直刺 1~1.5 寸，或透刺少海；可灸。

3. 臂臑

【定位】在臂外侧，三角肌止点处，曲池与肩髃的连线上，曲池上 7 寸。

【主治】肩臂疼痛，颈项拘急，瘰疬，目疾。

【操作】直刺或斜刺 0.5~1.5 寸；可灸。

4. 肩髃

【定位】在肩部，三角肌上，臂外展或向前平伸时，肩峰前下方凹陷处。

【主治】肩臂疼痛，半身不遂，瘾疹，瘰疬。

【操作】直刺 0.5~1 寸，或深透极泉，或向下斜刺 1~2 寸；可灸。

5. 迎香

【定位】在鼻翼外缘中点旁，鼻唇沟中。

【主治】鼻炎，鼽衄，口喎，面肿，面神经麻痹等。

【操作】直刺或向内上斜刺 0.2~0.5 寸；或向外上平刺 1~1.5 寸；禁灸。

五、手少阳三焦经

（一）经脉循行

本经自无名指尺侧端起始，沿着上肢外侧中线，到肩部，交出足少阳胆经的后面，前行进入缺盆，分布胸中，散布络于心包，向下贯穿膈肌，入属上、中、下三焦。它的支脉，从胸中上行，出缺盆，经颈外侧至耳后，上行出耳上角，由此屈曲下行到达面颊，至眶下部。它的另一条支脉，从耳后进入耳中，出行耳前，经过上关穴的前边，在面颊部与前条支脉相交，到达外眼角，与足少阳胆经相接（图3-5）。

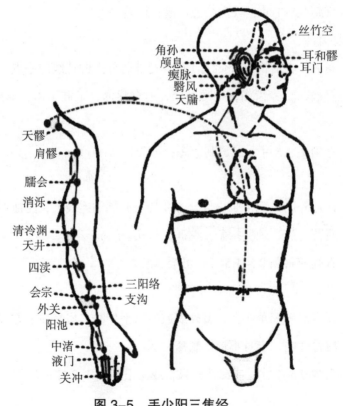

图3-5　手少阳三焦经

（二）主治

本经腧穴主治侧头部、耳、目、咽喉疾病，热病及经脉循行部位的其他疾病。

（三）常用腧穴

1. 中渚　输穴

【定位】在手背部，环指本节（掌指关节）的后方，第4、5掌骨间凹陷处。

【主治】头痛，耳疾，目赤，咽喉肿痛，热病，手指屈伸不利。

【操作】直刺0.3~0.5寸；可灸。

2. 外关　络穴，八脉交会穴通阳维脉

【定位】在前臂背侧，阳池与肘尖的连线上，腕背侧远端横纹上2寸，尺骨与桡骨之间。

【主治】头痛，目赤肿痛，颊部肿痛，耳疾，热病，胸胁痛，上肢痿痹。

【操作】直刺0.5~1寸；可灸。

3. 支沟　经穴

【定位】在前臂背侧，阳池与肘尖的连线上，腕背侧远端横纹上3寸，尺骨与桡骨之间。

【主治】便秘，热病，耳疾，胁肋痛，肩背痛。

【操作】直刺0.5~1寸；可灸。

4. 肩髎

【定位】在肩部，肩髃后方，当臂外展时，于肩峰后下方呈现凹陷处。

【主治】肩臂挛痛不遂。

【操作】直刺1~1.5寸；可灸。

5. 翳风

【定位】在耳垂后方，乳突与下颌角之间的凹陷处。

【主治】耳疾，口㖞，牙关紧闭，瘰疬，颊肿。

【操作】直刺0.8~1.2寸；可灸。

6. 丝竹空

【定位】在面部，眉梢凹陷处。

【主治】头痛，目赤肿痛，眼睑𥆧动，目眩，齿痛，癫狂痫证。

【操作】平刺0.5~1寸。

六、手太阳小肠经

（一）经脉循行

本经起自手小指尺侧端，沿手背尺侧缘之腕部，沿上肢外侧后缘，到肩关节后面，绕行肩胛，经大椎入缺盆，联络心脏，贯穿膈肌，经胃部，入属小肠。它的分支，从缺盆沿颈上颊，到外眼角，弯向后进入耳中。另一条支脉，从面颊部分出，行至目眶下，到达鼻根部的内眼角，与足太阳膀胱经相接（图3-6）。

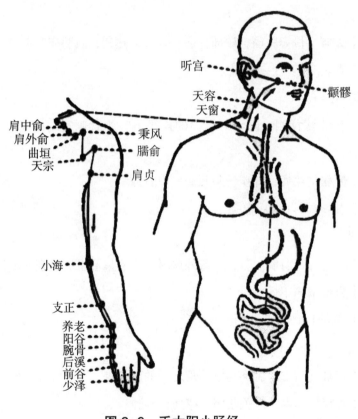

图 3-6　手太阳小肠经

（二）主治

本经腧穴主治头、项、目、耳、咽喉部疾病，热病，神志病及经脉循行部位的其他疾病。

（三）常用腧穴

1. 后溪　输穴，八脉交会穴通督脉

【定位】在手掌尺侧，微握拳，小指本节（第5掌指关节）后的尺侧掌远侧横纹头赤白肉际处。

【主治】头项强痛，腰背痛，目疾，耳聋，咽喉肿痛，癫狂痫，盗汗，手指及肘臂挛急。

【操作】直刺0.5~0.8寸，或向合谷方向透刺；可灸。

2. 养老　郄穴

【定位】在前臂背面尺侧，尺骨小头近端桡侧凹陷中。

【主治】目视不明，肩背肘臂痛，急性腰痛。

【操作】直刺或斜刺0.5~0.8寸；可灸。

3. 支正　络穴

【定位】在前臂背面尺侧，阳谷与小海的连线上，腕背侧远端横纹上5寸。

【主治】头痛，目眩，热病，癫狂，项强，肘臂酸痛。

【操作】直刺0.5~0.8寸；可灸。

4. 肩贞

【定位】在肩关节后下方，臂内收时，腋后纹头上1寸。

【主治】肩胛痛，手臂麻痛，瘰疬，耳疾。

【操作】直刺或向外斜刺1~1.5寸；可灸。

5. 臑俞

【定位】在肩部，腋后纹头直上，肩胛冈下缘凹陷中。

【主治】肩臂疼痛，瘰疬。

【操作】直刺1~1.2寸；可灸。

6. 天宗

【定位】在肩胛部，冈下窝中央凹陷处，与第4胸椎相平。

【主治】肩胛疼痛，乳痈，咳嗽，气喘。

【操作】直刺或斜刺0.5~1寸；可灸。

7. 曲垣

【定位】在肩胛部，冈上窝内侧端，臑俞与第2胸椎棘突连线的中点处。

【主治】肩胛背部疼痛, 拘挛。

【操作】直刺或向外下方斜刺 0.3~0.5 寸; 可灸。

8. 肩中俞

【定位】在背部, 第 7 颈椎棘突下, 后正中线旁开 2 寸。

【主治】咳嗽, 气喘, 唾血, 肩背疼痛, 目视不明。

【操作】斜刺 0.5~0.8 寸; 可灸。

七、足太阴脾经

(一) 经脉循行

本经起于足大趾末端, 沿足大趾内侧赤白肉际, 上行至内踝前方, 沿胫骨内侧缘, 经膝股内侧的前缘, 入腹, 属脾脏, 络于胃, 上过横膈, 挟行咽喉部, 连于舌根, 散布舌下。其支脉, 从胃部分出, 上过膈肌, 流注心中, 接手少阴心经 (图 3-7)。

(二) 主治

本经腧穴主治脾胃病、妇科病、前阴病及经脉循行部位的其他疾病。

(三) 常用腧穴

1. 隐白 井穴

【定位】足大趾末节内侧, 距趾甲角旁 0.1 寸。

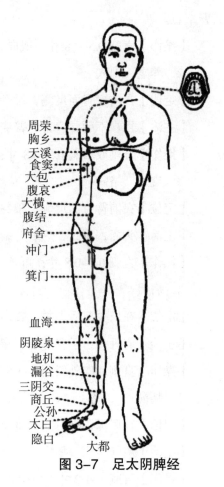

图 3-7 足太阴脾经

【主治】足趾痛, 月经过时不止、崩漏、尿血、便血、吐血等慢性出血, 多梦, 癫狂, 烦心善悲, 尸厥, 慢惊风, 胸满, 腹胀, 暴泄, 心痛, 咳吐, 咳逆, 喘息。

【操作】斜刺 0.1 寸, 或三棱针点刺出血; 可灸。

2. 公孙 络穴, 八脉交会穴通于冲脉

【定位】足内侧缘, 第 1 跖骨基底部的前下方。

【主治】胃痛, 呕吐, 饮食不化, 肠鸣腹胀, 腹痛, 腹泻, 多饮, 水肿, 心烦失眠，发狂妄言，嗜卧，足痛，足肿。

【操作】直刺 0.5~0.8 寸；可灸。

3. 三阴交

【定位】小腿内侧，在内踝尖上 3 寸，胫骨内侧面后缘。

【主治】腹胀肠鸣、腹泻等脾胃虚弱诸症；月经不调、崩漏、经闭、不孕、滞产、赤白带下、癥瘕、阴茎痛、遗精、阳痿、睾丸缩腹、疝气、小便不利、遗尿等泌尿生殖系统疾病；高血压，湿疹，水肿，下肢痿痹；阴虚诸症。

【操作】直刺 0.5~1 寸；可灸。

4. 地机　郄穴

【定位】在小腿内侧，内踝尖与阴陵泉的连线上，阴陵泉下 3 寸。

【主治】腹胀，腹痛，食欲不振，痛经，月经不调，女子癥瘕，腹泻，小便不利，水肿。

【操作】直刺 0.5~1 寸；可灸。

5. 阴陵泉　合穴

【定位】在小腿内侧，胫骨内侧髁下方凹陷处。

【主治】腹胀，泄泻，水肿，黄疸，小便不利或失禁，阴挺，带下，膝痛。

【操作】直刺 1~2 寸；可灸。

6. 血海

【定位】在大腿内侧，髌底内侧端上 2 寸，股内侧肌的隆起处。

【主治】月经不调，痛经，经闭，崩漏，股内侧痛，瘾疹，湿疹。

【操作】直刺 0.8~1 寸；可灸。

八、足厥阴肝经

（一）经脉循行

本经起于足大趾丛毛部，向上沿着足背内侧，至内踝前，上行沿胫骨内缘，膝关节和大腿内侧，进入阴毛中，环绕阴器，至小腹，夹行于胃两旁，属肝络胆；向上通过膈肌，分布胁肋部，沿着气管的后侧，向上进入鼻咽部，连接目系，上行出于额部，与督脉交会于头顶。它的支脉，从目系下向颊里，环绕口唇内。它的另一支脉，从肝脏分出，通过膈肌，向上流注于肺脏，与手太阴肺经相接（图 3-8）。

（二）主治

本经腧穴主治肝病、妇科病、前阴病及经脉循行部位的其他疾病。

（三）常用腧穴

1. 行间　荥穴

【定位】在足背，第1、2趾之间，趾蹼缘的后方赤白肉际处。

【主治】目赤肿痛，足跗肿痛，头痛，癫痫，月经不调，痛经，崩漏，带下，小便不利，高血压。

【操作】直刺0.5~0.8寸；可灸。

2. 太冲　输穴，原穴

【定位】在足背侧，第1、2跖骨间隙的后方凹陷处。

【主治】头痛，眩晕，目赤肿痛，口眼㖞斜，胁痛，腹胀，呃逆，下肢痿痹，月经不调，小儿惊风。

【操作】直刺0.5~0.8寸；可灸。

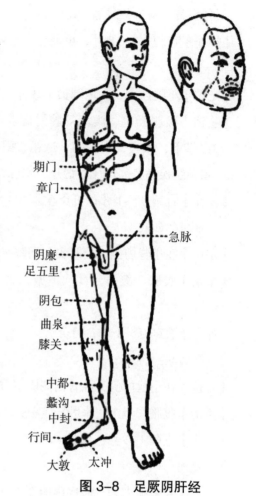

图3-8　足厥阴肝经

期门
章门
急脉
阴廉
足五里
阴包
曲泉
膝关
中都
蠡沟
中封
行间
大敦　太冲

3. 蠡沟　络穴

【定位】在小腿内侧，内踝尖上5寸，胫骨内侧面中央。

【主治】月经不调，赤白带下，小腹痛，小便不利，疝气，足胫疼痛。

【操作】平刺0.5~0.8寸；可灸。

4. 中都　郄穴

【定位】在小腿内侧，内踝尖上7寸，胫骨内侧面的中央。

【主治】胁痛，腹胀，小腹痛，胫寒痹痛，恶露不尽，疝气。

【操作】平刺0.5~0.8寸；可灸。

5. 膝关

【定位】在小腿内侧，胫骨内上髁的后下方，阴陵泉后1寸，腓肠肌内侧头的上部。

【主治】膝髌肿痛，下肢痿痹，咽喉肿痛。

【操作】直刺0.8~1寸；可灸。

6. 章门　脾募穴，八会穴（脏会）

【定位】在侧腹部，第11肋游离端的下方。

【主治】腹胀，泄泻，胸胁痛，痞块。

【操作】斜刺0.5~0.8寸；可灸。

九、足少阴肾经

（一）经脉循行

本经起于足小趾下面，斜行于足心，出于足舟状骨粗隆之下，沿内踝后缘，进入足跟，向上沿小腿内侧后缘，出腘窝内侧，上行股部内侧后缘，通过脊柱，属肾，络于膀胱。其直行的经脉，从肾上行，经过肝和横膈，进入肺脏，沿喉咙，挟舌根两旁。它的支脉，从肺中分出，络于心，注于胸中，与手厥阴心包经相接（图3-9）。

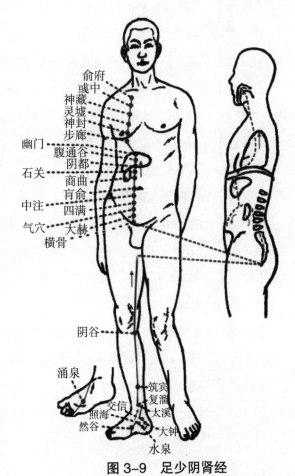

图3-9　足少阴肾经

（二）主治

本经腧穴主治肾、肺、咽喉病，妇科病，前阴病及经脉循行部位的其他疾病。

（三）常用腧穴

1. 涌泉　井穴

【定位】在足底部，蜷足时足前部凹陷处，约在第2、3趾缝纹头端与足跟连线的前 1/3 与后 2/3 交点上。

【主治】头顶痛，下肢瘫，头晕，眼花，耳鸣，咽喉痛，舌干，失音，小儿惊风，足心热，癫狂，昏厥。

【操作】直刺 0.5~0.8 寸；可灸。

2. 然谷　荥穴

【定位】在足内侧缘，足舟骨粗隆前下方赤白肉际处。

【主治】月经不调，阴挺，带下，遗精，阳痿，小便不利，小儿脐风，消渴，下肢痿痹，足跗痛。

【操作】直刺 0.5~0.8 寸；可灸。

3. 太溪　输穴，原穴

【定位】在足内侧，内踝后方，内踝尖与跟腱之间的凹陷处。

【主治】头痛目眩，咽喉肿痛，齿痛，耳聋，耳鸣，咳嗽，气喘，胸痛咳血，消渴，月经不调，失眠，遗精，阳痿，小便频数，腰脊痛，下肢厥冷，内踝肿痛。

【操作】直刺 0.5~0.8 寸；可灸。

4. 照海　八脉交会穴通阴跷脉

【定位】在足内侧，内踝尖下方凹陷处。

【主治】咽喉肿痛，癫痫，失眠，嗜卧，惊恐不宁，目赤肿痛，月经不调，痛经，赤白带下，阴挺，阴痒，疝气，小便频数。

【操作】直刺 0.5~0.8 寸；可灸。

5. 阴谷　合穴

【定位】在腘窝内侧，屈膝时，半腱肌腱与半膜肌腱之间。

【主治】阳痿，疝痛，月经不调，崩漏，小便难，阴中痛，癫狂，膝股内侧痛。

【操作】直刺 0.8~1.2 寸；可灸。

十、足阳明胃经

（一）经脉循行

本经起于鼻翼旁，左、右交会于鼻根部，旁行入内眼角，与足太阳膀胱经相交，向下沿鼻柱外侧，入上齿中，退出来环绕口唇，下交于承浆，再向后沿腮后方，出于下颌大迎穴，沿下颌角上行至耳前，沿发际，至额颅部。它的支脉，从大迎前向下至人迎，沿喉咙入缺盆，向下通过膈肌，属于胃，络于脾。另一支直行经脉，从缺盆下至乳房内侧，再向下夹脐，进入毛际两旁气街部；另一支脉，从胃下口，下循腹里，至气街与直行的经脉会合，由此下行经大腿前侧，下膝中，沿胫骨外侧前缘，下行足背，进入第 2 趾外侧端；另一支脉，从膝下三寸处分出，向下进入中趾外侧趾缝；足背部的另一支脉，从足背部分出，进入大趾趾缝，出大趾末端，接足太阴脾经（图 3-10）。

（二）主治

本经腧穴主治胃肠病，头、面、鼻、口齿痛，神志病及经脉循行部位的其他疾病。

（三）常用腧穴

1. 四白

【定位】在面部，瞳孔直下，眶下孔凹陷处。

【主治】目赤痛痒，迎风流泪，眼睑瞤动，口眼㖞斜，头痛眩晕。

【操作】直刺或斜刺 0.2~0.3 寸；可灸。

2. 地仓

【定位】在面部，

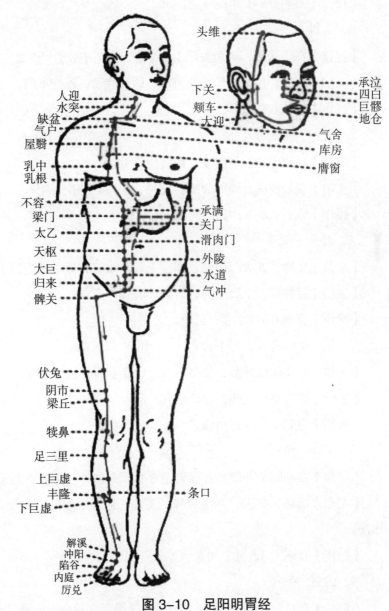

图 3-10　足阳明胃经

口角外侧，上直瞳孔。

【主治】口眼㖞斜，流涎，眼睑瞤动，齿痛颊肿。

【操作】向颊车斜刺或平刺 0.5~1.5 寸；可灸。

3. 下关

【定位】在面部，耳前方，颧弓与下颌切迹所形成的凹陷中。

【主治】耳聋，耳鸣，聤耳，面痛，齿痛，牙关开合不利。

【操作】直刺 0.5~1 寸；可灸。

4. 头维

【定位】在头侧部，额角发际上 0.5 寸，头正中线旁开 4.5 寸。

【主治】头痛，目眩，口痛，流泪，眼睑瞤动，视物不明。

【操作】平刺 0.5~1 寸。

5. 天枢　大肠募穴

【定位】在腹中部，平脐中，距脐中 2 寸。

【主治】腹胀肠鸣，绕脐腹痛，便秘，泄泻，痢疾，呕吐，月经不调，疝气。

【操作】直刺 0.8~1.2 寸；可灸。

6. 梁丘　郄穴

【定位】屈膝，在大腿前面，髂前上棘与髌底外侧端的连线上，髌底上 2 寸。

【主治】膝肿痛，下肢不遂，胃痛，乳痈。

【操作】直刺 0.5~1.2 寸；可灸。

7. 足三里　合穴，胃下合穴

【定位】在小腿前外侧，犊鼻下 3 寸，距胫骨前缘一横指。

【主治】脾胃系统疾病，保健要穴。

【操作】直刺 1~2 寸；可灸。

8. 丰隆　络穴

【定位】在小腿前外侧，外踝尖上 8 寸，条口外，距胫骨前缘两横指。

【主治】喘咳，痰多，咽喉肿痛，头痛，眩晕，呕吐，便秘，癫狂，善笑，下肢痿痹。

【操作】直刺 1~1.5 寸；可灸。

9. 内庭　荥穴

【定位】在足背，第 2、3 趾之间，趾蹼缘后方赤白肉际处。

【主治】齿痛，咽喉肿痛，口喎，鼻衄，腹痛，腹胀，泄泻，痢疾，便秘，热病，足背肿痛。

【操作】直刺或斜刺0.3~0.5寸；可灸。

十一、足少阳胆经

（一）经脉循行

本经起于外眼角，向上达额角部，下行至耳后，沿着颈项至第7颈椎，经肩部，进入缺盆部。它的支脉，从耳后入耳中，出耳前，到外眼角后。另一支脉，从外眼角分出向下至大迎，与手少阳三焦经相合，至眼眶下，面颊部，下行至颈部，与前脉会合于缺盆，然后下行胸中，通过膈肌，络肝属胆，沿着胁内，出于气街，经过阴毛部，横入髋部。

缺盆部直行的经脉，再走到腋下，沿胸腹侧面，在髋关节与前脉会合，再向下沿下肢外侧下行，抵绝骨，经外踝前，沿足背到足第4趾外侧端。另一支脉从足背分出，沿第1、2跖骨间，出大趾端，返回来通过爪甲，在足大趾背上的丛毛部交与足厥阴肝经相接（图3-11）。

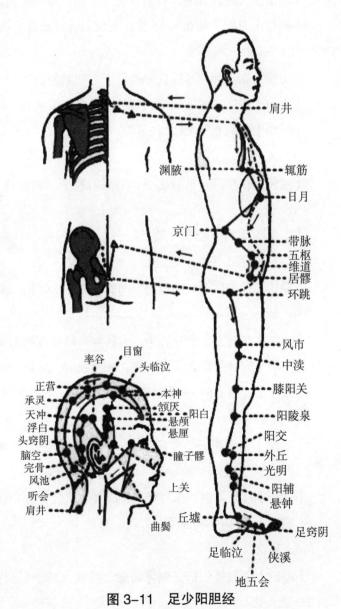

图3-11 足少阳胆经

（二）主治

本经腧穴主治头、目、耳、咽喉病，神志病及经脉循行部位的其他疾病。

（三）常用腧穴

1. 瞳子髎

【定位】在面部，目外眦旁，眶外侧缘处。

【主治】头痛，目赤，目痛，畏光羞明，迎风流泪，口眼㖞斜。

【操作】向后平刺0.3~0.5寸；或用三棱针点刺出血。

2. 完骨

【定位】在头部，耳后乳突的后下方凹陷处。

【主治】头痛，颈项强痛，颊肿，喉痹，齿痛，口眼㖞斜，癫痫，失眠。

【操作】斜刺0.5~0.8寸；可灸。

3. 风池

【定位】在项部，枕骨之下，与风府相平，胸锁乳突肌上端与斜方肌上端之间的凹陷处。

【主治】头痛，眩晕，颈项强痛，目赤肿痛，鼻渊，鼻衄，耳聋，气闭，中风，口眼㖞斜，疟疾，热病，感冒。

【操作】针尖微下，向鼻尖方向斜刺0.5~0.8寸，或平刺透风府穴；可灸。

4. 肩井

【定位】在肩上，前直乳中，大椎与肩峰端连线的中点上。

【主治】肩背痹痛，手臂不举，颈项强痛，乳痈，中风，瘰疬。

【操作】直刺0.5~0.8寸，深部正当肺尖，不可深刺；可灸。

5. 带脉

【定位】在侧腹部，章门下1.8寸，第11肋骨游离端下方垂线与脐水平线的交点上。

【主治】月经不调，赤白带下，疝气，腹痛，腰胁痛。

【操作】直刺0.5~0.8寸；可灸。

6. 环跳

【定位】在股外侧部，侧卧屈股，股骨大转子最凸点与骶管裂孔连线的外1/3与内2/3交点处。

【主治】腰胯疼痛，半身不遂，下肢痿痹，遍身风疹，挫闪腰痛，膝踝肿痛不能转侧。

【操作】直刺 2~3 寸；可灸。

7. 风市

【定位】在大腿外侧部的中线上，腘横纹上 7 寸，或直立垂手时，中指尖所指处。

【主治】半身不遂，下肢痿痹、麻木，遍身瘙痒，脚气。

【操作】直刺 1~1.5 寸；可灸。

8. 阳陵泉　合穴

【定位】在小腿外侧，腓骨头前下方凹陷处。

【主治】半身不遂，下肢痿痹、麻木，膝肿痛，脚气，胁肋痛，呕吐，黄疸，小儿惊风。

【操作】直刺或斜向下刺 1~1.5 寸；可灸。

9. 悬钟　八会穴（髓会）

【定位】在小腿外侧，外踝尖上 3 寸，腓骨前缘。

【主治】腰腿痛，半身不遂，颈项强痛，胸胁疼痛，脚气，腋下肿。

【操作】直刺 0.5~0.8 寸；可灸。

10. 丘墟　原穴

【定位】在外踝的前下方，趾长伸肌腱的外侧凹陷处。

【主治】外踝肿痛，下肢痿痹，胸胁痛，疝气，目赤肿痛。

【操作】直刺 0.5~0.8 寸；可灸。

11. 足临泣　输穴，八脉交会穴通带脉

【定位】在足背外侧，足第 4 趾本节（第 4 跖趾关节）的后方，第 5 趾伸肌腱的外侧凹陷处。

【主治】足跗肿痛，偏头痛，目眩，乳痈，胁肋痛，下肢不遂。

【操作】直刺 0.5~0.8 寸；可灸。

十二、足太阳膀胱经

（一）经脉循行

本经起于内眼角，上行额部，交会于头顶。它的支脉：从头顶分出到耳上角。

其直行经脉，从头顶内络于脑，复出项部，沿肩胛内侧，夹脊柱两旁，到达腰中，进入脊旁筋肉，络于肾，属于膀胱。另一支脉，从腰中分出，夹脊旁，通过臀部，进入腘窝中。背部另一支脉，从左、右肩胛内侧分别直下，经过臀部，沿大腿外侧后缘下行，会合于腘窝中，由此向下通过腓肠肌，出外踝后方，沿第5跖骨，至小趾的外侧端，与足少阴肾经相接（图3-12）。

（二）主治

本经腧穴主治头、目、项、背、腰、下肢疾病，神志病，经脉循行部位的其他疾病；背部腧穴主治其相关脏腑疾病。

（三）常用腧穴

1. 睛明

【定位】在面部，目内眦角上方凹陷处。

【主治】视物不明，近视，夜盲，目眩，胬肉攀睛，目赤肿痛，迎风流泪。

【操作】嘱患者闭目，医者左手轻推眼球向外侧固定，右手缓慢进针，紧靠眶缘直刺0.3~0.5寸，不捻转，不提插（或只轻微地捻转和提插），出针后按压针孔片刻，以防出血；禁灸。

2. 攒竹

【定位】在面部，眉头凹陷中，眶上切迹处。

【主治】目视不明，目赤肿痛，迎风流泪，面瘫，眉棱骨痛，膈肌痉挛。

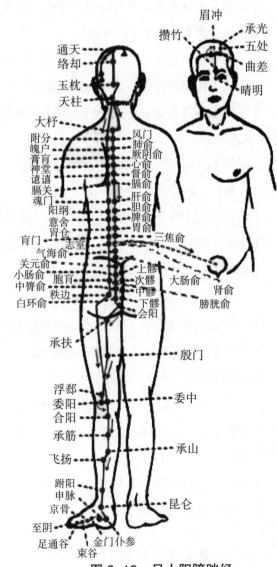

图3-12 足太阳膀胱经

【操作】平刺或斜刺 0.3~0.5 寸；可灸。

3. 大杼　八会穴（骨会）

【定位】在背部，第 1 胸椎棘突下，后正中线旁开 1.5 寸。

【主治】肩胛痛，颈项强痛，头痛，目眩，鼻塞，发热。

【操作】斜刺 0.5~0.8 寸；可灸。

4. 肺俞　肺背俞穴

【定位】在背部，第 3 胸椎棘突下，后正中线旁开 1.5 寸。

【主治】咳嗽，胸满，鼻塞，盗汗，咽喉痛。

【操作】斜刺 0.5~0.8 寸；可灸。

5. 心俞　心背俞穴

【定位】在背部，第 5 胸椎棘突下，后正中线旁开 1.5 寸。

【主治】心痛，心悸，胸闷，咳嗽，吐血，失眠，健忘，癫痫，梦遗。

【操作】斜刺 0.5~0.8 寸；可灸。

6. 肝俞　肝背俞穴

【定位】在背部，第 9 胸椎棘突下，后正中线旁开 1.5 寸。

【主治】胁痛，脊背痛，黄疸，目疾，吐血，衄血，癫狂。

【操作】斜刺 0.5~0.8 寸；可灸。

7. 胆俞　胆背俞穴

【定位】在背部，第 10 胸椎棘突下，后正中线旁开 1.5 寸。

【主治】胁痛，腋下痛，黄疸，口苦，咽痛，肺痨，潮热。

【操作】斜刺 0.5~0.8 寸；可灸。

8. 脾俞　脾背俞穴

【定位】在背部，第 11 胸椎棘突下，后正中线旁开 1.5 寸。

【主治】腹胀，饮食不化，呕吐，泄泻，痢疾，水肿，背痛。

【操作】斜刺 0.5~0.8 寸；可灸。

9. 胃俞　胃背俞穴

【定位】在背部，第 12 胸椎棘突下，后正中线旁开 1.5 寸。

【主治】胃脘痛，饮食不化，呕吐，腹胀，肠鸣，泄泻。

【操作】斜刺 0.5~0.8 寸；可灸。

10. 肾俞　肾背俞穴

【定位】在腰部，第 2 腰椎棘突下，后正中线旁开 1.5 寸。

【主治】遗尿，小便不利，水肿，遗精，阳痿，月经不调，带下，耳聋，耳鸣，咳嗽，气喘，腰膝酸痛。

【操作】直刺 0.5~1 寸；可灸。

11. 大肠俞　大肠背俞穴

【定位】在腰部，第 4 腰椎棘突下，后正中线旁开 1.5 寸。

【主治】腰脊痛，腹痛，腹胀，泄泻，便秘，痔疮。

【操作】直刺 0.8~1.2 寸；可灸。

12. 承扶

【定位】在大腿后面，臀下横纹的中点。

【主治】腰骶、臀、股部疼痛，下肢不遂，小便不利，痔疾。

【操作】直刺 1~2.5 寸；可灸。

13. 委中　合穴，膀胱下合穴

【定位】在腘横纹中点，股二头肌腱与半腱肌腱的中间。

【主治】腰脊疼痛，腘筋挛急，半身不遂，下肢痿痹，腹痛，吐泻，遗尿，小便不利，丹毒，疔疮。

【操作】直刺 1~1.5 寸，或用三棱针点刺出血；可灸。

14. 秩边

【定位】在臀部，平第 4 骶后孔，骶正中嵴旁开 3 寸。

【主治】腰骶痛，下肢痿痹，小便不利，便秘，阴痛，痔疾。

【操作】直刺 1.5~3 寸；可灸。

15. 承山

【定位】在小腿后面正中，委中与昆仑之间，当伸直小腿或足跟上提时，腓肠肌肌腹下出现尖角凹陷处。

【主治】腰腿痛，下肢拘挛疼痛，痔疮，便秘，脚气。

【操作】直刺 1~1.5 寸；可灸。

16. 昆仑　经穴

【定位】在外踝后方，外踝尖与跟腱之间的凹陷处。

【主治】腰骶痛，肩背痛，足跟肿痛，难产，头痛，项强，目眩，鼻衄。

【操作】直刺 0.5~0.8 寸；可灸。

17. 申脉　八脉交会穴通阳跷脉

【定位】在足外侧部，外踝直下方凹陷处。

【主治】头痛，项强，目赤痛，失眠，痫证，癫狂，腰腿痛，足踝痛。

【操作】直刺 0.3~0.5 寸；可灸。

18. 至阴　井穴

【定位】在足小趾末节外侧，距趾甲根角 0.1 寸（指寸）。

【主治】胎位不正，难产，头目痛，鼻塞，鼻衄，足下热。

【操作】浅刺 0.1 寸；可灸。

十三、奇经八脉

（一）督脉

1. 经脉循行

本经起始于骶尾部的长强穴，向后沿着脊柱的内部，上行到风府穴，进入脑内，上行巅顶，向前下行至鼻柱，经人中，止于上齿龈（图 3-13）。

2. 功能

督脉总督一身之阳，与诸阳脉相连，又称为"阳脉之海"。

3. 常用腧穴

（1）腰阳关

【定位】在腰部，后正

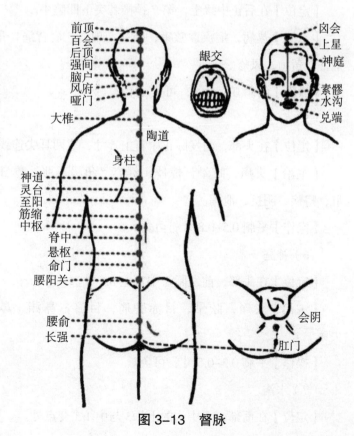

图 3-13　督脉

中线上，第 4 腰椎棘突下凹陷中。

【主治】腰骶疼痛，下肢痿痹，月经不调，带下，遗精，阳痿，便血。

【操作】直刺 0.5~1 寸；可灸。

（2）命门

【定位】在腰部，后正中线上，第 2 腰椎棘突下凹陷中。

【主治】虚损腰痛，角弓反张，遗尿，尿频，泄泻，遗精，阳痿，早泄，月经不调，赤白带下，胎屡堕，手足逆冷。

【操作】直刺 0.5~1 寸；可灸。

（3）至阳

【定位】在背部，后正中线上，第 7 胸椎棘突下凹陷中。

【主治】胸胁胀痛，腹痛黄疸，腰背疼痛，脊强。

【操作】斜刺 0.5~1 寸；可灸。

（4）大椎

【定位】在后正中线上，第 7 颈椎棘突下凹陷中。

【主治】热病，疟疾，咳嗽，喘逆，项强，肩背痛，角弓反张，小儿惊风，癫狂痫证，黄疸，风疹。

【操作】斜刺 0.5~1 寸；可灸。

（5）百会

【定位】在头部，前发际正中直上 5 寸，或两耳尖连线中点处。

【主治】头痛，眩晕，惊悸，健忘，角弓反张，癫狂，痫证，癔症，耳鸣，脱肛，痔疾，阴挺，泄泻。

【操作】平刺 0.5~0.8 寸；可灸。

（6）神庭

【定位】在头部，前发际正中直上 0.5 寸。

【主治】头痛，眩晕，目赤肿痛，目翳，鼻渊，鼻衄，癫狂，痫证，惊悸，失眠。

【操作】平刺 0.3~0.5 寸；可灸。

（7）水沟

【定位】在面部，人中沟的上 1/3 与中 1/3 交点处。

【主治】昏迷，中风，晕厥，牙关紧闭，暑病，癫狂，急、慢惊风，鼻塞，鼻衄，齿痛，口㖞，挫闪腰痛。

【操作】向上斜刺 0.3~0.5 寸，或用指甲按切；不灸。

（二）任脉

1. 经脉循行

本经起于小腹内，下出会阴部，向上经过阴毛处，沿着前正中线上行到达咽喉，上行环绕口唇，经面部进入目眶下（图 3-14）。

2. 功能

任脉统任一身之阴，与诸阴脉相连，又称为"阴脉之海"。"任主胞胎"，对女子月经、胎孕等生理功能起重要作用。

3. 常用腧穴

（1）中极　膀胱募穴

【定位】在下腹部，前正中线上，脐中下 4 寸。

【主治】小便不利，疝气，遗精，阳痿，月经不调，痛经，带下，产后恶露不下。

【操作】直刺 0.5~1 寸，需在排尿后进行针刺；可灸。

（2）关元　小肠募穴

【定位】在下腹部，前正中线上，脐中下 3 寸。

【主治】少腹痛，癃闭，尿频，泄泻，遗精，阳痿，月经不调，带下，不孕，眩晕，中风脱证，虚劳羸瘦。

【操作】直刺 0.8~1.5 寸，需在排尿后进行针刺；可灸。

（3）气海

【定位】在下腹部，前正中线上，脐中下 1.5 寸。

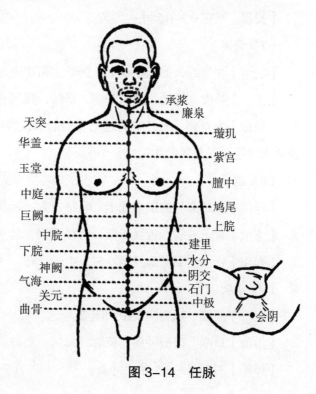

图 3-14　任脉

【主治】腹痛，泄泻，便秘，遗尿，疝气，遗精，阳痿，月经不调，经闭，崩漏，虚脱，形体羸瘦，脏器虚弱。

【操作】直刺 1~1.5 寸；可灸。

（4）神阙

【定位】在腹中部，脐中央。

【主治】绕脐腹痛，泄泻，脱肛，水肿，妇人血冷不受胎。

【操作】禁刺；宜灸。

（5）中脘　胃募穴，八会穴之腑会

【定位】在上腹部，前正中线上，脐中上 4 寸。

【主治】胃痛，呕吐，吞酸，呃逆，腹胀，肠鸣，泄泻，胁下坚痛，喘息不止，失眠，癫狂。

【操作】直刺 0.8~1.2 寸；可灸。

（6）膻中　心包募穴，气会

【定位】在胸部，前正中线上，平第 4 肋间，两乳头连线的中点。

【主治】咳嗽，气喘，咯唾脓血，胸痹心痛，心悸，心烦，产妇少乳，噎膈。

【操作】平刺 0.3~0.5 寸；可灸。

（7）天突

【定位】在颈部，前正中线上，胸骨上窝中央。

【主治】咳嗽，气喘，咽喉肿痛，暴喑，瘿气，梅核气。

【操作】先直刺，当针尖超过胸骨柄后缘，将针尖转向下方，沿胸骨柄后缘、气管前缘缓慢向下方刺入 0.5~1 寸；可灸。

（8）廉泉

【定位】在颈部，前正中线上，喉结上方，舌骨上缘正中凹陷处。

【主治】舌下肿痛，舌纵流涎，舌强不语，暴喑，喉痹，吞咽困难。

【操作】针尖向咽喉部斜刺 0.5~1 寸；可灸。

（9）承浆

【定位】面部，颏唇沟正中凹陷处。

【主治】口㖞，齿龈肿痛，流涎，暴喑，面肿，口舌生疮。

【操作】斜刺 0.3~0.5 寸；可灸。

（三）冲脉

冲脉是"十二经脉之海"，通行上下，上灌于头面各阳经，下渗灌于下肢各阴经。冲脉、任脉、督脉同起于胞中，故称"一源三歧"。冲脉又称"血海"，与妇女月经关系密切。

（四）带脉

带脉起于季胁，斜向下行到带脉穴，绕身一周，如腰带。带脉围腰一周，循行于躯干部的经脉都受带脉约束。

（五）阴跷脉、阳跷脉

阴跷脉起于足跟部，沿足内侧上行，到达咽喉部，交会于冲脉。阳跷脉起于足跟部，沿着足外侧上行，进入项部的风池穴。

阴跷脉、阳跷脉能交通一身阴阳之气，调节肢体运动功能。

（六）阴维脉、阳维脉

阴维脉起于各阴经交会之处，阳维脉起于各阳经交会之处。阴维脉、阳维脉有维系、联络全身阴经和阳经的作用。

十四、奇穴

（一）头颈部穴

1. 四神聪

【定位】在头顶部，百会前后左右各 1 寸，共 4 个穴位。

【主治】头痛，眩晕，偏瘫，失眠，健忘，癫狂，痫证，脑积水，大脑发育不全。

【操作】平刺 0.5~0.8 寸；可灸。

2. 印堂

【定位】在前额部，两眉头之中间。

【主治】头痛，头晕，鼻炎，鼻衄，目赤肿痛。

【操作】提捏局部皮肤，向下平刺 0.3~0.5 寸，或三棱针点刺出血；可灸。

3．太阳

【定位】在颞部，眉梢与目外眦之间，向后约一横指的凹陷处。

【主治】偏正头痛，目赤肿痛，目眩，目涩，牙痛，口眼㖞斜。

【操作】直刺或斜刺 0.3~0.5 寸，或用三棱针点刺出血；可灸。

4．安眠

【定位】在项部，翳风穴与风池穴连线的中点。

【主治】失眠，头痛，眩晕，心悸，癫狂。

【操作】直刺 0.8~1.2 寸；可灸。

5．颈百劳

【定位】在颈部，大椎直上 2 寸，后正中线旁开 1 寸。

【主治】颈项强痛，咳嗽，气喘，自汗，盗汗。

【操作】直刺 0.5~1 寸；可灸。

（二）躯干部穴

1．定喘

【定位】在背部，第 7 颈椎棘突下，后正中线旁开 0.5 寸。

【主治】哮喘，咳嗽，肩背痛，落枕。

【操作】直刺，或偏向内侧刺 0.8~1 寸；可灸。

2．夹脊

【定位】在背腰部，第 1 胸椎至第 5 腰椎棘突下两侧，后正中线旁开 0.5 寸，一侧 17 个穴位。

【主治】主治范围比较广，其中上胸部穴位治疗心、肺、上肢疾病，下胸部穴位治疗胃肠疾病，腰部的穴位治疗腰、腹及下肢疾病。

【操作】直刺 0.3~0.5 寸；可灸。

3．腰眼

【定位】在腰部，位于第 4 腰椎棘突下，后正中线旁开约 3.5 寸凹陷中。

【主治】腰痛，尿频，虚劳羸瘦，妇科疾病，消渴等。

【操作】直刺 0.5~1 寸；可灸。

（三）四肢部穴

1. 十宣

【定位】在手指，十指尖端，距指甲游离缘 0.1 寸，左、右共 10 个穴位。

【主治】指端麻木，咽喉肿痛，昏迷，晕厥，热病，中暑。

【操作】直刺 0.1~0.2 寸，或用三棱针点刺出血；可灸。

2. 八邪

【定位】在手背侧，微握拳，第 1~5 指间，指蹼缘后方赤白肉际处，左、右共 8 个穴位。

【主治】手背肿痛，手指麻木，头痛项强，咽痛。

【操作】向上斜刺 0.5~0.8 寸，或点刺出血；可灸。

3. 腰痛点

【定位】在手背，第 2、3 掌骨及第 4、5 掌骨之间，腕背侧远端横纹与掌指关节中点处，一侧 2 个穴位，左、右共 4 个穴位。

【主治】急性腰扭伤，手背肿痛。

【操作】直刺 0.3~0.5 寸；可灸。

4. 外劳宫

【定位】在手背侧，第 2、3 掌骨之间，掌指关节后 0.5 寸。

【主治】颈椎病，落枕，偏头痛，手指麻痛。

【操作】直刺 0.5~0.8 寸，可灸。

5. 八风

【定位】在足背侧，第 1~5 趾间，趾蹼缘后方赤白肉际处，一侧 4 穴，左、右共 8 个穴位。

【主治】牙痛，头痛，足跗肿痛，脚弱无力。

【操作】斜刺 0.5~0.8 寸，或用三棱针点刺出血；可灸。

6. 膝眼

【定位】屈膝，在髌韧带两侧凹陷处，在内侧的称内膝眼，在外侧的称外膝眼。

【主治】膝关节痛。

【操作】向膝中斜刺 0.5~1 寸，或透刺对侧膝眼；可灸。

7. 鹤顶

【定位】在膝上部，髌底中点上方凹陷处。

【主治】膝关节痛，鹤膝风。

【操作】直刺 0.5~0.8 寸；可灸。

第四节　刺灸法

一、毫针刺法

毫针是临床应用最为广泛的一种针具，适用于全身绝大部分穴位。毫针刺法是泛指持针法、进针法、行针法、补泻法、留针法、出针法等完整的针刺方法。

（一）针刺前准备

1. 明确诊断，确立治则、针灸处方及手法。
2. 明确穴位局部解剖，针刺穴位的角度、深度及强度。
3. 患者选择合适的针刺体位，安抚患者，放松心情。
4. 做好医者手部和患者穴位局部的消毒，做好针刺环境的消毒。
5. 选择合适的针具。
6. 医者熟练掌握各种针法，熟练操作。

（二）针刺方法

1. 持针法

又称"捏针法""拿针法"，是指捏拿毫针的方法。毫针操作时，一般右手持针，将针刺入皮肤，称为"刺手"，左手按压腧穴局部，称为"押（压）手"。进针时刺手和押手常配合使用。常用进针手法如下。

（1）二指持针法：即用右手拇指、食指指腹夹持针柄，针身与拇指呈 90°角。此法一般用于操持短毫针。

（2）多指持针法：即用右手拇指、食指、中指、无名指指腹夹持针柄，小指指尖抵于针旁皮肤，使针身垂直。此法一般用于较长毫针深刺。

（3）双手持针法：即用右手拇指、食指、中指指腹夹持针柄，左手拇指、食指指腹夹持针尖，或左手两指捏一棉球夹持针尖。此法用于操持长毫针、芒针，可以防止长毫针弯曲，减少疼痛。

2. 进针法

（1）单手进针法：用刺手的拇指、食指持针，中指端紧靠穴位，指腹抵住针身下段，当拇指、食指向下用力按压，中指随之将针刺入，直刺至要求的深度。此法多用于较短的毫针进针。

（2）双手进针法

①指切法：又称爪切法，用左手拇指或食指端切按在腧穴位置的旁边，右手持针，紧靠左手指甲将针刺入穴位的手法。

②夹持法：用左手拇指、食指持捏消毒干棉球，夹住针身下段，将针尖对准腧穴，双手配合，捻动针柄，将针刺入腧穴。此法适用于长针进针。

③舒张法：用左手食指、中指或拇指、食指将所刺腧穴部位的皮肤向两侧撑开，使皮肤绷紧，右手持针，使针于两指之间刺入。此法主要用于皮肤松弛部位的腧穴。

④提捏法：用左手拇指、食指将腧穴部位的皮肤捏起，右手持针，从捏起部的上端将针刺入。此法主要用于皮肉浅薄的腧穴。

（3）针刺的角度、方向、深度

①角度：进针角度指进针时针身与皮肤表面所构成的夹角，应根据腧穴部位、病性、病位、手法要求等而定。

直刺：针身与皮肤表面约呈90°，垂直刺入腧穴，适用于人体大部分腧穴。

斜刺：针身与皮肤表面约呈45°刺入腧穴，适用于不能深刺及不宜深刺的腧穴。

平刺：针身与皮肤表面约呈15°刺入腧穴，适用于皮薄肉少的腧穴。

②方向：进针方向指针尖所朝的方向，一般根据经脉循行方向、腧穴的分布部位和针刺要求到达的组织结构等情况而定。

③针刺的深度：针身刺入腧穴皮肉的深浅，应以既要有针下得气的感觉，又不伤及组织器官为原则，还应结合患者的年龄、体质、病情、腧穴所在部位、医者针法经验等因素。

3．针刺的基本手法

（1）提插法：将针刺入腧穴一定深度后，施上提下插动作的操作方法。

（2）捻转法：将针刺入腧穴一定深度后，施向前、向后捻转动作的操作方法。

4．针刺的辅助手法

针刺的辅助手法是指在针刺基本手法的基础上，促使得气和加强针感的操作方法。常用辅助手法有以下几种。

（1）循法：医者用手指顺着经脉的循行路线，在腧穴的上下部位轻柔地循按。

（2）弹法：针刺后，用手指轻弹针尾或针柄，使针体微微振动。

（3）刮法：针刺后，用拇指抵住针尾，以食指或中指的指甲由下而上轻刮针柄。

（4）摇法：针刺后，手持针柄轻轻摇动。

（5）飞法：针刺后，用右手拇指、食指持针柄，将针捻搓数次，然后拇指、食指张开，一捻一放，反复数次，状如飞鸟展翅。

（6）震颤法：针刺后，右手持针柄，施以小幅度、快频率的提插、捻转手法，使针身轻微震颤。

5．行针与得气

行针的目的在于促使针感的产生，易于得气，或进一步调整针感经气的强弱、传导和扩散，从而达到气至病所，治疗疾病的目的。得气是指在针刺入腧穴时或行针、留针过程中，针刺部位获得的"经气"感应。

6．针刺补泻法

针刺补泻是根据《灵枢·经脉》所载"盛则泻之，虚则补之，热则疾之，寒则留之，陷下则灸之，不盛不虚以经取之"的原则。针刺补泻中，能使机体的虚弱状态恢复为正常的生理状态的针刺方法，称为补法；能使机体亢盛的功能状态恢复为正常的生理状态的针刺方法，称为泻法。常用针刺补泻方法如下。

（1）捻转补泻法：是指在针刺得气基础上，以拇指和食指末节的指腹部来回转针，有进有退，以用力轻重、角度大小、速度快慢、左捻或右捻为主的不同手法而区分补泻。左捻针，即拇指向前、食指向后的顺时针为补法；右捻针，即拇指向后，食指向前的逆时针为泻法。

（2）提插补泻法：在得气基础上，将针由浅而深，插多提少，反复重插轻提，以插为主者为补法；相反，反复将针由深而浅，提多插少，反复重提轻插，以提为主者为泻法。

（3）疾徐补泻法：是掌握毫针进针、出针及行针的快慢为补泻的针刺手法。缓慢地进针，快速地出针，为补法；反之，快速地进针，缓慢地出针，为泻法。

（4）迎随补泻法：在针刺得气后，将针尖顺着经脉走行方向，随而济之为补法；反之，将针尖逆着经脉走行方向，迎而夺之为泻法。

（5）开合补泻法：是指针刺补泻过程中，以出针时按不按针孔来区分补法或泻法的方法。出针后迅速按针孔者为补法；出针时摇大针孔，出针后不按针孔者为泻法。

（6）呼吸补泻法：是指在使用针刺手法时，配合患者的呼吸以区分补泻的方法。在患者呼气时进针、转针，吸气时退针、出针为补法；反之，在患者吸气时进针、转针，呼气时退针、出针为泻法。

（7）平补平泻法：指毫针刺入一定深度得气后，缓慢均匀地提插、捻转即可出针，称平补平泻法，主要适用于临床虚实不明的一般病证。

7. 留针与出针

留针指毫针刺入穴位，行针得气并施以一定的补泻手法后，将针留置穴位内一定的时间。在留针过程中，还可间歇行针，加强针感及针刺的持续作用。

出针，又称起针、退针，是指将毫针拔出所刺腧穴的操作方法。出针的方法，是以消毒干棉球轻压于针刺部位，右手持针作轻微的小幅度捻转，并将毫针缓缓提至皮下，静留片刻，然后拔离。

（三）针刺注意事项

1. 饥饿、饱食、饮酒、愤怒、受惊、疲劳、精神紧张者，不宜行针刺治疗。

2. 体质虚弱、气血亏虚者，针感不宜过强，应采取卧位针刺治疗，避免发生晕针等现象。

3. 重要脏器所在处，如胁肋部、背部、肾区、肝区，不宜直刺、深刺。

4. 大血管走行处及皮下静脉部位的腧穴如需针刺时，则应避开血管，使毫针斜刺入穴位。

5. 小儿囟门未闭时头顶部禁止针刺。

6. 孕妇的下腹部、腰骶部、会阴部及针刺后会产生较强针感或对胎孕反应敏感的穴位（如合谷、足三里、风池、环跳、三阴交、血海、至阴等），禁止针刺。

7. 患有严重的过敏性、感染性皮肤病，皮肤溃疡，皮肤肿瘤者，不应在患部直接针刺。

8. 凝血障碍患者禁用针刺。

9. 对于儿童、破伤风、癫痫发作期、躁狂型精神分裂症发作期等，针刺时不宜留针。

（四）常见针刺异常情况的处理

如果没有掌握好针刺的操作技术，或患者体位不当、精神紧张，或针具质量不好，未经认真检查，往往会导致一些异常情况，如晕针、滞针、弯针、断针、创伤性气胸等，必须立即进行有效的处理。

1. 晕针

晕针是患者在针刺过程中发生晕厥的现象。应立即停止针刺，将毫针全部起出。患者平卧，放低头部，松解衣带，注意保暖。轻者休息片刻，予饮温开水或糖水，即可恢复正常。重者在上述处理基础上，可点按人中、合谷、涌泉等腧穴，必要时配合其他急救措施。

2. 滞针

滞针是医者感觉针下涩沉，捻转、提插、出针均困难，同时患者感觉疼痛的现象。嘱患者消除紧张情绪，使局部肌肉放松，或于滞针腧穴附近行循、按、弹等手法放松肌肉，或反向捻针。

3. 弯针

弯针是指进针时或针刺入腧穴后，针身在体内弯曲的现象。出现弯针后，不可再行手法，应慢慢将针起出，切忌强行拔针，以免针断留于体内。

二、灸法

（一）概念

灸法是指以艾绒或其他药物放置在腧穴上烧灼温熨，借温热力和药物作用，以达到治疗疾病和预防保健的一种外治方法。

（二）作用

灸法有温经通络、消瘀散结、疏风解表、温中散寒、温阳补虚、回阳救逆等作用，还可以防病保健。

（三）灸用材料

主要以艾绒为主，还有灯心草、黄蜡、桑枝、桃枝、墨旱莲、白芥子等。

（四）分类

灸的方法很多，下面介绍几种临床常见灸法的操作方法。

1. 非瘢痕灸

又称"非化脓灸"，将中、小艾柱放在穴位上，点燃，不等艾柱烧到皮肤，当患者感到灼痛时，即将艾柱夹去或压灭，更换艾柱继续施灸，连续灸 3~7 壮，以局部皮肤出现红晕不起泡为度。本法适用于虚寒轻证。

2. 隔姜灸

切取厚度为 0.5cm 厚的新鲜生姜，用针穿刺数个小孔，上置艾柱，放在穴位上施灸，一般灸至局部皮肤红晕汗湿为度，如患者感觉灼热，可将姜片向上提起，离开皮肤，片刻后即可放下，再行灸治。此法多用于治疗外感表证和虚寒性疾病。

3. 隔盐灸

又称"神阙灸"，只适用于脐部。治疗时先将纸浸湿，铺于脐窝中，上用食盐填平；也可不用纸，直接用干燥食盐填平脐窝，再放上姜片和艾柱施灸，避免食盐上直接放艾柱，以免食盐遇火起爆，伤及患者。本法具有回阳救逆、温中散寒的作用，可用于治疗急性腹痛吐泻、痢疾、四肢厥冷、中风等证。

4. 温和灸

将艾条一端点燃，对准施灸的腧穴或患处，距离约 2~3cm 进行熏灸，使患者局部有温热感而无灼痛，一般每穴灸 5~10 分钟，至皮肤略潮红为度。

5. 温针灸

温针灸是针刺和艾灸相结合的一种方法，临床常用，适用于既需要留针，又需施灸的疾病。方法是在针刺得气后，将针留在适当的深度，在针柄上穿置一小团艾绒施灸，或在针柄上穿置一段长约 1~2cm 的艾条施灸，直到艾绒或艾条烧完为止。此法需注意防止艾火脱落，造成烧伤、烫伤，应嘱患者不要移动体位，可在施灸的下方垫纸片。

（五）注意事项

1. 防止烫伤。

2. 做好防护，防止艾火掉下灼伤皮肤或烧坏衣褥，施灸后的艾绒必须彻底熄灭，以防失火。

3. 除发泡灸、化脓灸和瘢痕灸外，其他灸法以皮肤潮红为度，不能起泡。

4. 重要脏器部位、大血管处、乳头、肌腱浅在部位等不宜直接灸；面部穴位不宜直接灸；关节活动处不宜化脓灸；妇女妊娠期间，小腹及腰骶部不宜施灸。

5. 治疗前应四诊合参，正确诊断，对症治疗。对于阴虚阳亢，邪热内炽者一般不用或慎用灸法。

6. 艾灸后建议患者饮适量温水，休息片刻。

三、拔罐法

（一）概念

拔罐法，古称"角法"，指用燃火、抽气等方法使罐内的气压低于大气压，并使其吸附于腧穴或病痛部位体表，造成局部皮肤充血、淤血，以治疗疾病的方法。本法具有行气止痛、消肿散结、祛风散寒、清热拔毒等作用。

（二）罐的种类

罐因制作材料和使用方法的不同而各异，常见的有竹罐、陶罐、玻璃罐、塑料抽气罐等。

（三）操作方法

本节以临床最常见的火罐为例，操作如下。

1. 吸罐的方法

以闪火、投火或贴棉花等方法排除罐内空气，并迅速吸拔在治疗部位上。

2. 运用

根据病变部位大小和病情特点，可采用单罐、多罐、闪罐、走罐、留罐、药罐、针罐和刺络拔罐等方法。

（1）单罐法：此法适用于病变范围较小部位和压痛点。

（2）多罐法：此法适用于病变范围比较广泛的疾病，可根据病情、病位吸拔数个乃至十几个火罐，如在背部背俞穴，常以排罐法吸拔。

（3）闪罐法：此法是将罐拔上后立即取下，如此反复多次地拔上取下，直至皮肤潮红为度。这种方法多用于肌肉松弛、皮肤麻木、疼痛或功能减退等疾病。

（4）走罐法：又称推罐法，一般用于面积较大，肌肉丰厚的部位，如腰背部、大腿部等。选用口径较大的罐，罐口要平滑厚实，先在罐口或欲走罐部位涂一些润滑油脂，将罐拔住，然后医者用手握住罐底，稍倾斜，即走行方向的后边着力，前方稍提起，慢慢向前推动，这样在皮肤上、下、左、右推移，来回拉动数次，至皮肤潮红为度。

（5）留罐法：又称坐罐法，即拔罐后将罐留置于施术部位5~15分钟，然后将罐起下。留罐时间不宜太长，以免起泡损伤皮肤。

（6）药罐法

①贮药罐：先在抽气罐内盛贮一定药液，常用的药液有生姜汁、辣椒液、两面针酊、风湿酒等，然后按抽气罐操作法，抽去空气，使罐吸附在皮肤上。

②煮药罐：将配制好的药料装入布袋内扎紧袋口，放入清水中煮至适当浓度，再把竹罐投入药液内煮15分钟，使用时按水罐法吸拔在需要的部位上。

（7）针罐法：先在选定穴位上针刺，得气后施补泻手法，将针留置于原处，再以针为中心点，拔上火罐，留置5~15分钟。

（8）刺血拔罐法：此法也是一种将针刺和拔罐相结合的方法，即在应拔罐部位的皮肤消毒后，先用三棱针点刺出血或用皮肤针叩刺，然后将火罐吸拔于点刺的部位上，使之出血，以加强刺血治疗的作用。刺血的器具亦可用粗毫针、小针刀等，依病变部位的大小和出血要求施术。一般针刺后拔罐留置5~15分钟，然后将罐起下，擦净血迹。不可在大血管上行刺血拔罐法，以免出血过多。

3. 起罐法

一手拿住火罐，另一手将火罐口边缘的皮肤轻轻按下，待空气进入罐内后，罐即脱落。起罐速度要缓，注意切不可硬拔，以免损伤皮肤。

（四）适用范围

拔罐适用范围较广，可用于感冒，咳嗽，发热，风湿痹痛，各种急、慢性疼痛，如腰背痛、腹痛、胃脘痛、肩臂痛、头痛等，哮喘，消化不良，丹毒，疮疡等等。

（五）注意事项

1. 选择合适体位，避免治疗过程中移动致火罐脱落。

2. 对于初次治疗、体弱、紧张、年老、儿童及易发生意外反应的患者，宜选小罐，且拔罐的个数要少，选卧位，并随时注意观察，以便及时发现问题并处理。不合作者不宜拔罐。

3. 选择肌肉丰厚、皮下组织充实及毛发较少的部位为宜。拔罐数目多时，罐与罐的间距不能太近，以免罐具牵拉皮肤产生疼痛或罐具相互挤压而脱落。

4. 拔火罐时动作要做到稳、准、轻、快，注意勿烫伤或灼伤皮肤。

5. 有出血倾向患者，如血友病、血小板减少性紫癜和白血病，不宜拔罐。

6. 皮肤高度过敏，受术部位皮肤破损、水肿，大血管分布区，高热抽搐，孕妇的腹部、腰骶部，不宜拔罐。

（方艳）

第四章

推拿康复技术

第一节 概论

一、定义

推拿是以中医脏腑、经络学说等为理论基础，运用手或身体其他部位，通过特殊的技巧作用于人体体表的不同部位，以达到调节身体机能、改善病理状态目的的一种治疗方法。

二、基本要求

推拿手法操作应具备的基本要求：持久、有力、均匀、柔和。

1. 持久　指手法能够持续运用一定时间，保持动作和力量的连贯性。

2. 有力　指手法必须具备一定的力量，并根据治疗对象、体质、病证虚实、施治部位和手法性质而变化。

3. 均匀　手法动作的节奏、频率、压力大小要一定。

4. 柔和　指手法动作的轻柔灵活及力量的缓和，不能用滞劲蛮力或突发暴力，要"轻而不浮，重而不滞"。

以上要求是密切相关、相辅相成的。持久能使手法逐渐渗透有力，均匀协调的动作可使手法更趋柔和，而力量与技巧相结合则使手法既有力又柔和，即所谓"刚柔相兼"。在手法的掌握中，力量是基础，手法技巧是关键，两者必须兼有。

三、作用

推拿通过手法产生的外力作用于人体体表的特定部位或穴位上，通过运用各种手法技巧，可将外作用力渗透到体内，从而达到调节脏腑功能、调节气血、活血化瘀、疏通筋络、纠正解剖位置异常等作用。

手法作用的原则是"虚则补之，实则泻之"，通过调整手法刺激的强弱、频率的快慢、时间的长短及手法方向等起到调节阴阳、增强人体正气及祛除邪气的作用。

四、分类

根据推拿手法的操作技巧和动作形态，一般将手法分为6大类。

1. 摆动类手法　推法、㨰法、揉法等。
2. 摩擦类手法　摩法、擦法、抹法等。
3. 挤压类手法　按法、点法、提法、压法等。
4. 震动类手法　抖法、振法等。
5. 叩击类手法　拍法、打法、叩法等。
6. 运动关节类手法　扳法、摇法等。

第二节　基本手法

一、摆动类手法

（一）推法

1. 定义

医者用手指、手掌或肘着力于人体一定部位或穴位上，用力向一定方向推动的方法，称为推法。

2. 动作要领

（1）施术部位要紧贴在治疗部位上，压力要适中、均匀。

（2）推进速度要平稳、缓慢、均匀。

3. 适用部位

推法具有行气止痛、温经活络、调和气血的作用，全身各部均可适用。一般拇指平推法适用于头面部、颈项部、肩背部、胸腹部及四肢部。掌推法适用于面积较大的部位，如腰背部、胸腹部及大腿部等。肘推法刺激最强，适用于腰背、脊柱两侧夹脊及双下肢大腿后侧。

（二）**㨰法**

1. 定义

手握空拳，以食指、中指、无名指及小指四指的近侧指间关节背侧为着力点，前臂做连续的周期性的内外旋转，并带动着力点在治疗部位上往复摆动的手法，称为㨰法。

2. 动作要领

（1）施术者肩关节自然下垂，腕关节及手指放松，着力部位的四个指间关节的突起部位全部贴附在治疗部位上。

（2）前臂旋转和腕关节屈伸动作协调，做均匀地内、外旋摆动，频率为每分钟140~160次。

3. 适用部位

本法具有舒筋活络、滑利关节、解痉止痛的作用，适用于颈项部、肩背部、腰骶部及四肢肌肉丰厚处。

（三）**揉法**

1. 定义

以手指、手掌、指间关节、前臂尺侧肌群肌腹或肘尖为着力点，紧贴在治疗部位，带动受术皮肤一起做柔缓的回旋动作的手法，称为揉法。

根据着力点的不同，可分为拇指揉法、掌揉法、掌根揉法、大鱼际揉法、前臂揉法及肘揉法等。

2. 动作要领

（1）根据选用的揉法的方式，将施术部位紧贴在治疗部位上，带动着力处皮肤一起做回旋运动，不能在皮肤表面摩擦或滑动。频率一般为每分钟100~160次。

（2）操作时动作柔和，揉转的幅度由小而大，用力先轻后重。

3. 适用部位

本法具有舒筋活血、消瘀散结的作用，适用于全身各部位操作。

二、摩擦类手法

（一）摩法

1. 定义

术者用食指、中指、无名指指腹，大鱼际肌腹或手掌，着力于治疗部位，通过肩关节的小幅度环转，使着力面在治疗部位做有节奏的环形平移摩擦的手法，称为摩法。

根据着力面的不同，可分为指摩法、掌摩法和鱼际摩法。

2. 动作要领

（1）肩关节放松，肘关节自然屈曲，以上肢自身重力安放在治疗部位上。

（2）着力点仅与皮肤表面发生摩擦，着力要均匀，不带动皮下组织，频率为每分钟100~120次。

3. 适用范围

本法具有消食导滞、温中和胃、调节胃肠功能的功效，适用于胸胁、脘腹部等。

（二）擦法

1. 定义

医者用手指腹或手掌指面紧贴皮肤，做直线往返摩擦的方法，称为擦法。

2. 动作要领

（1）医者施术面应紧贴患者皮肤，直线往返摩擦，并产生一定的热感，往返距离要长，不要跳跃停顿。

（2）操作时用力要稳，动作要均匀连续，呼吸自然，不可屏气，频率为每分钟100次左右。

3. 适用范围

本法具有活血化瘀、温经散寒的作用，适用于肩背、四肢、脊柱两侧、腰骶部及头面部。

（三）抹法

1. 定义

用单手或双手的指腹或掌面着力紧贴皮肤，做弧形的往返移动，称为抹法。

2. 动作要领

（1）操作时用力均匀，动作轻柔。

（2）在做头面部抹法时动作要连续不断，一气呵成。

（3）双手操作时，要动作协调。

3. 适用范围

本法具有开窍醒神、疏经通络的作用，适用于头面部、胸腹部、手背、足背部等。

三、挤压类手法

（一）按法

1. 定义

用手指或手掌面着力于治疗部位上，逐渐用力下压的手法，称为按法。

2. 动作要领

（1）按压力的方向要垂直向下。

（2）力量由轻到重，用力要稳，不可移动，切忌用暴力猛按。

（3）按法结束时，应逐渐递减按压的力量。

（4）按压后稍作停顿，再做下一次按压。

3. 适用范围

本法具有温经散寒、疏通筋脉等作用，适用于全身各部。

（二）点法

1. 定义

用拇指端或屈曲的指间关节突起部分为力点，按压于治疗点上的方法，称为点法。

2. 动作要领

（1）施术部位紧贴在治疗部位上。

（2）力量柔和渗透。

3. 适用部位

本法具有活血化瘀、舒筋通窍的作用，适用于全身各部位，尤适用于四肢远端小关节的压痛点。

（三）提法

1. 定义

拇指与其余四指相对，拿住患者肌肉并向上提起的治疗方法，称为提法。

2. 动作要领

（1）用手掌指面着力，手法要缓和，均匀有力。

（2）医者施术部位的皮肤与患者受术部位的皮肤相对位置不变。

3. 适用范围

本法具有通经活络、缓解疲劳的作用，适用于腰背部、腹部及四肢部。

（四）压法

1. 定义

用拇指面、手掌面或肘部尺骨鹰嘴突为着力点，按压体表治疗部位的方法，称为压法。在临床上有指压法、掌压法、肘压法之分，具有压力大、刺激强的特点，比按法的力量要重。

2. 动作要领

（1）力量由轻到重，切忌用暴力猛然下压。

（2）肘压力量以患者能耐受为度。

3. 适用部位

本法具有舒筋通络、解痉止痛的作用，仅适用于腰、臀等肌肉丰厚的部位。

四、震动类手法

（一）抖法

1. 定义

医者用手握住患者肢体远端，稍作牵拉，微微用力做小幅度地上下连续抖动，使患肢关节、肌肉有松动感的手法，称为抖法。

2. 动作要领

（1）抖动时用力自然，抖动幅度小，频率快。

（2）患者要放松肢体，配合治疗，否则无法进行。

（3）抖动过程中，肢体始终处于牵拉状态。抖动时，抖动波从肢体远端向近端传导，必须到达治疗部位才有效果。

3. 适用部位

本法具有活血化瘀、通利关节、理顺筋脉的作用，适用于四肢部及腰部。

（二）振法

1. 定义

医者用手掌或手指在患者体表施以振动的方法，称为振法，也称振颤法。振法分为掌振法和指振法两种。

2. 动作要领

（1）以食指、中指指腹罗纹面或手掌着力于治疗部位上。

（2）医者注意力集中在施术部位上。

（3）振动要快速、均匀，力量要持久，受术部位有震动感。

3. 适用部位

本法具有理气和中、祛瘀消积的作用，用于全身各部位。

五、叩击类手法

（一）拍法

1. 定义

医者用虚掌，在腕关节摆动下，着力于施治部位的方法，称为拍法。

2. 动作要领

（1）操作时手指自然并拢，掌指关节微屈，平稳而有节奏地拍打施术部位。

（2）操作时要有顺序，有弹性，有节律地拍打。

（3）以腕力带动手，一般拍打至皮肤潮红为度。

3. 适用部位

本法具有舒筋通络、调和气血的作用，适用于肩背部、腰骶部及四肢部。

（二）打法

1. 定义

医者五指屈曲握拳，以手掌根着力于治疗部位，一起一落地进行拍击着力的方法，称为打法，又称"叩击法"。

2．动作要领

（1）操作时用力应均匀，或先轻后重，再由重而轻，不宜过猛。但总体用力不宜过重，以免伤及脏腑。

（2）可双手配合，有节奏地交替着力于施术部位上。

3．适用部位

本法具有宣通气血、振奋阳气的作用，适用于肩背部、腰骶部及四肢部等。

（三）叩法

1．定义

医者用指峰、大鱼际、小鱼际、手掌根或小指尺侧部着力于施术部位上，进行有节律叩打的方法，称为叩法。

2．动作要领

（1）操作上医者肩、肘、腕放松，手指并拢有序，以腕发力，动作轻快，均匀柔缓。

（2）叩击时动作稳定，轻巧而有弹性，叩击有节律。

3．适用范围

本法具有疏通经络、开窍醒神的作用，适用于全身各部位，尤其常用于头、肩背及上、下肢。

六、运动关节类手法

（一）扳法

1．定义

扳动肢体，使关节伸展或旋转的手法，称为扳法，又称"搬法"。

2．动作要领

（1）操作时手法应果断而快速，用力要稳，双手动作配合或几人配合要协调一致。动作轻巧，准确无误。

（2）扳动的幅度不能超过关节的生理活动范围，以患者能耐受为度。

（3）不同部位的扳动手法各不相同，要领各异，注意区分。

3．适用范围

本法具有松解粘连、理筋整复、滑利关节的作用，适用于颈、胸、腰及四肢关节。

（二）摇法

1．定义

医者使患者关节做被动的环转摇动的手法，称为摇法。

2．动作要领

（1）操作灵活和缓，切忌用力过猛，幅度由小到大，速度由慢到快，以患者耐受为度。

（2）摇动范围不能超过关节的生理活动范围。

3．适用部位

本法具有松解粘连、滑利关节、缓解痉挛的作用，适用于颈、腰及四肢关节。

七、推拿注意事项

1．环境应安静，选择放松舒适体位，以便于医者操作及患者舒适为原则。

2．治疗前详细诊断，选择正确的治疗方法。

3．治疗过程中，手法不宜过重，以患者病情、年龄、施术部位及患者耐受度等为依据。

4．对初次治疗患者，治疗前做好心理疏导，不要紧张，保持心理和肢体都放松的状态。

5．对有皮肤感染、恶性肿瘤、出血倾向、急性化脓性炎症、结核病发作期等疾病的患者及过饥、过饱状态等都不能行按摩治疗。妇女孕期和月经期的腰骶部、腹部及下肢都不宜按摩。

6．治疗结束后应休息片刻，观察有无不适反应。

（方艳）

第五章

水疗技术

水疗法（hydrotherapy，HT）是以水为媒介，利用各种不同成分、温度、压力的水，以不同的形式作用于人体，以达到机械及化学刺激作用来防治疾病的方法。水疗法可以单独应用，也可以作为综合治疗的一种手段，是一种良好的物理因子疗法。

我国用水治疗疾病有悠久的历史，《黄帝内经》的《素问·阴阳应象大论》有"其有邪者，渍形以汗"；《玉机真藏论》中有汤烫法和浴法的记载；《礼记》中有"头有创则沐，身有病则浴"；《伤寒论》中有"灌水法"；《千金要方》中有冷水浴法；齐德之著《外科精义》中总结了前人应用水疗法治疗疾病的经验，说明了用水治病的种类和操作方法；《医学纲目》中有"冷水搭胸法"；明代医家李时珍所著的《本草纲目》对水疗应用和各种不同成分的水均有较为详尽的阐述。在古希腊时代，西方医学之父希波克拉底（Hippocrates）就使用温泉做治疗。

直到18世纪至19世纪，德国水疗之父塞巴斯蒂安·克奈圃（Sebastian Kneipp）等人发表，将水疗作为正式医疗用途。

第一节　水疗法的科学基础

一、水的物理特性

（一）导热能力

水的导热能力很强，大约为空气的33倍。水比其他任何物质都容易吸收更多热量，几乎是乙醇和石蜡的2倍，铜和铁的10倍以上，铅和金的30倍以上。

（二）溶解性

水是一种很好的溶剂，通常被认为是一种万能的溶剂，可溶解多种化学物质。水中加入某种药物或气体时，可增强水疗的化学刺激作用，达到更好的治疗效果。

（三）无毒性

水的无毒性使其既能够内服，亦能外用，即使对周围环境非常敏感的个体也适用。

（四）物理性状的可变性

水能够在一个非常狭窄且很容易达到的温度范围内改变其物理性状，从液态到固态和气态。在液体状态，水可以被用作填充剂、浴用剂、喷雾剂、辅料及冲洗液，并有理想的压力和温度。

（五）水的密度

水在 4℃时密度最大，无论是高于 4℃，还是低于 4℃的水都会膨胀。水的密度接近于人体，因此可以作为瘫痪、炎症或肌肉萎缩患者训练的介质。

（六）水的对流特性

温度较低的水向下沉，温度较高的水向上升，这是水的对流现象。在水疗时水与皮肤接触，可以交换温度给予刺激。

（七）水的黏滞性（来自水分子间的吸引力）

黏滞性可视为水中肌力训练的阻力来源之一。水中运动时阻力需与浮力（助力）一起考量，利用合适的训练技巧，视病情需要给予患者浮力和阻力。

（八）水的机械力性质

包括静水压力、水的浮力和水流的冲击作用。

二、水的生理效应

（一）温度刺激作用

温度的变化，可以引起机体的反应。人体对寒冷刺激的反应迅速、激烈，而对温热刺激的反应较为缓慢；被作用的面积越大，刺激性越强。

温水浴与热水浴可使血管扩张、充血，促进血液循环和新陈代谢，降低神经的兴奋性，缓解痉挛，减轻疼痛，热水浴还有明显的发汗作用。冷水浴、凉水浴可使血管收缩、神经兴奋性增强，肌张力提高。

（二）机械效应

水疗通过水的喷雾、冲洗、摩擦、涡流等碰撞身体表面产生机械效应，包括静水压力及浮力作用。

静水压力作用可以压迫胸廓、腹部，使呼吸受到某种程度的阻力，患者不得不用力呼吸来代偿，这就增强了呼吸运动与气体的代谢；同时还可压迫体表的静脉和淋巴管，使体液回流量增加，促使血液和淋巴液的循环，减轻水肿，促进创面愈合，故可作为烧伤、慢性溃疡、褥疮、糖尿病足等疾病治疗的重要手段。

浮力作用可以明显减轻躯干、肢体和关节的负荷，便于活动和进行运动关节训练，大大提高患者的关节活动范围和运动能力。

（三）化学效应

水是一种很好的溶剂，可溶解多种化学物质，通过水中溶解的化学药物来起到治疗作用，既可使药物直接作用于局部，又避免了药物对胃肠道的刺激。在水疗法中，微量的矿物质具有化学刺激作用。

三、水的治疗作用

（一）对皮肤的影响

皮肤有丰富的血管系统，扩张状态下能容纳周身循环血量的30%，可以调节全身血液。在热代谢过程中，皮肤散热占全身散热的60%~80%。皮肤受到温度、机械和化学刺激作用，除了影响体温调节、新陈代谢、心血管和呼吸系统外，还可以影响内分泌和免疫功能等。温度刺激后皮肤会出现不同的反应，受到冷刺激后，皮肤苍白，血管收缩，局部缺血，会有发冷的感觉；受到热刺激后，皮肤血管扩张，加强其营养和代谢，促进皮肤伤口和溃疡的愈合，软化瘢痕，改善皮肤功能。

（二）对肌肉的影响

热刺激能使正常肌肉的疲劳感迅速恢复，使肌肉血液循环及代谢改善、乳酸被充分氧化。热刺激还能缓解病理性肌肉痉挛，温热通过对疼痛的抑制来缓解疼痛引起的肌紧张和肌痉挛。短时间的温热刺激，可以使胃肠道平滑肌蠕动作用增强；长时间作用则可以使蠕动减弱和肌张力下降，有缓解和消除痉挛的作用。

短时间冷刺激可以提高肌肉应激能力，增加肌力，减少疲劳，尤其伴有机械作用时更加明显；但是长时间作用则会引起组织温度降低，肌肉僵直，造成运动困难。

（三）对循环系统的影响

水疗可以增强血液中的氧气含量、营养含量，降低毒素含量，结合适当的活动训练、营养摄取和解毒治疗，可以使效果更加明显。其生理机制主要有以下五种。

1. 诱导作用可增加器官和躯体局部如指端的血流量，实现诱导作用最有效的方法是交替使用冷（热）敷，冷、热水局部洗浴或喷雾等。

2. 衍生作用可改变器官和躯体局部的血容量，冷敷或热敷可以很好地达到这种效果。

3. 局部的治疗通过脊髓的反射作用对躯体的远隔区域产生影响，局部足够强烈的冷（热）敷，不仅可以对皮肤直接接触的区域产生影响，而且可以通过脊髓反射弧，介导产生远距离的生理学改变。

4. 侧支循环作用可能被认为是衍生作用的特殊情况，可以使躯体的血容量从一个部位转移到另一个部位。

5. 动脉干反射是人体反射作用的一种特殊情况，长时间地冷敷动脉干，可以引起动脉干及其远端分支收缩。

（四）对泌尿系统的影响

肾脏血管与皮肤血管对刺激的反应相似，不同温度的水疗法，引起肾脏和汗腺产生不同的反应。温热刺激能够引起肾脏血管扩张而增加利尿，冷刺激则使尿量减少。

（五）对汗腺分泌的影响

在热水浴作用下，汗腺分泌增加，排出大量汗液，有害代谢产物及毒素也随之排出。由于体液的丧失，血液浓缩，组织内的水分进入血管，所以能够促进渗出液的吸收。但大量出汗也损失体液中大量的氯化钠，使身体有虚弱的感觉，因此，水疗时如出汗过多，应饮用一些盐水以补偿损耗。

（六）对心血管系统的影响

水疗法对心血管系统的影响取决于水的温度和持续作用时间。当在心脏部位施行冷敷时，心搏次数减少，但收缩力增强、血压下降。施行热敷时，心搏次数增加，在适当的作用下也可增加心肌张力，但当温度超过39℃或作用时间延长时，心肌张力减低，甚至发生心脏扩大。

施行全身冷水浴时，初期毛细血管收缩、心搏加快、血压上升，后期出现血管扩张、心搏变慢、血压降低，减轻心脏负担。因而，人们认为寒冷能提高心肌能力，使心搏变慢，有改善心肌营养的作用。

（七）对呼吸系统的影响

瞬间的冷刺激能使吸气加深，甚至有短暂的呼吸停止，温度越低，刺激越突然，呼吸停止得越快、越急剧；而受到热刺激时，反应与冷刺激相似，但不十分急剧，呼吸节律变快，且更为浅表。呼吸加快是由于糖和脂肪代谢增快，二氧化碳积累。长时间的温水浴则会使呼吸减慢。这些都是通过神经性反射实现的。

（八）对新陈代谢的影响

新陈代谢与体温有着密切的关系。在体温升高和氧化过程加速的情况下，基础代谢率增高；机体组织温度降低时，基础代谢率则降低。冷水浴主要影响脂肪、机体代谢及血液循环，促进营养物质的吸收。温水浴能在某种程度上减慢代谢过程。但过度的热作用，如蒸汽浴和空气浴，可能会使碳水化合物及蛋白质代谢加速，大量出汗，造成体内脱水，并丧失部分矿物盐类。

（九）对神经系统的影响

水疗对神经系统的影响因温度不同而有差别。皮肤有丰富的感受器，温度刺激由传入神经传到中枢，引起机体各系统的反应。适当的冷水沐浴能兴奋神经，民间常用冷水喷洒头面部，以帮助昏迷患者苏醒。多次施行温水沐浴，能使从外周传入大脑皮质的冲动减少，神经兴奋性降低，加强大脑皮质抑制功能，起到镇静催眠作用。若施行 40℃以上的热水浴，则机体会先出现兴奋反应，继而出现疲劳、软弱、嗜睡等反应。

第二节　水疗技术

一、水疗专科评定

对患者进行详细和正确的评定是水疗的基础，治疗必须是建立在评定基础上。为了设定个体化的水疗康复目标与康复计划，进行水疗康复时，需要对患者进行全面系统的临床评定与康复评定。一般而言，康复评定需要康复医师、康复治疗师及康复护士等多种专业人员共同参与完成；进行水疗专科评定时，水疗师需要与临床医师及康复团队其他成员充分沟通，对患者进行详尽的整体评价。

水疗前检查，包括实验室检查与体检相结合，排除水疗禁忌证（如肝炎、梅毒、艾滋病等），确认皮肤完整性、伤口愈合情况、骨折愈合情况、造瘘情况、二便控制能力、心肺功能、下肢深静脉血栓及血管内斑块情况、危险意识、自我保护意识、攻击倾向等。陆上康复评定包括肌力、肌张力、关节活动度、平衡功能、疼痛、压疮、水肿、感觉、疲劳及体力活动消耗水平、心理、睡眠、认知、日常生活活动能力、步行能力等。水中功能评定包括水中独立性测试量表（aquatic independence measure，AIM）、Halliwick 能力水平分级、Alyn 水中适应性测试量表（water orientation test of Alyn，WOTA）、游泳独立性测试量表（swimming with independence measure，SWIM）、水中敏捷性评定（humphries assessment of aquatic readiness，HAAR）等。

有专家特别指出，出于确认水疗疗效的考量，水疗前后的评定至关重要。以上介绍的水疗评价方法中，WOTA1 及 WOTA2 已经被汉化并进行了信度效度分析，适合为不同类型的患者进行水疗前后功能进展的评价。

二、水疗技术分类

水疗技术存在不同的分类方法，按照治疗形式大体可分为冲浴法、浸浴法和水中运动治疗三大类。此外，某些在国内外已经发展多年的水中运动技术，因其具有特定的理论和技术体系，将其归纳为水疗专项技术，介绍如下。

（一）冲浴法

分为全身冲浴和局部冲浴，利用可调节水温的花洒或喷头让适宜温度的水缓慢冲浴全身（依次冲浴颈肩部、上肢、躯干、下肢），或让具有一定压力的水射流垂直作用于身体局部。

（二）浸浴法

浸浴法是患者将全身或局部浸泡于水中的一种治疗方法。按照浸浴设备可分为蝶形槽浴、涡流槽浴和气泡治疗槽浴等；按照水温可分为冷水浴（低于 25℃）、低温水浴（25~32℃）、不感温水浴（33~35℃）、温水浴（36~38℃）、热水浴（38℃以上）和冷热交替浴（热水 40℃左右，冷水 10℃左右）；按照作用形式可分为气泡浴、涡流浴等；按照有无溶质成分可分为淡水浴、盐水浴、苏打浴、药浴和臭氧浴等。下面主要介绍一下其中较为常用的涡流浴的相关内容。

涡流浴通过涡流喷射的按摩作用可以缓解躯体七个部位（颈部、肩部、胸部、背部、腰骶部、大腿部及足部）的肌张力。涡流浴有三个作用：热效应、浮力作用及按摩作用，使患者的训练既有放松作用，又有治疗作用。一是热效应，浸泡在热水中可以增加体能和扩张血管，以加快血液循环；二是浮力作用，水的浮力作用可以缓解关节和肌肉的压力，产生失重的放松感觉；三是按摩作用，通过喷射出温热的水汽混合物，由涡流能供给能量的水流可以放松紧张的肌肉，刺激机体镇痛激素的释放。涡流浴不仅能够提供很好的水浴按摩，而且浸泡在回荡的热水中，能够得到心理和情绪上的放松。浸泡在水中可以使肌肉放松，减轻关节活动度训练产生的疼痛和张力。

典型的涡流浴缸可以对躯体下部如大腿、膝部、小腿及足部进行水疗。根据患者治疗部位，选择大小适宜的涡流浴装置，并检查装置各部是否完好，注入 2/3 容量浴水，水温 37~42℃，打开涡流开关和充气开关，治疗上肢的患者需把衣袖卷起暴露上肢，治疗下肢的患者需脱去鞋袜，卷起裤腿，以免被涡流水浸湿。患者要采取舒适体位，将肢体浸入水中进行治疗，座椅要求牢固，有靠背，以免患者从椅子滑落摔伤。在涡流浴治疗中，温度仍然是一个重要因素。对于大多数患者，应将水温维持在 39℃左右；治疗关节炎，水温可以高一些；治疗非开放性损伤，水温则应低些。治疗过程中，水温应保持恒定，水流强度要适中。治疗从始至终，应使患者感觉舒适，精神爽快，不感疲惫。治疗糖尿病足时可以在水中加入甲硝唑等药物。治疗时间一般为 15~30 分钟，10~20 次为一个疗程。

（三）水中运动治疗（aquatic exercise）

水中运动治疗是利用水的特性让患者在水中进行运动治疗，以缓解患者症状或改善功能的一种治疗方法，有着自身鲜明的特点。它是水疗法中最常用的一种治疗方法，与地面上采用的运动治疗相比，既有相似，又有不同，这是由两种媒介物理性质的差异决定的。水中运动治疗具有多种治疗作用，对神经、肌肉、骨骼损伤及烧伤康复期等患者，均可极大地缓解各种症状或改善运动功能，具有其独特的治疗作用。水中运动治疗的类型包括一般性水中运动治疗（如水中肌力训练、水中关节活动度训练、水中平衡训练和水中步行训练等）、水中有氧训练、水中太极、水中瑜伽、水疗专项技术及治疗性游泳等。水中运动治疗频率一般为每周 3~4 次，持续 2~4 周。在同一治疗期间，需要进行多种形式的水疗。

1. 水中运动治疗的评定　水中运动治疗在康复中属于运动疗法的一部分。其评定内容既有共同的部分，也有其特殊的内容。无论是否选择水中运动治疗，以及选择怎样的水中运动治疗方案，其基础的评定内容都是一样的。

（1）评定意义：运动评定是指在临床检查的基础上，物理治疗师和水疗师对病伤残患者的运动功能状态和水平进行客观、定性 / 定量地描述，并对结果作出合理解释的过程。对患者进行详细和准确地评定是水疗的基础，治疗必须建立在评定的基础上。虽然临床评定已包括患者的一般病史和身体检查的所有内容，涵盖范围广，综合性强，但运动功能障碍与患者既往和现存的临床问题同时存在，因此，运动治疗评定具有独特的临床意义。运动治疗评定分为初期评定、中期评定和末期评定三个阶段，各阶段评定的时间和目的不同。

（2）评定流程

①收集水中运动治疗专业相关检查，如收集患者病史及各方面的相关资料，得出相应的诊断。

②治疗前诊断和预后判断，这是达到治疗目标的基础。

③对检查和测量结果进行详细记录、分析、比较、统计，找出其内在的联系，确定患者目前存在的主要问题点，做出运动功能障碍诊断。

④对患者存在的问题，要从身体结构和功能、活动和受限、参与和局限性、个人因素和环境因素等方面对患者进行指导，并选择合适的治疗技术进行干预和治疗。

⑤中期评定包括对已实施的治疗方法及其效果的系统分析和说明，在评定之前，要对功能障碍的性质、部位、范围及程度进行客观、准确地检查和测量。结合观察和问诊，参考国际功能、残疾和健康分类（International Classification of Functioning, Disability and Health，ICF），决定是否接受进一步治疗或尝试别的治疗。

（3）评定内容

①主观检查：在运动治疗评定中，治疗师一般通过与患者和家属面谈来获得病史。对伴有交流和认知障碍的患者，可通过其配偶、家庭成员和保姆等获取有临床意义的信息。病史的内容主要包括患者或家属的主诉、现病史、运动功能史、既往史、个人史和家族史。

②客观检查：通过对患者进行观察、触摸、测试和检查，了解其医疗背景信息，确定功能障碍的程度，以及损伤后导致活动受限和参与的局限性。PT 评定着重于骨科和神经系统的检查，具体内容包括：人体形态评定、肌力评定、感觉评定、肌张力评定、关节活动度评定、平衡功能评定、协调功能评定、疼痛功能评定、步态评定和日常生活活动评定等。

2. 一般性水中运动治疗

（1）水中肌力训练

①训练原则

a. 阻力原则：训练时的阻力包括重力和纯粹外加的阻力等。若在无阻力的情况下训练，则达不到增强肌力的目的。

b. 超负荷原则：训练时所给负荷应略高于现有的肌力水平或至少相当于使肌肉产生最大强度收缩所需负荷的 60%，并持续训练 6 周，才可取得明显的效果。

c.肌肉收缩的疲劳原则：训练时应遵循使肌肉感到疲劳但不应该过度疲劳的原则。

d.训练次数宜多的原则：为达到增强和巩固肌力水平的目的，必须进行多次的重复收缩训练，而非单次收缩训练。

②水中肌力训练方法应在三个层次进行：

a.助力运动：肢体借助浮力作用完成与浮力方向一致的活动，适合于肌力1~2级的患者。以髋关节屈伸肌训练为例，单侧关节伸展肌障碍的患者，站立在水中，双手扶池壁，健侧下肢用力，患侧下肢利用水的浮力，可以做髋关节的伸展运动，锻炼髋关节的伸展肌肌力。患侧肌力为1级时，可在患侧下肢的膝关节处固定漂浮物（漂浮物的大小要适当），在水与漂浮物的浮力作用下，患者可以进行髋关节屈伸肌的肌力训练。

b.抗重力运动：肢体利用浮力克服重力进行水平方向的运动。适用于肌力2级的患者。

c.抗阻运动：肢体的运动方向与浮力方向相反，或运动速度较快时，浮力和水的阻力成为运动阻力。因此，可以根据病情需要，给予不同的阻力，以达到不同抗阻运动训练的目的。抗阻负荷与患者主动用力程度相关，不容易发生过度负荷，所以十分安全。

（2）水中关节活动度训练：适用于肌力2级合并关节活动障碍的患者。水中关节活动度训练的原理是在水中整体肌肉放松，浮力支持和水的动态力量提供了改善关节及其他结构活动训练的有利环境。因此，改善关节及其他结构活动度的训练在水中较容易进行。

关节活动度训练的方法：

①肌肉挛缩、关节粘连的牵拉训练。利用浮力或器械的牵拉作用进行，以肩关节训练为例，肩关节活动障碍时，可在上肢固定漂浮物，利用水的浮力被动地牵伸肩关节痉挛的肌肉，改善关节活动度。如肩关节外展障碍时，患者站立在齐肩的水中或下蹲使水与肩齐平，在患者上肢固定漂浮物，利用水的浮力牵拉上肢，使上肢外展。患者也可以在水中，利用台阶扶手、水池池壁等做一些传统的肩关节被动拉伸运动。

②关节的被动运动。当患者主动运动有困难时，可利用人力和水中器械进行关节被动运动。在进行水中被动运动时，应注意水中漂浮物的浮力大小，避免浮力过大，造成新的损伤。

③辅助主动关节训练。该方法是以患者主动收缩肌肉为基础，在外力辅助下进行的关节活动训练。辅助力量可以由治疗师、水的浮力和器械的浮力提供。在外力作用下，患者轻微用力即可使患肢关节活动，从而进行辅助性的主动关节活动训练。

④关节主动运动。该方法是患者主动进行肌肉收缩并完成关节活动的一种运动训练，不需要外力的辅助。水中关节主动运动主要适用于肌力3级及以上的患者。

（3）水中平衡与协调训练：水的浮力作用可以使患者体重"减轻"，从而比较容易控制身体的平衡，因此可以早期进行Ⅰ级平衡训练，进而可以利用水的波动，干扰患者的平衡，使患者可以进行Ⅱ级平衡训练，进行对抗水阻力的活动相当于Ⅲ级平衡训练。水中特定方向和动作的活动（如游泳），可以锻炼协调能力。此外，患者还可以进行水中的起立训练和转移训练。

①水中平衡与协调训练的原则

a.支撑面积由大变小。训练时支撑面积逐渐由大变小，即从最稳定的体位逐渐过渡到最不稳定的体位。开始时可以在支撑面积较大或使用辅助器具较多的体位进行训练，当患者的稳定性提高后，则减小支撑面积或减少辅助器具的使用。

b.身体重心由低到高。例如，先进行卧位的训练，然后逐渐过渡到坐位，到手膝位、双膝跪位，再进展至立位等，身体的重心随着训练体位的改变逐渐提高，而平衡训练的难度也将逐步加大。

c.从静态平衡到动态平衡。首先恢复患者保持静态平衡的能力，即能独自在水中坐立或站立，当患者具有良好的静态平衡能力之后，再训练动态平衡。在训练动态平衡时，先练习他动态平衡，即当患者能保持独立坐立或站立时，治疗人员从前面、后面、侧面或在对角线的方向上推拉患者，将患者被动地向各个方向推动，使其失去静态平衡的状态，以诱发其平衡反应，然后让患者回到平衡的位置上。当患者对他动态平衡有较好的反应后，再训练自动态平衡，即让患者在坐位或站立位上完成各种主动或功能性活动，活动范围由小到大。

d.逐渐增加训练的复杂性。在平衡训练中，可以先做一些简单的坐位平衡训练，逐渐过渡到站立位平衡训练。在站立位平衡训练中，可以先进行双下肢站立的平衡训练，再进行单侧下肢的平衡训练。也可以开始时先告诉患者在治疗师推动的时候保持平衡，然后在患者不注意的情况下突然发力推动患者，并要求其继续保持平衡。

e. 从睁眼到闭眼。视觉对平衡功能有补偿作用，因而开始训练时可在睁眼状态下进行，当平衡功能改善后，可增加训练难度，在闭眼状态下进行。

f. 因人而异，循序渐进。根据患者的情况制订适宜的训练方案。

②水中平衡与协调训练的方法

a. 坐位训练。偏瘫患者早期多由于不能保持躯干的直立而不能保持坐位平衡，截瘫患者如果躯干肌肉瘫痪或无力也难以保持坐位平衡，还有许多其他疾病，如帕金森病等也会引起坐位平衡障碍，这些情况均需要进行坐位平衡训练，坐位平衡训练主要包括长坐位平衡训练和端坐位平衡训练，前者多适用于截瘫患者，后者多适用于偏瘫患者。

b. 站立位训练。患者的坐位平衡改善后，就可以在水中进行站立位平衡训练。无论是偏瘫、截瘫还是其他情况引起的平衡功能障碍，进行站立位平衡训练，都是为步行做好准备，并最终达到步行的目的。

c. 水中 Frenkel 平衡体操训练。Frenkel 平衡体操训练是中枢神经再学习的训练技术。训练的主要原则为先简单后复杂、先粗后细、先快后慢、从障碍轻的一侧开始系统有序地训练。患者通过视、听、触的代偿强化反馈机制，反复学习和训练基本动作，能熟练掌握后再逐渐学习复杂动作，以不同的协调运动模式，控制重心变化，建立新的平衡。水中 Frenkel 平衡体操训练是把 Frenkel 技术应用到水中的一种康复方法。在水中，利用水的浮力、阻力、压力等特性，可以更好地完成训练，并减少运动损伤。

（4）水中步行训练：利用水的浮力减轻身体重量对下肢的负荷，使下肢肌力较弱的瘫痪患者可以在水中行走。水中步行训练可以先在水中的平行杠内进行，然后过渡到独立步行。步行时可以通过手的活动帮助身体平衡。需要有氧训练的患者则可以采用水中加速步行的方式，通过水的阻力增加运动负荷，从而达到训练目的。

3. 水疗专项技术

（1）Halliwick 理念：是指一种可用来教授所有群体，尤其是有运动功能和 / 或学习能力障碍的残障人士，学会水中活动，最终能够在水中独立运动及游泳的技术体系及治疗理念。现代 Halliwick 理念主要由两大系统组成，即"十点程序"（the ten-point programme）和"水中特殊治疗"（water specific therapy，WST），也可称之为 Halliwick 基础课程和高级课程。前者主要用于教授游泳技能，后者由前者扩展而来，侧重于治疗身体结构缺陷和功能障碍。两者间无严格界限，在应用时互为补充，"水中特殊治疗"和"Halliwick 十点程序"的主要目的是教会患者游泳。然而，对于水疗师来说，教授游泳并不是最终目的，同时大多数患者也对学习游泳技能不感兴趣。因此，Halliwick 高级课程中加入了许多实用的治疗技术，使水疗师能更好地借助水环境的特性来改善运动训练效果。

（2）Bad Ragaz 训练（Bad Ragaz ring method）：是基于本体感觉神经肌肉易化技术原理而建立的技术，在疼痛控制和肌肉放松方面疗效突出。

（3）Watsu 疗法：是将指压按摩技术引入水中，从而达到生理和心理效应的一种治疗方法。常用动作有重复性躯干牵张和旋转动作，包括最基本的旋转屈曲动作及近端和远端腿部旋转，对降低躯干、肩部、髋部及四肢张力有作用。

（4）Ai Chi 疗法：由 Jun Konno 于 1993 年开发，目的是为进行 Watsu 做准备。创立之初，Ai Chi 包括 19 种组合动作。

4. 水中体能训练（水中有氧训练）

水中体能训练是通过水中运动治疗来改善力量、速度、耐力、协调、柔韧、灵敏等运动能力的方法，包括水中太极、Halliwick 疗法、Watsu 训练、Bad Ragaz 训练、水中步行训练、水中跑步、水中瑜伽、治疗性游泳和其他类型的水中有氧运动等。水中有氧健身运动是患者于水深 1~1.4m 的泳池中，在配以音乐的情况下进行集游泳、花样游泳、健美操、舞蹈等多种形式于一体的一项全身有氧健身运动。大多数水中有氧运动都属于集体课程，在专业水疗师或健身教练的带领和指导下，进行时长为 0.5~1h 左右的水中运动。课程侧重于有氧耐力和阻力训练，并创造一个愉快的训练氛围。

不同形式的水中有氧运动包括水中尊巴（Zumba）、水中瑜伽、水中有氧运动和水中慢跑。由此可见，水中有氧健身运动是一项新兴的体育运动项目，由于其独特的健身形式和特点，因而具有独特的健身优势，包括运动方式多样、难度较低、容易掌握、运动形式新颖、运动环境优雅和具有一定的时代性等。在水环境中运动不仅可以提高人体对水的适应能力，对人体生理和心理的锻炼有着积极的作用，而且在同等运动负荷条件下较陆上运动更能锻炼机体的心肺功能及能量代谢能力，并适合各个年龄阶段的人群，适合在我国广泛开展。

5. 疗性游泳（therapeutic swim）　疗性游泳是人在水的浮力作用下向上漂浮，借助浮力通过肢体有规律地运动，使身体在水中有规律地运动，并通过对竞技游泳技术的各动作环节采用拆分、重组、改良或器材辅助等方式，对功能障碍、亚健康或患有疾病的人群产生治疗性效果并增进健康状态的水疗技术，包括打腿技术（仰卧 / 俯卧体位、徒脚 / 脚蹼、水中吐吸气 / 呼气管）、划手技术（徒手 / 划手掌）与配合技术（蛙泳 / 自由泳 / 仰泳）等训练。

第三节　临床应用

一、水疗适应证

水疗适用于神经系统疾病（脑性瘫痪、偏瘫、脑外伤、帕金森病、多发性硬化、脊髓灰质炎、周围神经损伤、脊柱疾病及脊髓损伤等），骨科术后，骨关节病变或损伤导致肢体功能障碍（腰椎间盘病变、骨性关节炎、强直性脊柱炎、风湿或类风湿性关节炎等），烧伤康复期，内科疾病（高血压病、早期心功能不全、胃肠功能紊乱、疲劳综合征等），其他功能障碍和活动受限（感觉障碍、关节活动度下降、肌张力异常、肌力减弱、平衡功能障碍、步态异常、心肺功能异常和孤独症等）的患者。

二、水疗禁忌证

禁忌证包括：认知功能障碍；皮肤、眼和耳的感染或炎症，足癣或开放性伤口；全身感染或炎症；恐水症；严重癫痫；未控制的高血压、严重动脉硬化、不稳定型心绞痛，首次发作的心力衰竭；女性月经期；运动疗法的其他禁忌证，如骨折未固定或未愈合等；呼吸功能不全（肺活量＜1L）；严重的外周血管疾病；有出血风险；严重肾脏疾病（无法在浸泡时适应体液流失）；二便失禁者；水及空气传染的相关疾病，感冒、伤寒和霍乱等。

有专家指出，以上水疗技术在国际上已经得到广泛应用和实证支持，但当前国内不少水疗机构受限于水疗费用支付和成本计算问题，在水疗场地设计、人才培养、操作规范、科室运营和设备配置等方面，仍存在认识不充分、缺乏规范化技术、水疗室建设盲目、缺乏政策支持等问题，这无疑会在很大程度上限制水疗技术的开展。相信随着国民经济水平的提高，国家层面医疗支付体系的不断健全，水疗技术服务必将成为康复治疗服务中的重要一项。

（刘东鹏）

第六章
物理因子康复技术

第一节 概述

现代物理因子治疗技术是现代康复医学的重要组成部分，简称理疗，可以综合地利用天然或人工物理因子治疗疾病，促进功能的恢复，提高患者的生活质量。康复医学中较为实用的现代物理因子治疗技术包括声、光、电、磁、冷、水和温热等。

一、物理因子治疗的特点

1. 收效快 例如，激光在急性扭伤中能较快地减轻疼痛，温热治疗可以缓解肌肉紧张，能使患者立刻感觉松快。

2. 无痛苦 理疗基本都是无创的治疗，副作用少。理疗多半不会引起患者身体不适或过敏等，易于被患者接受。

3. 疗效持久 物理因子作用于身体一般需要 3~4 天才可以从体内清除，另外，理疗有叠加和积累的作用，一般建议患者按疗程进行治疗。

二、物理因子对人体的主要作用

主要作用包括消炎、镇痛、兴奋神经肌肉、缓解痉挛、软化瘢痕、缓解粘连、加速伤口愈合和骨痂形成、增强机体免疫力。

第二节　电治疗技术

一、低频电治疗技术

主要采用频率大于 0Hz，小于 1000Hz 的电疗设备，包括感应电疗法、神经肌肉电刺激疗法、痉挛肌电刺激疗法、脊髓电刺激疗法等，近年来临床中比较常用的神经肌肉电刺激疗法，包括经皮神经肌肉电刺激疗法和功能性电刺激疗法等。

（一）经皮神经肌肉电刺激疗法（TENS）

经皮神经肌肉电刺激疗法是一种将特定的低频脉冲电流经皮肤作用于人体，以治疗疼痛为主的无损伤治疗方法，也称周围神经粗纤维电刺激疗法，目前广泛应用于临床。

1. 物理特性

（1）波形：大部分 TENS 仪产生持续的、不对称的平衡双相波型，形状一般为方形波，也可是方形调制波形等。

（2）频率：TENS 波的频率一般为 1~150Hz 可调，最常用的是 70~110Hz（常规 TENS 波），其次是 1~5Hz（针刺样 TENS 波），其中，20~60Hz 和 120Hz 以上的频率较少选用。

（3）脉冲：宽度一般为 0.04~0.3ms 可调。对于有脉冲输出方式的仪器，脉冲群的宽度一般为 100ms 左右，每秒钟 1~5 个脉冲群，群内载波为 100Hz 的常规 TENS 波。

2. 治疗原理

在周围神经中，TENS 对于不同的神经纤维有不同的作用，不同直径粗细及不同的传导速度，对电刺激产生不同阈值，进而达到治疗疾病的目的。

3. 治疗技术方法

（1）设备：一般为袖珍型电池供电的仪器。有单通道和双通道输出两种，每通道的电流强度、脉冲宽度、频率都可调，此仪器可以随身携带。还有一种大型 TENS 仪器，有 4~8 个以上通道输出，供医院内使用。

（2）电极：大多数使用碳硅材料电极，可裁剪成不同大小和形状，其次使用刺梧桐胶和合成聚合物制成的自粘型电极，此外，还有一次性电极、棉电极等。

（3）电极的放置：一般置于痛区、运动点、扳机点、穴位、病灶同节段的脊柱旁（沿着周围神经走向）、病灶上方节段、病灶对侧同节段上。2个电极或2组电极的放置方向有并置、对置、近端—远端并置、交叉、"V"字型等。

（4）治疗方式：常规TENS波和针刺样TENS波。

4. 注意事项

患者取舒适的体位，治疗前向患者进行宣教，治疗中会出现麻颤感、肌肉抽动感等现象。治疗时，先打开电源，选择治疗频率、脉宽、治疗时间，再调节输出电流强度。

5. 临床应用

（1）适应证

急、慢性疼痛，如神经痛、头痛、关节痛、肌肉痛、术后伤口痛、幻肢痛等。

（2）禁忌证

①佩戴心脏起搏器者严禁使用，严禁刺激颈动脉窦。

②眼部，体腔内及孕妇的腹部和腰骶部。

③脑血管意外病患者不要将电极对置于颅脑。

④患有皮疹时，电极应避开皮损部位，以免电流过于集中产生电灼伤。

（二）功能性电刺激疗法（FES）

主要应用低频脉冲电流刺激已经丧失功能或部分丧失功能的肢体或肌肉，通过预定的模式，诱发肌肉产生相应的运动模式，达到重建机体或肌肉功能的目的，属于神经肌肉电刺激范畴。

1. 物理特性

（1）波形：在临床应用中，脉冲波形在一般的治疗仪中是相对固定不变的（双向方波、尖波等）。

（2）频率：FES的频率范围为1~100Hz，较低频率（＜20Hz）刺激所产生的效应虽然相应较小，但肌肉不易疲劳；较高频率（＞50Hz）刺激容易产生肌肉强直收缩且肌肉易疲劳。常用的频率多在15~50Hz之间。

（3）脉冲：宽度常为100~1000ms，多使用200~300ms。一般脉冲波宽在治疗中保持固定。

（4）通电／断电比：一般来说通电／断电比大多为1∶1~1∶3。

（5）电流强度：治疗时根据刺激目的及患者的耐受程度来调节电流强度，一般 FES 使用表面电极时，其电流强度为 0~100mA，使用肌肉内电极时，电流强度为 0~20mA。

2. 治疗原理

FES 是正常肌肉电疗法的一种，利用神经细胞对电刺激的这种反应来传递信号。通过外部电流的作用，神经细胞产生动作电位，使其支配的肌肉纤维产生收缩，从而获得运动效果。这是一个再学习的过程，主要侧重于肢体功能的重建，多用于上运动神经元损伤引起的肢体功能障碍。

3. 治疗技术

（1）功能性电刺激仪多种多样，有单通道或多通道刺激器，一般医疗机构常用多通道仪器。

（2）根据不同的需要，可将一组或多组电极置于相关的肌肉或肌群，使其收缩而产生功能性运动。主要电极包括表面电极、肌内电极和植入电极。从长远发展来看，发展植入式电极是一种趋势，但就目前的发展水平而言，经皮电刺激仍是比较合适的选择。

4. 注意事项

（1）此疗法必须与其他疗法，特别是与运动训练相结合，才能取得较好的效果。另外还需与心理治疗相结合，充分调动患者的积极性，使患者主动参与电刺激的被动活动。

（2）治疗师应具备与功能性电刺激有关的解剖、生理及运动医学的基本知识，如刺激结合，增强疗效。

（3）功能定位，电刺激治疗参数的选择，仪器的选用，必须因病、因人而异，遵循循序渐进，持之以恒的原则。

5. 临床应用

（1）适应证

上运动神经元损伤（如脑卒中、脑外伤、脊髓损伤等）所致的各种肢体瘫痪，呼吸功能障碍；下运动神经元损伤所致的排尿功能障碍等。

（2）禁忌证

有心脏起搏器患者；恶性肿瘤病史；出血倾向；过敏者；其他部位神经功能障

碍，如意识障碍；患者存在认识障碍或精神障碍等不能主动配合治疗者；肢体骨关节挛缩、畸形等。

二、中频电治疗技术

主要采用频率为1000Hz~100kHz的电疗设备，包括音频电疗法、正弦调制中频电疗法、干扰电疗法和脉冲调制中频电疗法等。

（一）干扰电疗法

干扰电疗法也称交叉电流疗法，临床常用静态干扰电疗法、动态干扰电疗法和立体动态干扰电疗法。

1. 静态干扰电疗法

（1）物理特性

①它由两路频率分别为4000Hz与4000±100Hz的交叉电流组成，产生差频为0~100Hz的中频交流电交叉输入人体。

②频率特点：恒定的中频交流电，机体易于适应，刺激性也少；利用差拍现象产生"内生"的低频调制中频电流，可以同时发挥低频电与中频电的双重治疗作用。

③两组电流中的一组电流频率固定，另一组电流频率在一定范围内变化（每15秒变化一次），这样可以避免机体产生适应性，对于频率固定的一组电流，则可以根据不同的治疗目的选用不同低频调制频率。

（2）治疗技术

①仪器设备：目前干扰电疗机的两组输出电流多为频率4000±100Hz的正弦交流电，交叉作用于病灶部位，以固定法、移动法或吸附固定法进行治疗。

②治疗时，电流的强度一般以患者的耐受量为宜，一般在50mA以内，每次治疗20分钟，每日或隔日1次，15~20次为一个疗程。

③在干扰电技术改进方面，国内多在干扰电疗机输出的中频正弦电路上加一个整流装置，可以进行药物离子导入，称为中频直流电药物离子导入疗法。另外，在干扰电流上加两种低频电流，即可成为三联干扰电流。所加的低频电流是一种类似于间动电流的密波，但无直流电部分，频率为100Hz。此外，也可将干扰电疗机与超声波治疗机相接，称为干扰电超声联合治疗。

（3）临床应用

①适应证

周围神经损伤或炎症引起的神经麻痹、肌肉萎缩和神经痛；骨关节、软组织疾病（肩周炎、颈椎病、腰椎间盘突出症、软组织扭挫伤、肌筋膜炎、肌肉劳损、关节炎、狭窄性腱鞘炎、坐骨神经痛）；术后出现的肠粘连、肠麻痹、内脏平滑肌肌张力低下，胃肠功能紊乱；骨折延迟愈合及术后粘连；注射后硬结、缺血性肌痉挛、雷诺病、闭塞性动脉内膜炎；儿童遗尿症、尿潴留及妇科慢性炎症等。

②禁忌证

急性炎症、出血倾向、孕妇腹部、局部有金属异物、严重心脏病等。

2. 动态干扰电疗法

动态干扰电是在静态干扰电流的基础上使用波宽为 6s 的三角波调制而成。动态干扰电疗法的治疗技术、临床应用范围与静态干扰电疗法相同。

3. 立体动态干扰电疗法

立体动态干扰电疗法是在静态干扰电疗法与动态干扰电疗法的基础上进一步发展起来的，主要由三路在三维空间流动的频率为 5000Hz 交流电互相叠加交叉输入人体。

（1）物理特性

①立体空间刺激效应：三路电流在三维空间内自三个方向产生立体的空间刺激。

②多部位刺激效应：在电流通过的区域内呈现多部位的不同形式的最大干扰（最大干扰振幅）。

③强大的动态变化效应：由于补充了第三个电场，在"内生"的干扰电流上进一步发展为低频调制电流，电流的幅度非常缓慢地发生变化，产生"内生"的动态刺激效应。

（2）治疗作用

立体动态干扰电的治疗作用与传统干扰电流作用相仿，但因其强度和刺激部位大于传统干扰电，并且有较大的动态变化，其治疗作用强于传统干扰电疗法。

（3）治疗技术

①立体动态干扰电疗法使用的是星状电极，有两种大小不同的电极放置在不同部位治疗。

②根据治疗部位需要选用大小合适的电极，电极放置的方法有对置法和并置法。

③每次治疗 20 分钟，每日或隔日 1 次，15~20 次为一个疗程。

（4）临床应用

立体动态干扰电疗法的临床应用范围与传统干扰电疗法相同，但是其疗效优于传统干扰电疗法。

（二）调制中频电疗法

调制中频电疗法又称脉冲中频电疗法，使用的是一种低频调制的中频电流，其幅度随着低频电流的频率和幅度的变化而变化。以低频正弦波调制的中频电流称为正弦调制中频电流，应用多种低频脉冲电流调制的中频电流称为脉冲调制中频电流。

1. 物理特性

（1）兼并中频、低频的特点：调制中频电含有中频电成分，因此人体对其阻抗较低，其作用较深。可采用较强电流，无电解作用，对皮肤无刺激，能充分发挥中频正弦电流特有的生理及治疗作用，同时也可发挥低频电的生理及治疗作用。

（2）电学参数变更：调制中频电有四种波型，且不同的调制频率、调制幅度，其波形幅度和频率不断变换，人体不易对其产生适应性。

2. 治疗技术

（1）仪器采用电脑调制中频治疗仪，电极采用导电硅胶电极，治疗时可根据患者的疾病选用不同的电流处方和治疗参数。治疗过程中电流不能过大，防止电灼伤。

（2）调制中频电药物离子导入疗法采用的是半波整流型调制中频，选择合适电极板和衬垫，或涂抹导电胶，连接导线，将电极放在患者裸露的治疗部位上，用沙袋或绑带固定电极。

（3）疗程：每次 15~20 分钟，每日或隔日 1 次，15~20 次一个疗程。

3. 临床应用

（1）适应证

颈肩痛、腰背痛、腿痛等，肌肉拉伤，肌纤维组织炎，腱鞘炎，滑囊炎，关节纤维性挛缩，瘢痕，粘连，血肿机化，注射后硬结，面神经炎，肌萎缩，胃肠张力低下，尿路结石，慢性盆腔炎，术后肠麻痹等。

（2）禁忌证

急性炎症、出血性疾患、局部有金属固定物和有心脏起搏器者。

（3）注意事项同干扰电疗法。

三、高频电治疗技术

主要采用频率在 100kHz~300GHz 的电疗设备。临床常用的高频电疗法有共鸣火花疗法、短波疗法、超短波疗法和微波疗法，其次为分米波疗法、厘米波疗法、毫米波疗法等。

（一）短波电疗法

应用短波电流所产生的高频电磁场治疗疾病的方法称为短波疗法，也称为短波透热疗法或感应热疗法。

1. 物理特性

波长范围为 100~10m，频率范围为 3~30MHz，目前临床上短波疗法通常采用频率 13.56MHz、波长为 22.12m 或频率为 27.12MHz、波长为 11.06m 的电流，功率 250~300W 治疗仪，多采用连续波。治疗时多采用电感场法和电容法等方式进行治疗。

2. 治疗作用

（1）镇静止痛：短波可降低神经的兴奋性，故有镇静、止痛的作用。中小剂量可加速神经纤维再生，过大剂量时则抑制神经纤维再生。

（2）消炎消肿：中等剂量短波作用于人体组织，可以使血流加快，血管通透性增高，因而有利于改善组织血液循环，增强细胞免疫功能，促使水肿和炎性浸润消散吸收。

（3）改善内脏功能：短波作用于胃肠区，可以缓解平滑肌痉挛，改善其分泌、运动功能；作用于卵巢，可以使卵巢功能正常化。

（4）促进组织修复：中小剂量治疗时，可以使血液循环改善，组织营养增强，成骨纤维细胞增殖，肉芽组织、结缔组织生长加快，可促使组织修复愈合。

（5）抑制恶性肿瘤生长：大剂量短波（一般在 42.5℃以上）可以杀灭肿瘤细胞或抑制其增殖。

3. 治疗技术

（1）设备：有台式和落地式两种，治疗机输出多为连续波和脉冲波，也有治疗机单输出脉冲波。

（2）电极：主要有电缆电极、电容电极、涡流电极。

（3）治疗剂量选择

无热量：在感觉阈以下，无温热感，适用于急性疾病。

微热量：有刚能感觉的温热感，适用于亚急性、慢性疾病。

温热量：有明显而舒适的温热感，适用于慢性疾病。

热量：有刚能耐受的强烈热感，适用于肿瘤治疗。

（4）疗程：每日1~2次，每次15~20分钟，15~20次为一个疗程。

4. 临床应用

（1）适应证

胃炎、溃疡病、结肠炎、胃肠痉挛、胆囊炎、肝炎、肺炎、支气管哮喘、支气管炎、膀胱炎、肾盂肾炎、急性肾衰竭等内科疾病，肌炎、纤维组织炎、肌痛、扭挫伤、血肿、肩周炎、关节炎、前列腺炎、术后粘连等外科疾病，盆腔炎、附件炎、子宫发育不全等妇科疾病，神经痛、周围神经损伤、神经根炎、脊髓炎、多发性硬化等神经系统疾病。短波高热疗法配合放疗、化疗可用于较深部肿瘤的治疗。

（2）禁忌证

恶性肿瘤（应用一般剂量时）、出血倾向、结核病、妊娠、严重心肺功能不全、局部金属异物、植入心脏起搏器者。

（二）微波电疗法

波长范围为1m~1mm，频率范围为300~300000MHz，主要分为分米波、厘米波、毫米波三个波段。分米波疗法与厘米波疗法统称为微波疗法。

1. 物理特性

（1）波长范围为100~10cm，频率范围为300~3000MHz，医疗上常用的分米波为波长69cm、频率433.92MHz与波长33cm、频率915MHz两个波段，一般治疗多采用连续波。

（2）微波波段接近光波，在传播过程中呈束状单向传播，遇到介质时可发生反射、折射、散射、吸收等现象。

2. 治疗技术

（1）设备：目前国内使用的治疗机有台式和落地式两种。输出的两种电磁波分别为波长33cm、频率915MHz和波长69cm、频率433.92MHz，功率200~250W，用于肿瘤治疗功率则可达500~700W。

（2）辐射器：必须与电缆紧密连接，勿空载辐射或将辐射器对准治疗人员及周围空间。

①非接触式体表辐射器

一般体表辐射器呈圆柱形或矩形，治疗时，辐射器与体表一般保持5~8cm，适用于较大病灶的体表治疗。

凹槽形辐射器外形如圆筒，但辐射口为凹槽形，口径32cm，所发生的电场作用于人体感应产生涡电流，产热量适用于腰背等较大面积部位的治疗。

治疗时可使用"介质水袋"，介质水袋置于辐射器与治疗部位皮肤之间，可减少反射、散射，可使人体组织均匀受热，多用于肿瘤的大剂量治疗。

②接触式辐射器

接触式体表辐射器：辐射器口内有风冷或水冷装置，治疗时辐射器可直接接触皮肤，国内尚无此类辐射器。

体腔辐射器：体腔辐射器多呈不同直径的长圆柱形，分米波呈全径向辐射、半径向辐射或轴向辐射，适用于直肠、前列腺、阴道宫颈治疗。

（3）治疗剂量及疗程

治疗剂量取决于辐射器的类型、辐射距离、输出功率和治疗时间。剂量的分级法可参考短波。一般每次治疗10~15分钟，每日或隔日1次，15~20次为一个疗程，肿瘤的高热疗法每次40~60分钟，每周1~2次，6~15次为一个疗程。

3. 临床应用

（1）适应证

适用于软组织、内脏、骨关节的亚急性、慢性炎症与疾病，如胃炎、溃疡病等内脏疾病，伤口愈合迟缓、扭挫伤、血肿、肩周炎、关节炎、腰腿痛、术后粘连等软组织及骨关节疾病，盆腔炎等妇科疾病，神经痛、周围神经损伤等神经系统疾病，微波高热疗法配合放疗、化疗可用于肿瘤的治疗。

（2）禁忌证

恶性肿瘤（应用一般剂量时）、出血倾向、结核病、妊娠、严重心肺功能不全、局部金属异物、植入心脏起搏器者。眼部、睾丸区、小儿骨骺禁止微波辐射；头面部治疗时，患者需戴专用的微波防护眼镜或铜网。

四、其他电疗技术

1. 直流电疗法　直流电是电流方向不随时间变化的电流，以直流电治疗疾病的方法称为直流电疗法，借助直流电将药物离子导入人体以治疗疾病的方法称为直流电药物离子导入疗法，或称直流电离子导入疗法、电离子导入疗法。

2. 静电疗法　利用高压静电场治疗疾病的方法称为静电疗法，分为高压静电疗法和低压静电疗法，高压静电疗法采用的静电场是高压治疗电场，两端输出电极间的电压可达 50~60kV，电流不超过 1.5mA，低压静电疗法治疗时应用的静电场电压不超过 500V，电流小于 1mA。

第三节　磁治疗技术

磁疗法是一种利用磁场作用于人体需要治疗的局部或穴位，以达到治疗疾病，促进健康目的的方法。

一、磁场分类

1. 恒定磁场　磁场的强度和方向不随时间变化而变化的磁场叫恒定磁场，即静磁场，如耳磁铁和磁针法等。

2. 交变磁场　磁场的强度和方向随时间变化而变化的磁场叫交变磁场，如脉冲磁场疗法和脉动磁场疗法等。

二、磁场治疗技术

1. 剂量选择

（1）静磁场：以磁片表面磁场强度之和为准，小剂量是指总磁场强度＜0.3T，中剂量是指总磁场强度为 0.3~0.6T，大剂量是指总磁场强度＞0.6T。

（2）动磁场：小剂量是指磁场强度＜0.1T，中剂量是指磁场强度为 0.1~0.3T，大剂量或强磁场是指磁场强度＞0.3T。

2．治疗技术

（1）根据患区范围的大小，选择磁片的大小和数量。

（2）以 75% 酒精消毒所选穴位区域，选择磁片贴敷方式（直接或间接）和强度。

（3）磁疗过程中可能出现的不良反应及处理方式：恶心、心慌、气短等可以降低磁场的强度和时间，若副反应仍然比较明显，应停止治疗。白细胞水平较低的患者应定期做白细胞检查。

（4）对治疗敏感的部位，年老体弱者，妇幼患者应该采用低磁场，防止副反应发生。

三、磁场的作用

1．消炎、消肿、止痛和镇静作用　磁场加快机体血液循环，增强组织通透性，促进炎性产物吸收和排出，达到治疗的目的，也可缓解肌肉痉挛，达到镇静效果。

2．对心血管系统有双向调节作用　磁场可以缓解内脏平滑肌的痉挛，对炎性腹泻有很好的治疗作用。

3．对良性肿瘤的作用　磁场异名磁极相吸产生的压力作用，可以使肿物缩小或消失。

4．软化瘢痕、加速创面愈合作用　磁场产生的微电流对软骨细胞有直接促进生长的作用，从而加速骨折愈合。

四、临床应用

1．适应证

软组织挫伤，外伤性血肿，臀部注射后硬结，颈椎病，腰椎间盘突出症，风湿性关节炎，类风湿性关节炎，骨关节炎，前列腺炎，尿路结石，支气管炎，三叉神经痛，神经性头痛，高血压病，婴幼儿腹泻，盆腔炎，附件炎，痛经，浅表性胃炎。

2. 禁忌证

磁疗法尚无绝对禁忌证，但对以下情况不应使用或慎用磁疗法：严重的心、肝、肾脏疾病患者，体内植入心脏起搏器者，出血及有出血倾向者，磁疗法副作用明显者，孕妇的腰腹部，体质极度衰弱者，白细胞低下者禁用。

第四节　传导热疗技术

传导热疗法是以各种热源为介体，将热直接传导给机体，达到治疗疾病的目的，是一种简单、经济、安全有效的治疗方法。传导热疗法的种类主要有石蜡疗法、温热敷疗法、蒸汽疗法、泥疗、地蜡疗法、砂疗等。传导热刺激是其最重要的作用，除此之外，某些介体还有机械和化学刺激作用。

一、石蜡疗法

石蜡疗法是利用加热熔解的石蜡作为传导热的介质，将热能作用于机体，达到治疗疾病目的的方法。

（一）理化特性

1. 石蜡是一种白色或淡黄色、半透明的无水、无味的固体，一般不发生氧化反应。医用熔点为 50~56℃，沸点为 110~120℃。

2. 石蜡的热容量大，导热性小，易被人体所接受。石蜡具有良好的可塑性、黏滞性和延展性，能随意伸缩变形，紧贴于体表各部位，可使局部皮肤温度升高，并保持在 40~45℃。石蜡冷却后体积缩小，对组织产生温热和机械压迫作用。

（二）治疗作用

1. 由于石蜡作用于机体产生较强的温热作用，因而可以促进水肿、炎症消散并有良好的止痛作用。

2. 石蜡具有促进上皮组织生长、创面愈合，软化松解瘢痕组织、松解粘连的作用，石蜡的机械压迫作用对新鲜创面有止血作用，长时间的蜡敷可促进溃疡及骨痂愈合。

（三）治疗技术

1. 现代医疗机构一般采用双层电热熔蜡箱，也可以采用双层套锅（槽）隔水加热熔蜡。

2. 医用蜡选择高纯度石蜡，外观洁白、无杂质，pH 为中性，不含水溶性酸碱，含油量不大于 0.9%，黏稠性良好。熔点在 50~56℃，最适宜蜡饼治疗。

3. 石蜡一般采用水浴加热法，作用于皮肤时，应防止烫伤。石蜡可重复使用，每次蜡疗的损失量约为 5%~10%，一般每 1~3 个月加入 1 次使用量 15%~25% 的新石蜡。

4. 石蜡反复使用后，一般每周或每半月清洁一次，常用的石蜡清洁方法有沉淀清洁法、水煮清洁法、白陶土清洁法、滑石粉清洁法、清洗法。

5. 蜡饼法适用于较大面积的治疗，刷蜡法适用于四肢的治疗，浸蜡法的优点是保温时间长，主要用于手部或足部的治疗。

6. 每次治疗 20~30 分钟，每日或隔日治疗 1 次，15~20 次为一个疗程。

（四）临床应用

1. 适应证

软组织扭挫伤，腱鞘炎，滑囊炎，肩周炎，术后、烧伤、冻伤后软组织粘连，瘢痕及关节挛缩，颈椎病，腰椎间盘突出症，慢性关节炎，周围神经损伤，神经痛，慢性胃肠炎，胃或十二指肠溃疡，慢性盆腔炎等。

2. 禁忌证

妊娠、肿瘤、结核病、出血倾向、心力衰竭、肾衰竭、高热、皮肤对蜡疗过敏者、温热感觉障碍者、婴儿。

二、中药蒸气疗法

中药蒸汽疗法是将中药配方蒸煮后，通过蒸汽的方式作用于机体来防治疾病和促进健康的一种物理疗法。常用的方法主要有局部熏蒸疗法、全身蒸汽疗法。

（一）治疗作用

1. 中药蒸汽疗法具有热传导作用，使局部血液循环加速、细胞的通透性加强，有利于水肿的吸收，达到消炎、消肿作用。

2. 蒸汽治疗时气流中微小的固体颗粒对患处起到刺激、摩擦等机械作用，可松解、软化瘢痕组织，降低肌张力，可以缓解痉挛、镇痛。

3. 可根据病情选择不同的药物配方进行治疗，以起到消炎消肿、镇痛等治疗作用。

（二）治疗技术

局部熏蒸疗法利用蒸汽或药物蒸汽做局部熏蒸，以治疗局部病变。药物蒸汽兼有热和药效两种作用，药物通过温热作用渗入局部，有利于药物的吸收。

1. 蒸熏法　将配好的药物放入熏蒸仪的药槽中，加水煮沸 30 分钟后，将需治疗部位直接在蒸汽上熏。每次治疗时间为 20~40 分钟，每日 1 次，15~20 次为一个疗程。

2. 湿热敷疗法　采用恒温加热仪，加入配好的药物，加热至 70~80℃，将湿热敷袋放入药物中 20~30 分钟，取出控干，直接贴敷治疗局部，再盖毛毯保温，治疗的时间和频率同蒸熏法。

3. 喷熏法　先将药物煎取滤液，放在蒸汽发生器内，再加热蒸汽发生器，将喷出的蒸汽直接对准患者治疗体表，喷熏 20 分钟，疗程同蒸熏法。

其他传导热疗法包括地蜡疗法、泥疗法沙、浴疗法、坎离砂疗法等。治疗技术和方法可参考石蜡疗法。

（三）临床应用

1. 适应证

风湿性关节炎，急性支气管炎，感冒，高血压 1、2 级，神经衰弱，营养性水肿病，皮肤瘙痒症，结节性红斑，荨麻疹，慢性盆腔炎，功能性闭经，腰肌劳损，扭挫伤，瘢痕挛缩等。

2. 禁忌证

严重心血管疾病，孕妇，恶性贫血，月经期，活动性肺结核，高热患者禁用。年老、体弱者慎用。

第五节 超声波治疗技术

超声波疗法是应用超声波作用于人体以达到治疗疾病的目的，一般常用频率为 800~1000kHz。

一、物理特性

（一）频率

频率大于 20kHz 的声波，称为超声波，频率低于 20Hz 的声波，称为次声波。

（二）传播

1. 超声波的传播必须依靠介质，可在固体、液体、气体中传播，但不能在真空中传播，传播具有一定的方向性。

2. 超声波的传播速度与介质的特性有关，与声波的频率无关。

二、治疗作用

超声波具有机械作用、温热作用及促发的物理化学作用，在这三个因素有机联系、相互作用的基础上，通过复杂的神经—体液调节途径起到改善组织营养、促进循环、镇痛、软化瘢痕、杀灭细菌和消毒等作用，达到治疗疾病目的。

三、治疗技术

1. 设备　目前医用超声仪器基本采用压电式的超声波发射器，主要由主机和声头组成，辅助设备包含水槽、水袋和漏斗。

2. 输出形式　临床常用连续超声波和间断超声波。

3. 治疗时声头勿空载与碰撞，以防晶体过热损坏或破裂。治疗中，声头应紧贴皮肤，结束治疗后，应用 75% 酒精棉球擦拭消毒声头，不得卷曲或扭转仪器导线，注意仪器和声头的散热。

4. 治疗剂量选择和疗程　根据治疗部位选择合适的剂量和治疗形式，临床常用超声波治疗剂量为 $0.1~2.5W/cm^2$，治疗时间每天 1 次，每次 10~20 分钟，15~20 次为一个疗程。

表 6-1　超声波治疗强度（单位：W/cm^2）

连续超声波	脉冲超声波			
	固定法	移动法	固定法	移动法
小剂量	0.1~0.2	0.5~0.8	0.3~0.5	1.0~1.4
中剂量	0.3~0.4	0.9~1.2	0.6~0.8	1.5~2.0
大剂量	0.5~0.6	1.3~2.0	0.9~1.0	2.1~2.5

四、临床应用

（一）适应证

1. 神经性疼痛　三叉神经痛，肋间神经痛，坐骨神经痛，幻肢痛。

2. 软组织损伤　肌肉劳损，软组织扭挫伤，腱鞘炎，瘢痕组织，注射后硬结，冻伤、冻疮。

3. 骨关节病　颈椎病，肩周炎，强直性脊柱炎，四肢慢性关节炎，腰椎间盘突出症，半月板损伤，髌骨软化症，颞颌关节功能紊乱。

4. 泌尿生殖系统疾病　尿路结石，前列腺炎，附睾淤积症，阴茎硬结，慢性盆腔炎，附件炎，输卵管闭塞，痛经等。

5. 心脑血管系统疾病　脑卒中、外伤后遗症，冠心病。

（二）禁忌证

1. 活动性肺结核，严重支气管扩张，出血倾向，持续性高热。

2. 心绞痛，心力衰竭，心脏支架者，安装心脏起搏器，心脏病患者的心区、交感神经节及迷走神经部位。

3. 消化道大面积溃疡，多发性血管硬化，血栓性静脉炎，化脓性炎症，急性败血症。

4. 孕妇的下腹部、小儿骨骺部禁用。头、眼、生殖器等部位治疗时，剂量应严格把握。

5. 放射线或同位素治疗期间及治疗后半年内，恶性肿瘤（超声波治癌技术除外）。

第六节　光疗技术

光疗法是指应用人工光源或日光的辐射能治疗疾病的理疗法，包括可见光疗法、红外线疗法、紫外线疗法及激光疗法。

一、红外线疗法

（一）物理学特征

红外线是不可见光，是光谱中波长最长的部分，应用这部分光治疗疾病的方法称为红外线疗法。临床常用短波红外线和长波红外线。

（二）治疗作用

红外线对机体主要是热作用，红外线作用于人体组织，明显改善血液循环，增强物质代谢和改善营养状态，并提高免疫功能，起到镇痛、消炎、消肿作用，适用于治疗各种类型的慢性炎症。

红外线也可降低神经纤维兴奋性，缓解肌肉痉挛，促进组织再生，减少创面或压疮的渗出，加速伤口、溃疡愈合。

（三）治疗技术

1. 辐射器

（1）红外线灯：功率 50~600W，此灯辐射的光大部分为长波红外线，用于局部表浅皮肤。

（2）太阳灯：为普通白炽灯，功率为 200~500W，辐射大量短波红外线与少量可见光，适用于肩部、手部和足部的照射，用于病灶较深的部位。

（3）光浴箱：采用多个白炽灯泡或碳化硅棒制成，总功率为 500~1500W，分为局部照射和全身照射两种，用于躯干、四肢和全身的治疗。

2. 注意事项

（1）治疗前向患者说明治疗目的、方法及治疗时的正常感觉和异常感觉，若出现不适，应及时告知医生。

（2）检查仪器设备是否可以正常使用，设备需提前预热 5~10 分钟。

（3）患者取适当体位，裸露病变部位的皮肤，选择合适的辐射器，灯头中心垂直对准病变部位，距离治疗部位 30~60cm，以患者舒适温热感为宜。

（4）每次照射时间为 15~20 分钟，每日 1~2 次，15~20 次为一个疗程。

（四）临床应用

1. 适应证

（1）各种慢性损伤：肌肉劳损、牵拉伤、挫伤等。

（2）各种慢性无菌性炎症：腱鞘炎、慢性静脉炎、肌纤维组织炎、慢性淋巴结炎、关节纤维性挛缩、注射后硬结、术后短缩、肌痉挛、冻疮、压疮、风湿性关节炎、慢性支气管炎、慢性胃炎、末梢神经炎、神经痛等。

（3）各种慢性、亚急性感染性软组织炎症：蜂窝织炎、疖、痈、烧伤创面、乳腺炎、外阴炎、慢性盆腔炎等，以及延迟愈合的伤口。

2. 禁忌证

（1）恶性肿瘤局部、有出血倾向、高热、活动性肺结核。

（2）急性损伤（24 小时内）、急性感染性炎症的早期。

（3）闭塞性脉管炎、重度动脉硬化。

（4）局部皮肤感觉障碍、认知功能障碍等。

二、可见光疗法

（一）物理学特征

1. 应用位于红外线与紫外线之间的光治疗疾病的方法称可见光疗法，根据波长范围可分为红、橙、黄、绿、青、蓝、紫七种颜色。

2. 光的生物学作用既有红外线的作用，又有紫外线的作用，还有热作用和光化学作用。常用的可见光疗法有红光疗法、蓝紫光疗法。

（二）治疗作用

1. 红光疗法　可见光被组织吸收可产生热效应，红光穿透组织较深，可使深部组织血管扩张，组织充血，增强血液循环，改善组织营养，具有促进炎症吸收消散、镇痛、缓解肌痉挛与促进组织愈合和周围神经再生的作用。

2. 蓝紫光疗法 蓝紫光具有光化学作用，蓝紫光照射于皮肤黏膜后进入人体，使浅层血管扩张，血中的胆红素吸收波长 500~400nm 的光，其中，对 460~420nm 的蓝紫光吸收最强。胆红素在光和氧的作用下产生一系列光化学效应，转变为水溶性的、低分子量的、易于排泄的无毒胆绿素，经胆汁，再由尿液和粪便排出体外，使血液中过高的胆红素浓度降低，用于治疗新生儿高胆红素血症。

（三）治疗技术

1. 红光疗法 在白炽灯前加红色滤过板，功率通常为 200W，距离治疗部位 30~50cm，每次 15~30 分钟，每日 1~2 次，15~20 次为一个疗程。

2. 蓝紫光疗法 采用 6~10 只 20W 的蓝光荧光灯或白光荧光灯，设置于半圆形光浴器内，高度距离治疗床 70cm，灯管与床的长轴平行，蓝紫光疗法的灯距一般为 5~10cm，每次 30 分钟，每日 1 次，10~20 次为一个疗程。

（四）临床应用

1. 适应证

（1）红光疗法：软组织损伤，烧伤后创面，术后组织粘连，皮肤溃疡、压疮，周围神经损伤，关节炎，慢性胃炎，慢性肠炎，浅静脉炎，神经炎，神经痛，神经性皮炎，斑秃，湿疹，慢性盆腔炎等。

（2）蓝紫光疗法：新生儿高胆红素血症，烧灼性神经痛等。

2. 禁忌证 同"红外线疗法"。

（五）注意事项

1. 红光疗法 同"红外线疗法"。

2. 蓝紫光疗法

（1）除保护患儿眼睛外，距离不能太近，以免烫伤，注意更换眼罩，保持眼睛清洁，防止感染。

（2）照射过程中注意观察患儿情况，如呼吸、体温、眼睛、皮肤等变化。

（3）注意骶尾部皮肤及臀部皮肤护理，避免擦伤破损。

（4）蓝紫光照射后皮肤黄疸消失快，但血清胆红素下降较慢，应定时复查血清胆红素以确定是否继续照射，如照射总时间超过 24 小时，患儿黄疸不退或血清胆红素含量不下降，需改变治疗方法。

（5）灯管长时间照射后会衰老及光线减弱，应定期进行更换。

三、紫外线疗法

（一）生物物理学特征

1. 紫外线是不可见光，是光波中波长最短的部分。应用紫外线治疗疾病的方法称为紫外线疗法。

2. 波长范围为 400~180nm，根据生物学特点分为三段：长波段紫外线、中波段紫外线、短波段紫外线。

3. 红斑反应是紫外线照射引起的一种可见的反应，一定剂量的紫外线照射皮肤或黏膜，经过一定的潜伏期，被照射区的皮肤会出现均匀的、边界清楚的红斑，称为紫外线红斑。长波紫外线的潜伏期一般为 4~6 小时，短波紫外线一般为 1.5~2 小时，12~24 小时可达到高峰，红斑持续的时间通常为数小时至数日不等。

（二）治疗技术

1. 设备　紫外线灯管由石英玻璃制成，管内充有少量氨气和汞，常用的紫外线治疗灯包括高压汞灯（又称高压水银石英灯）、低压汞灯（又称冷光水银石英灯）、低压汞荧光灯（又称"黑光"灯、太阳灯）等。

2. 生物剂量测定　主要利用生物剂量测量器测定。

3. 生物剂量分级常采用 5 级法：

0 级红斑（亚红斑量）：1MED 以下，照射后皮肤无红斑反应，照射面积不受限制，用于全身或区域性照射，每日 1 次，重复照射时，较前次剂量增加 10%~100% 的强度。

Ⅰ级红斑（弱红斑量）：1~3MED，照射后 6~8 小时皮肤出现微弱红斑反应，约 24 小时后消退，皮肤无脱屑，照射面积可达 800cm^2，用于区域性照射，隔日照射 1 次，复照时按前次剂量的 25%~30% 增加。

Ⅱ级红斑（红斑量）：4~6MED，照射后 4~6 小时皮肤出现明显的红斑反应，呈鲜红色，稍肿，轻度灼痛，约 2~3 天后消退，皮肤有斑片状脱屑，伴轻度色素沉着，照射面积可达 600~800cm²，用于病灶局部或节段照射，每隔 3~4 天照射 1 次，复照时按前次剂量的 50% 增加。

Ⅲ级红斑（强红斑量）：7~10MED，照射后 2~4 小时皮肤出现较明显的暗红色红斑，4~5 天后消退，皮肤大片状脱屑，伴有明显的色素沉着，照射面积可达 250~400cm²，用于炎症或疼痛病灶局部，每周照射 1 次，复照时按前次剂量的 75% 增加。

Ⅳ级红斑（超强红斑量）：10MED 以上，照射后 2 小时皮肤出现明显的暗红色红斑，水肿，出现水泡，剧烈灼痛，5~7 天后消退，皮肤大块脱屑，伴有明显的色素沉着，照射面积不宜超过 30cm²，用于严重感染病灶中心，每隔 2 周照射 1 次，复照时照射剂量较前次提高 100%。

4. 操作方法　全身照射法和局部照射法（病变部位照射法、分区照射法和穴位照射法）。

（三）临床应用

1. 适应证

（1）全身照射：适用于佝偻病、老年骨质疏松症、骨折、免疫力功能低下、肝硬化或尿毒症患者全身皮肤痛等。

（2）皮肤照射：外科疾病，如疖、甲沟炎、丹毒、术后伤口感染、溃疡、烧伤创面等；内科疾病，如支气管炎、肺炎、支气管哮喘等；骨科疾病，如慢性风湿性关节炎、类风湿性关节炎等；神经系统疾病，如各种神经痛、周围神经炎、偏头痛等；妇产科疾病，如盆腔炎、外阴炎等；皮肤科疾病，如毛囊炎、带状疱疹等；五官科疾病，如腮腺炎、耳软骨膜炎等。

（3）体腔照射：适用于外耳道、鼻、咽、口腔、阴道、直肠、窦道等腔道感染。

（4）光敏疗法：银屑病、白癜风等。

2. 禁忌证

（1）高热，恶性肿瘤局部，心、肺、肝、肾等器官衰竭，出血倾向，活动性肺结核。

（2）急性湿疹、全身性皮肤炎症、单纯疱疹、日光性皮炎、皮肤癌变、色素沉着性干皮症等。

（3）血小板减少性紫癜、血友病、系统性红斑狼疮。

（4）光敏性疾病、应用光敏药物（除外光敏治疗）。

（5）紫外线光敏疗法禁用于白内障、妊娠等。

第七节　生物反馈治疗技术

一、概述

生物反馈疗法是通过生物反馈电子仪器，学习和利用意念控制声、光、图像等信号，以达到调节生理功能及治疗某些身心性疾病的目的。从这个意义上讲，生物反馈疗法属于一种借助专门的仪器的行为疗法，是一种新的心理（行为）治疗方法。生物反馈疗法充分地发挥患者主动意识，是一种自我调节意识的新方法。

二、治疗作用

（一）自我调节

人体的各种功能调节是在"自动控制"系统下进行的，人体实现自我调节主要有三种方式，即神经调节、体液调节和器官组织的自我调节。

（二）生物反馈作用原理

人们通过反复学习与训练，使机体发生一系列变化，达到由意识控制内环境、调节机体和治疗疾病的目的。

三、治疗技术

（一）设备

1. 综合信号大小和波形这两种因素考虑，在肌电生物反馈仪上频率选择 30~1000Hz，信号幅度约为 1~250μV。

2. 灵敏度越高，分辨率就越好，能测得的最小信号变化值就越精确，一般生物反馈仪的灵敏度通常在 0~1000μV。

3. 信噪比越大，仪器性能越好。

4. 反馈方式多利用视觉和听觉信息来反馈，如曲线、图形显示、声音频率、节拍和音调变化等。

（二）电极

电极是用来测量和记录生物体现象的，主要分为微电极、表面带电极、针状电极。脑电生物反馈电极和心电生物反馈电极选用银或金的电极配以特制的导电胶。

（三）治疗准备

1. 了解患者的病情，对患者残存的功能、视力、听力、认知能力等进行全面评估。

2. 选择安静、舒适、通风良好的独立房间进行训练，尽量减少外界的干扰。

3. 对患者进行适当地宣教，如生物反馈安全有效性、作用时间和感受，针对性地减少或消除患者的顾虑。

4. 选择合适的治疗体位。为了提高治疗效果，临床常结合一些技巧性训，每日1~2次，每次5、15、30分钟不等，一般10~20次为一个疗程。

目前常用的生物反馈疗法有：肌电生物反馈、脑电生物反馈、心电生物反馈、血压生物反馈、手指皮肤温度生物反馈及直流电皮肤反应生物反馈等。在生物反馈训练中，患者积极主动参与，强化刺激，反复训练等起着重要的作用。限于篇幅，其他治疗方式就不在此赘述。

四、临床应用

（一）适应证

1. 生物反馈疗法对健康人能增强体质，陶冶性情，达到防病强身的目的，对运动员、飞行员、海员、演员等可稳定情绪，提高自控能力，以适应专业需要。

2. 生物反馈疗法能改善神经系统功能，有利于疾病的恢复，尤其是对心身疾病、自主神经功能紊乱所致疾病的疗效更好，如高血压病、面神经瘫痪、周围神经损伤、痉挛性斜颈等。

3. 生物反馈疗法可应用于上运动神经元的损害，如脑血管意外、脊髓不完全性损伤，及下运动神经元的损害，主要是周围神经损伤和中毒引起的神经疾病、癔症性瘫痪，还可应用于原因不明的肌肉痉挛，如冻结肩、急性腰背痛、肌腱移位固定术等。

（二）禁忌证

1. 不愿接受训练者，智力缺陷者，精神分裂等不能合作者。

2. 严重心脏病患者，复杂心律失常者，青光眼或治疗中出现眼压升高者。

3. 训练中出现血压升高、头痛、头晕、恶心、呕吐、失眠、妄想等症状时也应停止治疗。

4. 感觉性失语患者。

（周利红）

第七章
现代康复技术

第一节　Bobath 治疗技术

一、Bobath 技术的基本理念

（一）Bobath 的基本内涵

治疗应有具体目标及任务，通过探索患者内、外环境间的关系，采取不同的运动模式及运动策略，注意运动控制理论（motor control）与运动学习理论（motor learning）的实际应用，以提高稳定姿势、定向姿势的控制能力。在此基础上，与患者及家属共同分担主要功能障碍问题，帮助患者主动参加。治疗师设定患者关注的目标，制订个体治疗计划，有必要时进行 24 小时管理与治疗。

（二）关键点与支撑面

1. 关键点

（1）关键点（key points，KP）：指在调整姿势张力的同时可促进更正常姿势反应及运动的身体部分。最早，Bobath 是这样描述关键点的：无论是痉挛模式还是完全相反模式，只要使非有效姿势运动模式中某一部位改变就可使患者全部身体部位的痉挛减弱，这些操作部位称为关键点。痉挛模式分离不仅易于得到随意的选择运动，也易于重新体验随意运动与自律运动两者的全部过程（whole sequences）。

（2）躯干中心部的关键点（central key points of control，CKP）：大致在第 8 胸椎上下及其高度的胸廓所在面。下部躯干持续动态稳定（dynamic stability）与上部的节段运动（segmental movements）在第 7、8、9 胸椎区分开，CKP 是胸椎内椎间关节最易进入旋转的部分，以此为基础，临床上得以确认。CKP 可用于治疗，也可用于评

定，其目的如下：易获得躯干中心部稳定，易促进躯干向抗重力伸展方向的翻正运动，易从一个姿势调整过渡至下一个姿势调整，对全身有较大影响。

（3）近端部的关键点（proximal key points of control，PKP）：大致在头颈部、肩胛带、上臂、骨盆、大腿等寻求近端部的稳定性时使用，表示与头颈部、上臂、躯干相关的简称 HAT（head and neck，arm，and trunk segments）的确切动态排列，这在步行运动中保证下肢平衡很重要。

（4）远端部的关键点（distal key points of control，DKP）：大致在手、前臂、足、小腿，尤其是手掌、手指、足底、足趾存在许多感受器，故在调整对线的同时，为适应外环境也要在 DKP 进行可感受及导入各种感觉的治疗。在上、下肢使用 DKP 可促进本体感觉信息输入。步行中由小腿及足部 DKP 对足部的操作可强化步行模式发生器的驱动。使用 DKP 时需要同时确认肩胛带及髋关节周围等四肢近端部的动态稳定性。治疗师使用患者的手、足 DKP 可提高近端部肩胛带及髋关节周围的同时活动，使四肢在空间保持稳定的自律反应。

2. 支撑面

支撑面（base of support，BOS）是人与从环境来的向心性信息的相互作用中从功能上支撑身体的面，主要是本体感觉参与，同时，知觉与识别也有参与。有重力才有支撑面，必然也有感受反作用力的条件。身体接触部位可感受从床面、地面与坐面等环境发出的信息及由此发出预测功能的信息（affordance），再识别知觉及感觉，形成适应姿势控制的支撑面。

例如，坐在柔软沙发时，人的臀部感觉较软，根据过去坐在硬木椅子时的经验，臀部张力可自动及半自动地增高，缓慢地做动作。此种支撑面的身体部位为了适应外环境而由姿势张力的易变性（changeability）起作用。身体与外部环境最终通过本体感觉形成适合支撑面的关系。正常生理支撑面有稳定的功能性、适应性及舒适性。

3. 关键点对线

身体部位的关键点间排列称为关键点对线（key points alignment，body parts alignment），临床上观察患者时基于支撑面看 CKP、PKP、DKP 的位置关系就易于明确非对称。为了易于分析上肢够取动作的进行状态，在评定功能动作中将肩峰、肘、拇指这些点联系起来作为与关键点置换目标，可对躯干、四肢、支撑面、重心移动时的排列予以修正并就其变化进行评定。

4．参照点

参照点（reference point）即是参考的点，表示身体与外环境相接，且可予以功能支援的部位；关键点与支撑面也可以说是姿势中的参照点。

（1）与以往的经验及知觉认识对照，易从目前姿势运动模式诱导成功，进行运动。

（2）以支撑面为参照点，要在感觉上强调是运动的出发点（starting point），故利用参照点的支撑面易于记起运动的计划。

（3）参照点与辅助姿势控制可以帮助平衡，易于适应环境。

5．稳定点

稳定点（stabilization point）也可以认为是关键点的一种。肌肉无稳定作用时，治疗师用手指按住肌肉的一侧形成稳定点则易于产生肌肉活动。

二、Bobath 治疗技术的相关评定

（一）Bobath 概念的评定

Bobath 评定是针对个体患者的评定，不是针对患者群体的评定，是质的评定，是针对中枢神经产生的动态功能状态、过程的评定，不是仅评定能不能做，而是治疗师不断介入治疗并追求功能改善的问题解决型评定。评定的最大目的在于找出主要问题点（main problems），并随时间变化了解脑及肌肉的可塑性，寻求功能重组（functioning）的可能性，形成评定与治疗的一体化。

（二）Bobath 的运动评定

评定是找出主要问题点的假设验证工作，要与新获得的实用功能（课题）即治疗计划更新相结合并同时进行。基本上由上手（hands-on）的治疗师手进行关键点诱导，而将信息传给患者脑，再由治疗师感受其反馈的反应而反复进行评定与治疗。在评定实施时，治疗师手能离开，即放手（hands-off）可出现并能维持所希望的反应后予以实施。Bobath 的运动评定主要从以下四点着手。

1．运动的初始姿势（starting posture）　即运动开始时的姿势排列、姿势张力、肌肉活动模式及动态稳定性等。先观察静止时姿势整体是否为自然且舒适状态，若不自然，则进一步分析。

例如，从姿势排列来看，通常情况是非瘫痪侧肩下降且位于前方，瘫痪侧肩胛带、骨盆后撤，瘫痪侧下肢外旋；从姿势张力方面看，瘫痪侧的肩关节可能出现半脱位，与髋关节均见低张力，非瘫痪侧躯干可见侧屈短缩，重心变化固定于非瘫痪侧，平衡功能下降，瘫痪侧手指可能出现屈肌张力过高。

2. 运动的开始（initiation of movement）　重点观察从哪儿开始运动，肌肉活动是怎样进行的，受联合反应的影响如何。

例如，通常情况下，偏瘫患者步行开始的第一步是由瘫痪侧下肢迈出，然后从非瘫痪侧肩胛带动上肢向前方移动开始，形成非瘫痪侧优势活动，肌活动是伴非瘫痪侧躯干短缩的优势活动，非瘫痪侧上肢和髋关节屈曲，瘫痪侧上、下肢通常存在低张力情况，呈吊挂状。

3. 运动的过程（process of movement）　即运动中身体各部分如何排列变化及怎样适应，运动中肌肉活动模式及运动中平衡及稳定性如何。

例如，偏瘫患者步行时，运动中心由瘫痪侧向非瘫痪侧移动，多伴代偿运动，瘫痪侧肩胛带及髋关节不断后撤，上肢联合反应容易增高。然而，运动中代偿及身体排列变化、肌肉活动变化总是同时发生的，患者的姿势张力是低还是高，或两者都有，需认真评定找出妨碍运动的主要因素。

4. 运动的结束（ending of movement）　即新姿势下身体部位排列、肌活动、动态稳定性等。

例如，通常情况下，偏瘫患者步行停止时与步行中相比较，上肢联合反应减轻，躯干非对称性与开始相比增强，重心也变为非瘫痪侧固定增强，瘫痪侧几乎处于无负重状态，瘫痪侧与非瘫痪侧稳定性、平衡功能下降。

（三）Bobath 的简评

德国国际 Bobath 指导教师协会（IBITA）讲师 Gerlinde Hasse 女士（2009）制订了基于国际功能、残疾和健康分类（ICF，2001）概念的 Bobath 治疗简评，主要包括以下几部分内容。

1. 既往史、合并症、职业、兴趣、表现型（phenotype）、家属结构、居住环境、整体印象、活动与参与。

2. 与训练计划相关的重要因素（个人、环境）、目标制订、运动分析。

3. 身体功能结构、主要问题分析。

4. 治疗计划（自我管理和 24 小时管理）。

5. 临床假设、潜在能力（预测可及目标）、测定（measurement）。

简评表见附表。

三、Bobath 的基本操作技术

（一）控制关键点

这是 Bobath 技术中手法操作的核心，可以在仰卧位、俯卧位、四点跪位、站立位等各种体位中运用，常常与反射性抑制综合应用。

1. 中部关键点　位于躯体的中部，如头部、胸骨的中下段。例如，头前屈会增加上肢屈肌张力和下肢伸肌张力；头后伸则相反。脑损伤后，如果偏瘫患者躯干的肌张力高，活动时会比较僵硬，此时治疗者站在患者侧方或患者的背后，一手放在胸骨中下段，一手放在背部的相应水平，让患者身体放松，放在胸骨上的手向后推，同时让患者塌胸；放在患者背部的手向前推，同时让患者挺胸；治疗者两手一推一松（塌胸时前面手推，后面手松；挺胸时后面手推，前面手松），患者相应地塌胸（治疗者由前往后推时）、挺胸（治疗者由后往前推时），重复数次，即可降低躯干肌张力。

2. 近端关键点　位于肢体的近端，如上肢的肩峰、下肢的髂前上棘。例如，在偏瘫患者从卧位向坐位的体位转移训练中，先让患者由仰卧位转成侧卧位，小腿放在床沿外；然后，治疗者一侧手放在上肢近端的肩峰上，另一侧手放在下肢近端的髂前上棘，双手同时用力，很容易将患者扶起来。

3. 远端关键点　位于肢体的远端，如上肢的拇指、下肢的拇趾。例如，患者存在手部肌肉屈曲挛缩，治疗者一手握住患手拇指，使其伸直、外展，一手握住其余四指，持续片刻，患者手部的痉挛即可明显缓解。

4. 反射性抑制　用来抑制肌张力和姿势的一种有效方法，可以防止异常的感觉输入，常用的反射性抑制模式有通过躯体位置来调节躯干肌张力和通过肢体位置来调节肢体肌张力。

（二）翻正反应

1. 发自颈部，作用于躯干　由于头部与躯干之间的位置变化而使躯干转动，例如，在仰卧位时将头部转向一侧，由于头部受刺激，进而出现胸、腰、下肢转动。

2. 发自迷路，作用于头部　当躯干位置倾斜时，保持头部直立，面部垂直，眼睛水平位的动作，例如，患者坐在椅子上，被动向左、右倾斜时的头部反应。

3. 发自躯干，作用于颈部　其反应为上半身或下半身扭转时，另一半身体随之转动成一条直线，例如，患者仰卧，将肩胛带或骨盆扭转，带动躯干转动。

4. 发自眼睛，作用于头部　当躯干位置倾斜时，由于受到来自眼部的刺激，进而将头部保持正确位置。

（三）平衡反应

包括静态和动态反应两类，是一种比翻正反应更高级的维持全身平衡的反应。动态反应对维持重心的稳定尤其重要，当人体突然受到外界刺激引起重心变化时，四肢和躯干会出现一种自动运动，以恢复重心到原有稳定状态。例如，当身体处于坐位或立位时，突然被推了一下，全身平衡状态发生了变化，此时会不自主地伸出上肢或移动下肢以恢复平衡状态。患者处于坐位或站立位，治疗者向各个方向推动患者（前方、后方、侧方、斜方），开始时缓慢推动，当患者能适应后可加快推动速度或增加推动幅度。在推动患者时，治疗者可以单手向一个方向施力，使患者失去平衡，然后另一只手抓住患者，在相反方向上将其推回中线。当患者能在稳定的平面上完成平衡反应时，就可将其置于可移动的平面上，然后移动或倾斜这一平面以引出平衡反应。

（四）感觉刺激

1. 加压或负重　利用身体重量，通过关节刺激本体感受器，使关节周围肌肉产生共同收缩来提高关节稳定性。

2. 放置或保持　利用肢体的重量刺激引发出正常的姿势反应，让肢体产生反应性地、短暂地保持某种体位的能力。

3. 轻推、拍打　刺激固有感受器、本体感受器、体表感受器来改善本体功能、提高肌紧张。

第二节 牵伸技术

一、基本概念

牵伸技术是指运用外力（人工或机械电动设备）牵伸短缩或挛缩组织并使其延长，利用该技术对短缩或挛缩组织进行治疗，能明显改善这些组织的状态，以达到重新获得关节周围软组织的伸展性、降低肌张力、增加或恢复关节活动范围的目的。

二、牵伸的作用

1. 增加关节的活动范围　疾病使身体某部位长期制动，可导致肌肉紧张、软组织挛缩。坐位工作和不良的生活习惯，使人们不能经常进行肌肉的伸展性锻炼，也会引起肌肉轻微的挛缩或紧张，特别是腘绳肌、股直肌等。可以通过牵伸治疗预防肌肉、韧带和关节囊等软组织挛缩，恢复和保持关节的正常活动范围。

2. 防止组织发生不可逆性挛缩，恢复生理性肌力平衡　挛缩初期，可采用主动抑制技术，通过反射机制使紧张的肌肉松弛，尽量避免被动牵伸，以免增加疼痛和肌肉紧张度。长时间的纤维挛缩，使部分正常肌肉组织被粘连组织、瘢痕组织取代，更难以缓解。待肌肉紧张明显好转后，可采用被动牵伸进一步拉长挛缩的肌肉，恢复生理性肌力平衡。

3. 调节肌张力　姿势异常或制动使肌肉、肌腱的弹性回缩力和伸展性降低，肌肉萎缩，通过牵伸刺激肌肉内的感受器肌梭，调节肌张力，提高肌力。对于中枢神经损伤性疾病导致的肌张力增高、肌痉挛限制关节活动，也可以通过牵伸技术降低肌张力，保持肌肉的休息态长度，改善或重新获得关节周围软组织的伸展性。

4. 阻断恶性循环，缓解疼痛　制动使韧带等纤维组织基质中水分减少，黏弹性减弱，纤维之间润滑作用降低，导致纤维粘连；若同时存在组织炎症水肿，常有新生细纤维形成，排列紊乱、增生，可利用牵伸技术使结缔组织在牵伸应力作用下逐渐延长，促进胶原纤维的合成，并使胶原纤维沿其纵轴重新排列，阻断恶性循环，缓解疼痛，防止肌力失衡。

5. 提高肌肉的兴奋性　对肌肉张力低下的肌群，适当地静态牵伸延长肌肉，可以直接或间接反射性地提高肌肉的兴奋性，增强肌力。

6. 预防软组织损伤　牵伸可减少肌肉劳损的发生，增加关节的灵活性，降低肌肉和肌腱等软组织的损伤和疼痛，持续被动牵伸较静态牵伸更为有效。

三、牵伸的分类与方法

（一）被动牵伸

1. 手法牵伸　手法被动牵伸是最常用的牵伸技术，与关节被动运动不同的是，软组织的被动牵伸是使活动受限的关节活动范围增大，而关节的被动运动是在关节活动未受限、可利用的范围内进行活动。治疗师对发生紧张、挛缩的组织或活动受限的关节，通过手法牵伸，并控制牵伸方向、速度和持续时间，来增加挛缩组织的长度和关节活动范围。目的是维持关节现有的活动范围，但无明显增加关节活动范围的作用。在临床上，当手法牵伸没有效果时，可采用机械设备进行牵伸。

2. 机械牵伸　指借助机械装置，增加低强度的外部力量，较长时间作用于缩短组织的一种牵伸方法。其牵伸力量通过重量牵引、滑轮系统或系列夹板而发生作用，强度超过手法牵伸。牵伸时间至少持续 20 分钟，甚至数小时，才能产生治疗效果。还要注意安全，并积极配合，主动运动。

（二）自我牵伸

又称自主牵伸，是患者自己完成的一种肌肉伸展性训练，牵伸力量为自身重量，牵伸强度和持续时间与被动牵伸（手法、机械）相同。指导患者处于固定而舒服的体位进行牵伸训练，经过严格的训练后，教会患者自我调节牵伸参数很重要，是巩固疗效的主要措施。

（三）主动抑制

主动抑制是指在牵伸肌肉之前，患者有意识地放松该肌肉，使肌肉收缩机制受到人为的抑制，此时进行牵伸的阻力最小。主动抑制技术只能放松肌肉组织中具有收缩性的结构，而对结缔组织，尤其是挛缩组织没有作用。这种牵伸主要用于肌肉神经支配完整，患者能自主控制的情况，而对那些由神经肌肉障碍引起的肌无力、痉挛或瘫痪，作用不大。常用方法及操作步骤如下。

1. 收缩—放松操作步骤

（1）被牵伸的肌肉处于舒适且容易被拉长的位置。

（2）紧张或挛缩的肌肉先进行等长抗阻收缩约 10 秒，使肌肉感觉疲劳。

（3）患者主动放松肌肉。

（4）治疗师被动活动肢体，通过增加活动范围以牵伸肌肉。休息几秒钟后重复 1~2 次。

（5）注意事项：应在无痛状态下完成紧张肌肉的等长抗阻收缩；牵伸前，挛缩或紧张的肌肉不需要进行最大强度的等长抗阻收缩。有可能引起收缩压升高，需要通过深呼吸来调节血压水平。亚极量、较长时间的等长抗阻收缩可以有效地抑制紧张肌肉，也便于治疗师控制。

2. 收缩—放松—收缩操作步骤

（1）步骤与"收缩—放松"技术相同。

（2）紧张肌肉的拮抗肌自我做向心性肌肉收缩，以对抗挛缩肌肉，并帮助关节运动，使受限制的肌肉放松、被拉长，肢体的关节活动范围增加。

（3）注意事项：同"收缩—放松"技术。

3. 拮抗肌收缩操作步骤

（1）先将紧张的肌肉被动拉长至一个舒适的位置。

（2）让紧张肌肉的拮抗肌做等张收缩。

（3）对收缩肌肉施加轻微阻力，但允许关节运动。当关节运动时，由于交互抑制作用，紧张的肌肉被放松。

（4）注意事项：避免施加过大的阻力，以免引起紧张肌肉的张力扩散，限制关节运动或引起疼痛。当肌肉痉挛限制了关节运动时，也可以用此技术。如果患者不能在"收缩—放松"技术中完成紧张肌肉无疼痛范围内的强力收缩，用主动抑制技术很有帮助。

（四）辅助牵伸的方法

1. 热疗　蜡疗、中药湿热敷、超声波、磁疗。

2. 按摩　摩法、擦法、抖法。

3. 关节松动术　参考第四节内容。

四、牵伸技术参数

（一）体位

患者处于舒适和放松的体位，一般选择卧位和坐位，尽量暴露治疗部位，以利于治疗时关节被牵伸至最大的活动范围。上肢被动牵伸时，患者也可取坐位，将前臂放置在治疗床或治疗台上，这样便于固定被牵伸的近端结构。

（二）方向

牵伸力量的方向应与肌肉紧张或挛缩的方向相反。以主动、低强度力量牵伸软组织结构，在可控制的关节活动范围内活动，缓慢移动肢体至受限的终末端，固定近端肢体，运动远端肢体，以增加肌肉长度和关节活动范围。

（三）强度

牵伸力量必须足够拉紧软组织的结构，但不会导致疼痛或损伤。在牵伸过程中，患者感到轻微疼痛是正常的，要以患者能够耐受为原则。当患者感到明显疼痛或剧痛难忍时，视为负荷过度，容易造成被牵伸组织损伤，应及时调整强度，避免造成医源性损伤。实践证明，低强度长时间的持续牵伸效果优于高强度短时间的牵伸。

（四）时间

被动牵伸持续时间为每次 10~15 秒，也可达 30~60 秒，然后重复 10~20 次，反复使被牵伸肌肉延伸长度、局部有紧张牵拉感。每次牵伸之间要休息 30 秒左右，并配合轻手法按摩，以利于组织修复，并缓解治疗反应。机械性牵伸每次 15~20 分钟。每日 1~2 次，10 次为一个疗程，一般三至五个疗程为宜。如果规范治疗一个星期无明显疗效，应该重新进行评估，调整参数或改用其他治疗方法。

（五）治疗反应

一般在牵伸治疗后，患者感到被牵伸部位关节周围软组织放松，关节活动范围增加。如果第二天被牵伸部位仍然有肿胀和明显的疼痛，说明牵伸强度过大，应降低牵伸强度或休息一天。因损伤部位不同，或损伤部位相同而病情不同，牵伸治疗的强度、时间及疗程都不一样。因此，在康复过程中，需对患者进行定期评估，根据具体情况和个体差异选择合适的参数。

第三节　转移技术

一、定义与分类

（一）定义

体位转移（transfer）是指人体从一种姿势转移到另一种姿势的过程，包括卧→坐→站→行走。正常人在日常生活及工作中每天要完成的体位转移活动有上千次之多，并可在潜意识状态下轻而易举地完成。但对于瘫痪患者而言，轻者不能顺利完成，重者则完全不能完成。因此，为了使瘫痪患者能够独立地完成各项日常生活活动，必须教会他们从卧位到坐位、从坐位到立位、从床到轮椅、从轮椅到卫生间等各种转移方法。当患者不能独立完成转移活动时，则必须教会患者及家属辅助的转移方法。如果辅助转移活动也不能完成，还可以借助升降器械被动完成转移活动。

（二）体位转移的分类

1. 独立转移　指患者独自完成、不需他人帮助的转移方法。

2. 辅助转移　指由治疗师或护理人员协助的转移方法。

3. 被动转移　即搬运，指患者因瘫痪程度较重而不能对抗重力完成独立转移及辅助转移时，完全由外力将患者整体抬起，从一个地方转移到另一个地方，一般分为人工搬运和机械搬运。人工搬运至少需要两人，机械搬运即借助各种器械（如升降机）进行。

二、体位转移的基本原则

1. 患者能够独立转移时则尽量不要提供帮助，能提供少量帮助时则不要提供大量帮助，而被动转移则作为最后选择的转移方法。

2. 患者残疾较重或存在认知障碍时，不要勉强训练其独立转移活动。

3. 转移距离过远时难以依靠一个人的帮助，转移频繁时不便使用升降机。

三、体位转移的基本技术

（一）床上体位转移

1. 床上翻身

（1）仰卧位到患侧卧位

患者体位：仰卧位。

操作方法：患者双侧髋、膝屈曲，双上肢 Bobath 握手，肘关节伸展，肩上举约90°，健侧上肢带动患侧上肢先摆向健侧，再反方向摆向患侧，同时向患侧转动躯干、摆动膝关节，并转头，完成肩胛带、骨盆带的共同摆动，借摆动的惯性翻向患侧。治疗师应站于患者的患侧，以解除患者害怕摔下床的顾虑。因向患侧翻身主要是由健侧帮助完成的，所以这种翻身方法易被患者掌握并接受，简单省力，不会诱发患侧的痉挛和联合反应，应反复练习，并嘱咐患者和家属落实在日常生活活动中，但需注意勿使患侧肩关节受损。

（2）仰卧位到健侧卧位

患者体位：仰卧位。

操作方法：患者健足从患肢腘窝处插入，沿小腿伸展至患足下方，然后 Bobath 握手，双上肢上举，并向左、右两侧摆动，利用躯干的旋转和上肢摆动的惯性向健侧翻身。开始训练时，治疗师可辅助其骨盆旋转，协助完成翻身动作，或辅助患侧下肢保持在髋关节和膝关节屈曲、全足底着床体位。在此基础上利用上肢摆动的惯性完成翻身动作，患者通过数次训练大多可以掌握。

2. 床上卧位移动

患者体位：仰卧位。

操作方法：患者先将健足置于患足下方，健手将患手固定在胸前，利用健侧下肢将患侧下肢抬起向一侧移动；用健足和肩支起臀部，同时将臀部移向同侧；臀部侧方移动完毕后，再将肩、头向同方向移动。反复练习后，患者可以较自如地在床上进行左、右方的移动。

3. 卧位到床边坐位

（1）独立从健侧坐起

患者体位：健侧卧位。

操作方法：患腿跨过健腿，健侧前臂支撑身体，头、颈和躯干向上方侧屈，健腿将患腿移到床沿下，健手支撑，躯干直立，完成床边坐起动作。如有困难，治疗师可辅助完成。

（2）独立从患侧坐起

患者体位：患侧卧位。

操作方法：用健手将患臂置于胸前，提供支撑点，头、颈和躯干向上方侧屈，健腿跨过患腿，在健腿帮助下将双腿置于床沿下，用健侧上肢横过胸前置于床面上支撑，侧屈起身，患者坐直，调整姿势。治疗师可在患侧支撑患者头部，并帮助其向健侧直立。

（3）治疗师辅助下坐起

患者体位：侧卧位，健侧、患侧均可。

操作方法：治疗师将患者双腿放于床边，一手托腋下或肩部，另一手置于患者骨盆上方或两膝后方，嘱患者向上方侧屈头部，抬起下方的肩部，以骨盆为轴心转移成坐位。在转移过程中，鼓励患者用健侧上肢支撑。

4. 床边坐位到卧位

（1）独立从患侧躺下

患者体位：坐于床边。

操作方法：患手放在大腿上，健手从身体前方横过，置于患侧髋部旁边的床面上，健腿置于患腿下方，将其上抬到床上，此过程中注意保持躯干屈曲，以对抗向后倒的趋势，当双腿放在床上后，患者逐渐将患侧身体放低，最后躺在床上。此过程中患者双腿一直保持屈曲。

（2）独立从健侧躺下

患者体位：坐于床边。

操作方法：患手放在大腿上，健腿置于患腿后方，躯干向健侧倾斜，健侧肘部支撑于床上，健腿帮助患腿上抬到床上，当双腿放在床上后，患者逐渐将身体放低，最后躺在床上，依靠健足和健肘支撑使臀部移动到床中央。

（3）治疗师辅助躺下

患者体位：坐于床边。

操作方法：患手在上，患腿置于健腿上并交叉，治疗师站在患侧用左上肢托住患者的颈部和肩部，微屈双膝，将右手置于患者的腿部，当患者从患侧躺下时帮助其将双腿抬到床上，治疗师转到床的另一侧，将双侧前臂置于患者的腰部下方，患者用健足和健手用力支撑床面，治疗师向床的中央拉患者的腰部，患者将头部移到枕头中央，调整好姿势，取舒适的卧位。

（二）坐位与立位之间转移

1. 独立转移

（1）坐位到立位转移：患者坐于床边，双足着地与肩同宽，患足稍偏后，屈膝略大于90°，以利于负重并防止健侧代偿，患者 Bobath 握手，双臂向前伸直，躯干前倾，使重心前移，目视前方，不能低头，患侧下肢充分负重，臀部离开床面，双腿同时发力站起，起立后注意控制膝、踝关节。

（2）立位到坐位的转移：方法与上述顺序相反，难度增加。患者背靠床站立，双下肢平均负重，Bobath 握手，双臂前伸，躯干前倾，保持脊柱伸直，两膝前移，屈髋、屈膝，双侧负重，向后、向下移动臀部，坐于床上。

（3）利用椅子或轮椅进行立位与坐位之间的转移：方法同上，但应注意以下几点：椅子应结实、牢固，椅面硬，具有一定的高度；高椅子比矮椅子易于站起，开始训练时，应选择高椅子；有扶手的椅子比较理想，有利于站起和坐下时的支撑；轮椅应制动，脚踏板向两侧移开。

2. 辅助转移

（1）坐位到立位

患者体位：坐于床边或椅子上，躯干尽量挺直，两脚平放地上，足尖与膝盖成一条直线，患足稍偏后。

操作方法：患者 Bobath 握手，肘伸直，治疗师站在患侧，面向患者，指引患者躯干前倾，屈髋，将重心移到前足掌，目视前方，双下肢尽量均匀负重，治疗师一手将患膝向前拉，另一手辅助臀部帮助抬起，患者伸髋伸膝，抬臀离开床面，挺胸直立。治疗师可辅助控制患者膝、踝关节，避免健足后移，造成健侧下肢单独负重站起。

（2）立位到坐位：方法与上述顺序相反。但应注意，治疗师向足跟方向下压患者的患膝，鼓励患者站立时两腿负重均衡，并引导患者在完全伸膝前将重心前移。

3．床与轮椅之间转移

（1）床到轮椅的独立转移

患者体位：坐在床边，双足平放于地面上。

操作方法：将轮椅放在患者的健侧，与床成 45° 夹角，关闭轮椅手闸，卸下近床侧轮椅扶手，移开近床侧脚踏板。患者健手支撑于轮椅远侧扶手，患手支撑于床，患足位于健足稍后方。患者向前倾斜躯干，健手用力支撑，抬起臀部，以双足为支点旋转身体直至背靠轮椅。确保双腿后侧贴近轮椅后，方可坐下。由轮椅返床的转移与上述顺序相反。

（2）辅助下床到轮椅转移

患者体位：患者坐在床边，双足平放于地面上。

操作方法：将轮椅放在患者的健侧，与床成 45° 夹角，关闭轮椅手闸，卸下近床侧轮椅扶手，移开近床侧脚踏板。治疗师面向患者站立，双膝微屈，腰背挺直，双足放在患足两边，用膝部从前面抵住患膝，防止患膝向外侧偏移。治疗师一手从患者腋下穿过置于患侧肩胛，将患侧前臂放在自己肩上，抓住肩胛骨的内缘，另一手托住患者健侧上肢，使其躯干向前倾，然后将患者的重心前移，直至患者臀部离开床面，引导患者转身坐于轮椅上。患者不应环抱治疗师颈部，因为用力时易产生下肢伸展模式，并用这种模式站立。由轮椅返回病床，方法同前。应鼓励患者由患侧转移，可增加其对患侧的认识及使用。

4．轮椅与坐厕之间的转移

（1）轮椅到坐厕的独立转移：患者驱动轮椅正面接近坐厕，关闭轮椅手闸，移开脚踏板。面向坐厕双手支撑轮椅扶手站起，将健手移到患侧前方的扶栏上，然后健腿向前迈一步，双下肢同时支撑向后转身，背向坐厕，然后将患手置于轮椅另一边扶手上，再移到坐厕旁的另一侧扶栏上。脱下裤子，确保腿后侧贴近坐厕，然后坐下。由坐厕返回轮椅的转移与上述顺序相反。

（2）轮椅到坐厕的辅助转移：患者坐于轮椅中，正面接近坐厕，留一定空间，关闭轮椅手闸，移开脚踏板。治疗师面向患者站在其患侧，同侧手穿拇握法握住患手，另一手托住患侧肘部，患者健手支撑于轮椅扶手，同时患手拉住治疗师的手站起。在站立过程中，治疗师可给患者一定的体重支持。然后患者将健手移到坐厕旁的扶栏，治疗师和患者同时移动双足向后转身，直到患者双腿的后侧贴近坐厕。脱下裤子，治疗师协助患者臀部向后、向下移动坐于坐厕上。由坐厕返回轮椅的转移与上述顺序相反。

第四节　关节松动技术

关节松动技术是现代康复治疗技术中的基本技能之一，是治疗师在患者关节活动允许范围内完成的一种手法操作技术，临床上用来治疗关节功能障碍，如疼痛、活动受限或僵硬等，具有针对性强、见效快、患者痛苦小、容易接受等特点。

一、基本操作技术

1. 生理运动（physiological movement）　关节在生理范围内完成的活动，如关节的屈、伸、内收、外展、旋转等。生理运动可以由患者主动完成，也可以由治疗师被动完成，在关节松动技术操作中，生理运动就是被动运动。

2. 附属运动（accessory movement）　关节在允许范围内完成的活动，附属运动是维持关节正常活动不可缺少的一种运动，一般不能通过关节的主动运动来完成，而需要由其他人或健侧肢体帮助才能完成，例如，滑动分离、滚动分离（包括垂直分离和水平分离）或牵引等均为附属运动中的常用手法。

生理运动与附属运动二者关系密切。当关节因疼痛、僵硬而限制了活动时，其关节的生理运动和附属运动都有可能受到影响。如果生理运动恢复后，关节仍有疼痛或僵硬，则可能是关节的附属运动尚未完全恢复正常。治疗时，通常在改善关节的生理运动之前，先改善关节的附属运动；而关节附属运动的改善，又可以促进关节生理运动的改善。

3. 治疗平面　手法治疗中的一个假想平面，该平面平行于关节面，并垂直于关节的轴心。分离或牵拉手法的施力方向或是平行于治疗平面，或是垂直于治疗平面。治疗时的滑动手法的施力方向一定平行于治疗平面，而滚动手法的施力方向则沿着治疗平面变化。

二、关节松动技术与我国传统医学手法的区别

关节松动技术在手法操作上类似于我国传统医学中的手法治疗（推拿），但在理论体系和手法操作中，二者有较大的区别。在我国的传统医学中，推拿又称按摩，二者所指相同，但西方推拿术主要指作用于脊柱及四肢关节的一种快速、小范围的手法操作，多在关节活动的终末端突然发力，一般分为快速推拿术和麻醉下推拿术两类。临床上主要用于治疗脊柱小关节紊乱、椎间盘突出、四肢关节脱位后的复位等。关节松动技术在广义上可以归入推拿的范畴，但在实施时其操作手法的速度比推拿要慢。澳大利亚的麦特兰德（Maitland）对关节松动技术的发展贡献很大，因此也有人将关节松动技术称为"麦特兰德手法"。

三、操作手法分级

（一）分级标准

分级是以关节活动的可动范围为标准，根据手法操作时活动（松动）关节所产生范围的大小，将关节松动技术分为四级。

Ⅰ级：在关节活动允许范围内的起始端，小范围、节律性地来回推动关节。

Ⅱ级：在关节活动允许范围内，大范围、节律性地来回推动关节，但不接触关节活动的起始端和终末端。

Ⅲ级：在关节活动允许范围内，大范围、节律性地来回推动关节，每次均接触到关节活动的终末端，并能感觉到关节周围软组织的紧张。

Ⅳ级：在关节活动的终末端，小范围、节律性地来回推动关节，每次均接触到关节活动的终末端，并能感觉到关节周围软组织的紧张。

（二）手法等级选择

治疗时，根据关节是附属运动还是生理运动，疼痛还是僵硬来选择手法的等级。一般而言，Ⅰ、Ⅱ级手法用于治疗因疼痛而引起的关节活动受限；Ⅲ级手法用于治疗关节疼痛并伴有僵硬；Ⅳ级手法用于治疗关节因周围组织粘连、挛缩而引起的活动受限。手法分级范围随着关节可动范围的大小而变化，当关节活动范围减小时，分级范围相应减小，当治疗后关节活动范围改善时，分级范围也相应增大。

（三）基本操作程序

1. 患者体位　治疗时应处于一种舒适、放松、无疼痛的体位，通常为卧位或坐位，尽量暴露治疗的关节并使其放松，使关节最大范围地被松动。

2. 治疗师位置　手法操作时应靠近治疗的关节，一手固定关节，另一手松动。除特殊情况外，靠近患者身体的手称内侧手，远离患者身体的手称外侧手，靠近患者头部一侧的手为上方手，靠近患者足部一侧的手为下方手。其他位置术语与标准解剖相同，即靠近腹部为前，靠近背部为后。

3. 治疗前评估　手法操作前对治疗关节先进行评估，找出存在的问题，根据问题主次，选择有针对性的手法。当疼痛和僵硬同时存在时，一般先用小级别手法（Ⅰ、Ⅱ级）缓解疼痛，再用大级别手法（Ⅲ、Ⅳ级）改善活动。治疗中要不断询问患者的感觉，根据患者反馈来调节手法强度。

4. 应用技巧　手法操作的运动方向要根据关节的解剖结构和治疗目的（如缓解疼痛或改善关节活动范围）选择平行于治疗平面还是垂直于治疗平面。治疗疼痛时，手法应达到痛点但不超过痛点；治疗僵硬时手法应超过僵硬点，操作手法要平稳，有节奏。不同的松动速度产生的效应不同，小范围、快速度（如Ⅰ级手法）可抑制疼痛，大范围、慢速度（如Ⅲ级手法）可缓解紧张或挛缩。手法操作的强度要根据不同部位的关节来选择，一般来说，活动范围大的关节如髋关节、胸腰椎，手法的强度要大于活动范围小的关节，如手腕部关节和颈椎关节。治疗时间的把控为每一种手法重复 3~4 次，治疗的总时间在 15~20 分钟。根据患者对治疗的反应，可以每天或隔天治疗一次。通常治疗后患者症状会有不同程度的缓解，如有轻微的疼痛多为正常的治疗反应，4~6 小时后应消失。如第 2 天仍未消失或较前加重，提示手法强度过大，应调整强度或暂缓治疗一天。经 3~5 次治疗，症状仍无缓解或反而加重，应重新进行评估，调整治疗方案。

四、临床应用

1. 适应证　关节松动技术适用于任何由于力学因素（非神经性）引起的关节功能障碍，包括关节疼痛、肌肉紧张、可逆性关节活动降低、进行性关节活动受限、功能性关节制动。

2. 禁忌证 关节活动已经过度、外伤或疾病引起的关节肿胀（渗出增加）、关节炎症、恶性疾病、出血倾向、未愈合的骨折。

第五节 Brunnstrom 治疗技术

一、Brunnstrom 概述

瑞典物理治疗师 Signe Brunnstrom 经过多年的临床观察，认识到中枢神经损伤后大脑皮层失去了对正常运动的控制能力，从而出现了人体发育初期才具有的运动模式。中枢神经损伤之后的恢复过程是运动模式的变化，即先出现联合反应、共同运动，之后才会出现分离运动。因此，那些异常的运动模式是恢复的必然阶段，没有必要也很难被抑制，而应该在恢复的早期阶段，利用这些运动模式让患者适当运动自己的肢体，看到自己仍然可以活动，从而刺激患者康复和主动参与的能力，实现共同运动向分离运动发展，最终达到患者能进行独立运动的目的。

二、中枢神经系统损伤后的恢复阶段

Brunnstrom 将脑卒中等中枢神经损伤的恢复分成六期：Ⅰ期弛缓期，Ⅱ期联合反应期，Ⅲ期共同运动初期，Ⅳ期共同运动期，Ⅴ期分离运动初期，Ⅵ期协调性运动期，分期治疗原则如下。

Ⅰ期弛缓期：处于软瘫状态，没有任何运动，此阶段注意良肢位的摆放。

Ⅱ期联合反应期：出现痉挛、联合反应。联合反应出现时，肢体运动明显受到联合反应的影响。Brunnstrom 主张此期应从诱发联合反应入手，将其作为随意性运动的准备，逐渐利用联合反应进行训练，使患者体会伴有随意性运动的肌肉收缩。例如，仰卧位患肢放于体侧，治疗师站在健侧，对健侧前臂施加阻力引导患侧肘关节的屈曲或伸展。联合反应弱时，不会引起患侧关节运动，但可触到肌肉开始紧张，随着患者的用力及反复刺激，可出现部分运动，然后同时握住健侧、患侧前臂，指示患者对抗治疗师施加的阻力。

Ⅲ期共同运动初期：共同运动出现，痉挛程度增加，随后痉挛达到最高状态，此期可以利用共同运动的模式鼓励患者做随意运动。

Ⅳ期共同运动期：共同运动完善，开始出现分离运动，注意对痉挛的控制，增加随意运动模式。

Ⅴ期分离运动初期：共同运动减退，随意运动增多，此阶段注意运动的维持与控制。

Ⅵ期协调性运动期：患者不再以异常的运动模式（联合反应、共同运动）进行活动，可以比较随意地做分离性活动，但可能仍然有运动速度及协调性欠佳的情况。第Ⅲ～Ⅴ期是逐渐从原始的联合反应中脱离出来，引导不伴有联合反应（接近正常）运动的阶段。从第Ⅵ期开始，分离运动充分，痉挛消失，肩、肘、前臂、手的单关节运动正常或接近正常，但手在精细动作方面可能有所欠缺，患手多可以进行活动或作为辅助手使用。

三、原始反射

中枢神经系统损伤后，大部分在脑发育未成熟时才有的原始反射重新出现，成为病理性反射，如果能适当地利用这些反射的特点，则可以促进损伤后的康复。常见病理性反射如下。

1. 紧张性颈反射　当颈部的肌肉和关节受到牵拉时，肢体的肌张力会产生相应的改变。该反射的感觉末梢位于枕骨、寰椎、枢椎之间的关节周围韧带的下方。感觉神经纤维经颈髓后根进入中枢神经系统，止于上位两个颈节和延髓下部的网状结构内的中枢。最后，通过神经元增加，刺激肌梭的兴奋而引起反射活动。紧张性颈反射包括对称性和非对称性两种。对于脑卒中患者来说，当从卧位转为坐位时，对称性紧张性颈反射常常导致下肢伸肌肌张力增高而影响动作的完成。

2. 交叉屈伸反射　当一侧肢体的伸肌受到刺激时，会引起该肢体和对侧肢体的伸展倾向；当一侧肢体的屈肌受到刺激时，会引起该肢体和对侧肢体的屈曲倾向。

3. 阳性支撑反射　当一侧足底受到刺激时，会引起对侧踝关节跖屈及髋关节、膝关节伸展。

4. 紧张性腰反射　侧卧位时，位于上方的肢体屈肌占优势，位于下方的肢体伸肌占优势。

四、脑卒中后的运动模式

联合反应是脑卒中后的一种非随意性运动和反射性肌张力增高。如当健侧肢体用力过度时，患侧肢体出现相应的动作，这种反应称为联合反应。在脑卒中后的早期，尽管患侧肢体不能做任何活动，但如果健侧肢体做抗阻运动，则会引起患侧肢体的相应运动。其反应与健侧的运动强度有关，健侧抗阻越大，患侧的联合反应越明显。联合反应形成的肌张力增高可持续到刺激解除之后的一段时间，但程度逐渐降低。患侧的联合反应导致的运动模式与健侧的运动相似，但不同于健侧，而是原始的运动模式的表现。

人体正常的功能活动都是省力的、有效的，全身的各个关节可以根据功能需要分别活动，即分离运动。脑卒中后从弛缓期的完全没有运动控制到出现分离运动，其过程不是直线性的，当下列运动模式出现时，预示着中枢损伤后恢复的开始。

1. 上肢屈曲共同运动　肘关节屈曲伴有肩关节外展，例如，手抓同侧腋窝的动作，即肱二头肌与三角肌的活动不能分别进行。

2. 上肢伸展共同运动　肘关节伸展伴有肩关节内收，例如，坐位时手伸向对侧膝的动作，即肱三头肌与胸大肌的活动不能分离。

3. 下肢屈肌共同运动　屈曲髋关节时伴有膝关节屈曲和踝关节背伸，如脚掌受到伤害性刺激时的动作。

4. 下肢伸肌共同运动　膝关节伸展时伴有踝关节跖屈及髋关节内收、内旋。

五、Brunnstrom 的治疗顺序

Brunnstrom 方法强调在早期利用姿势反射、联合反应和共同运动引导患者的运动反应，之后再从中分离出正常运动的成分，最终脱离异常运动模式，向功能性运动模式过渡。其治疗要求任何治疗性的活动都必须依据患者的恢复阶段而异，例如，早期重视床上活动，利用联合反应；在一定阶段利用共同运动，促进分离运动，因此要求治疗人员具有敏锐的判断力来决定合适的治疗措施以保证治疗效果，最终达到随意完成各种功能活动的目的。

（一）第Ⅰ～Ⅲ阶段的治疗

1. 屈曲运动

包括屈曲联合反应的被动诱导、主动诱导及抵抗运动。从肩部上抬、下压开始。患者采取坐位，患侧上肢放在腹部，治疗师握住患者腕关节，以保持肘关节屈曲。当患者不能随意地上提肩胛带时，治疗师帮助上推肘部，同时对斜方肌上部皮肤进行刺激。肌肉出现反应后，反复进行主动上提、下压运动，然后过渡到抗阻力运动（指示患者上抬肩部，向耳朵靠近）。上提运动时，治疗师帮助患者交替进行前臂旋前位的上提、下压，前臂旋后位上提、下压，可以强化屈肌联合反应，肩、肘、手的屈肌均受此种刺激的影响。

2. 伸展运动

患者采取坐位或仰卧位，健侧上肢伸向斜前方，治疗师指示患者内收健侧上肢，并在肘关节内上方施加抵抗，此动作可以使胸大肌产生收缩，反复练习后可在患侧出现反应，指示患者"双臂不要分开，双臂向一起靠拢"，诱发两侧随意性收缩运动。

坐位时强化肘部伸展的动作有：头转向患侧，用健侧手或由治疗师将患侧前臂置于旋前位，躯干向健侧旋转，同时患侧前臂在旋前位伸展至健侧大腿的外侧，伸展的同时对肱三头肌的皮肤施加刺激；对健侧施加阻力的同时诱导患侧完成双上肢的划船样动作；对患侧上肢施加方向诱导性抵抗，使患侧上肢在没有抵抗的情况下也能完成肘关节的完全伸展。

（二）第Ⅲ～Ⅳ阶段治疗

此阶段治疗需要从基本的联合反应中脱离出来，训练不伴有联合反应的肌肉运动，例如，手背到身体后面，肩胛带上提，肩关节伸展并稍外展，肘关节屈曲，将手伸向对侧腰后部，手背触后背的同时进行手的上、下运动，治疗师根据患者的情况协助患者进行运动或中途施加阻力。患者先独立前臂旋前，在肘关节伸展状态下肩关节前屈至90°，治疗师诱导运动方向，患者肘关节伸展不充分时，治疗师可以刺激肱三头肌皮肤，肩关节前屈不充分时，叩打三角肌前、中部肌肉。治疗师先辅助患者被动前屈肩关节，然后提示患者保持此肢位。患者能保持前屈肢位后，指示患者缓慢地前屈或放下手臂，逐渐扩大活动范围，肘关节屈曲位前臂旋前、旋后；坐位，肘关节屈曲，双侧前臂放在大腿上，前臂离开大腿，上臂紧贴躯干，进行手心向上、向下的旋转运动。

（三）第 V 阶段治疗

此阶段分离运动比较明显。在进行分离运动训练时，健侧先做，患侧后做。肘关节伸展位肩关节外展 90°。肩关节前屈，将患侧上肢抬至前屈 90° 或 > 90° 位置，治疗师沿上肢长轴方向施加对抗阻力，逐渐增大肩关节前屈的角度，至患者能够把手举到头顶。肘关节伸展位手心向上、向下运动，包括肩关节外展 90°，肘关节伸展位手心向上、向下的运动，肩关节前屈 90°，肘关节伸展位手心向上、向下的运动等。

六、Brunnstrom 的基本操作方法

（一）卧位和床上训练

1. 卧位　利用紧张性腰反射的作用，根据肢体肌张力的表现决定是否采取患侧卧位，例如，上肢屈肌痉挛的患者在患侧卧位时利于其保持伸展。由于对称性紧张性颈反射的影响，患者仰卧时，上肢屈肌、下肢伸肌处于优势状态，若患者已经出现该痉挛模式则不应采取仰卧位。

2. 床上训练　床上翻身时，嘱患者头先转向运动的一侧，以利用紧张性腰反射和非对称性紧张性颈反射的作用协助动作完成。患者从健侧卧位起床，头旋转至患侧，利用非对称性紧张性颈反射的作用使患肢伸展。在髋关节、膝关节屈曲时利用下肢屈肌共同运动刺激踝关节背伸肌。

（二）坐位训练

1. 坐位平衡　多数脑卒中初期的患者都不能保持坐位平衡，易倾倒。观察倾倒倾向时，可让患者坐在有靠背的椅子上，帮助患者躯干离开椅背，去除帮助，观察患者是否向患侧倾倒，健侧躯干肌是否出现收缩以抵抗进一步倾斜，是否需要健手扶持来保持平衡。鼓励患者去除手的支撑，养成用躯干肌保持平衡的习惯。在提高患侧躯干肌控制能力的同时，也不要忽略健侧躯干肌的训练。

2. 诱发平衡反应　坐位时，治疗师用手向前、后、左、右推动患者，破坏其平

衡状态，使患者重新调整重心维持平衡。操作前要向患者解释要做什么，但不要告诉患者向哪个方向推，否则将不能引出平衡反应。为了保护肩关节，可让患者用健手托住患手，这种姿势还可以避免健手抓握椅子干扰躯干平衡反应的出现。患者向患侧倾斜明显时，治疗师可向倾斜的方向轻轻加力，以诱发健侧的代偿能力。

3. 躯干前倾　指躯干相对于大腿的运动，运动发生在髋关节，这是很重要的运动训练。其方法是让患者坐在靠背椅上，用健手托住患手，必要时治疗师托住患侧肘关节，来诱导躯干和上肢的运动。患者躯干平衡能力差时，患侧膝关节会过伸（髋关节外展、外旋），这不利于患腿的负重，治疗师可用自己的膝部给予帮助使患者能保持关节中立位。

4. 躯干旋转　治疗师位于患者的身后，双手分别放在患者两侧的肩峰上，嘱其目视前方。肩向左侧旋转时，头向右侧旋转。为避免口令造成的混乱，也可让患者看着肩部同时做躯干旋转。如果做这些动作时出现混乱，让患者重新目视前方，然后调整动作，该动作产生的是躯干、颈、上肢模式，肩部屈肌、伸肌的共同运动交替出现，紧张性颈反射和紧张性腰反射得到强化，共同运动的要素增强。不能诱发随意运动的患者也能利用伸肌共同运动诱发躯干旋转。

（三）引导联合反应和共同运动

1. 屈肘　嘱患者健侧上肢屈肘，在屈肘过程中治疗师施加阻力，由于健肢过度用力，患侧上肢也可出现屈肘动作。若让患者面向健侧，由于非对称性紧张性颈反射的影响，此时可进一步强化屈肘的动作；牵拉患侧的近端也可引起上肢的屈曲反应；也可轻叩斜方肌、肱二头肌引起上肢屈肌的共同运动。另一个可引起上肢屈肌共同运动的方法是从刺激肩胛上提开始，嘱患者头向患侧屈曲，使头接近肩，在此过程中治疗师给头和肩分别施加阻力，以此加强斜方肌和肩胛提肌的收缩。

2. 伸肘　治疗师抵抗健侧上肢伸展，通过联合反应引导患侧上肢伸展，如让患者的头转向患侧，则由于非对称性紧张性颈反射的影响会进一步加强伸展运动；也可轻叩胸大肌、肱三头肌引起上肢伸肌共同运动；也可做双侧抗阻划船样动作：患者与治疗师对面坐，相互交叉前臂再握手做类似划船时推拉双桨的动作，向前推时前臂旋前，向回拉时前臂旋后，治疗师在健侧施加阻力以引导患侧用力，利用来自健侧肢体和躯干的本体冲动对脑卒中患者难以进行的推、拉或往复运动进行促进。

3. 下肢屈、伸共同运动　患者仰卧，健侧下肢伸展，嘱患者健侧下肢做抗阻屈伸动作以此引导患侧下肢的屈曲。

4. 下肢外展、内收的共同运动　将患侧肢体置于外展位，然后嘱患者健侧下肢内收，在此过程中治疗师施加阻力，以此引导患侧下肢的内收；若欲引导患侧下肢的外展共同运动，将双下肢均置于中立位，然后嘱患者健侧下肢抗阻外展，以此引导患侧下肢的外展。

（四）引导分离运动

1. 引导肘关节屈、伸的分离运动　患者坐位，将肘关节置于面前的桌子上，然后进行肘关节的屈伸活动；治疗师也可托住患侧肘关节使上肢水平前伸，然后要求患者用手触摸对侧肩部，再将其恢复到上肢伸展位。

2. 手指的屈曲、伸展　当手指能够完全屈曲时，需要练习拇指与其余手指的相对运动，嘱患者握拳，拇指在其余四指外，然后拇指向小指方向滑动；也可将其余四指伸开，用拇指分别沿其余四指的指尖划向指根；或将四指伸展，然后保持指间关节的伸展，练习掌指关节独立的屈曲和伸展。

3. 下肢的屈曲、伸展　患者平衡杠内站立，练习膝关节小幅度的屈曲和伸展；也可以嘱患者在患腿摆动时练习踝关节的背伸和跖屈。

（五）日常生活练习

生活中有很多活动可以练习共同运动，例如，上肢伸展内收时旋转门把手，用患手梳头，将外衣搭在前臂上，患手握皮包带，患手拿牙刷、抓火柴盒等，书写时用患手固定纸，患手穿衣袖，利用患侧上肢和躯干夹住物体等。

（芦明明）

第八章
其他康复技术

第一节　康复工程

一、概念

康复工程是现代生物医学工程的一个重要分支，是工程技术人员在全面康复和有关工程理论的指导下，与各个康复领域的康复工作者、功能障碍者及其家属密切合作，对其进行测量和评估，以各种工艺技术为手段，帮助其最大限度地实现功能，恢复其独立生活、学习、工作、回归社会、参与社会能力的现代工程技术。

二、假肢

（一）定义

假肢是用于弥补人体肢体缺损和代偿其缺失肢体的功能和外观而制造、装配的人工肢体。

（二）上肢假肢

1. 定义　上肢假肢是用于替代整体或部分上肢的假肢。在假肢技术领域中，假肢经过训练，可以从功能上和外观上代替人手，使截肢者恢复一定的自理能力和工作能力。

2. 分类

（1）肩关节离断假肢：适用于肩关节离断、上肢带解脱术和上臂残肢长度小于上臂全长 30% 的上肢截肢患者。

（2）上臂假肢：适用于上臂截肢患者。

（3）肘关节离断假肢：适用于肘关节离断和上臂残肢长度大于上臂长度 85% 以上的上臂截肢患者。

（4）前臂截肢假肢：适用于前臂残肢长度为前臂长度 1/4~4/5 的前臂截肢患者。

（5）腕关节离断假肢：适用于腕关节离断和前臂残肢过长的截肢患者。

（6）部分手假肢：适用于保留了腕关节和前臂旋转功能，而全部或部分丧失了手取物的基本功能或腕关节功能保存良好的手截肢患者。

3. 结构

（1）上肢假肢的悬吊与控制系统

①悬吊：主要指假肢与残肢相连接的部分。上肢假肢在穿戴时会受到假肢自重和所提物品产生的向下拉力，必须通过必要的接受腔结构或附加的固定装置来实现假肢的悬吊。

②控制系统：指在索控式上肢假肢中，连接于上肢假肢背带与肘关节或手部装置之间，能有效地传递上肢区域或躯干动作的绳索系统整体。

（2）接受腔：上肢假肢接受腔是指臂筒中包容残肢的部分，对悬吊和支配假肢有重要作用。上肢假肢接受腔对假肢的适用性有很大的影响，因此，对接受腔的基本要求是必须与残肢很好地适应，并要符合运动解剖学的要求。

（3）肩关节：用于肩关节离断和上肢带摘除患者，可连接肘关节与肩部接受腔，主要代偿肩部的屈曲、外展功能。

（4）肘关节：用于肘关节以上截肢的患者，肘关节结构是上肢假肢中重要的部件。肘关节主要完成屈曲和伸展动作，同时肘关节屈曲时前臂的旋转也起很大作用，因此，在设计上肢假肢的肘关节结构时，应首先考虑代偿屈曲功能，使前臂筒做屈曲的动作，同时又能以最小的力使肘部在任何伸臂位置上固定。

（5）腕关节：手部装置与前臂连接的部件。正常人的腕关节可以完成掌屈、背伸、尺侧外展和桡侧外展四种动作，所以在设计上肢假肢的腕关节结构时，应首先考虑代偿这些功能，其次前臂截肢者还丧失了前臂的旋前、旋后的功能，也要由腕关节结构来代偿。

（6）手部结构：代偿手部外观和功能的假肢部件。

（三）下肢假肢

1. 定义　用于为下肢截肢者弥补下肢的缺损，代偿已失去的部分功能而制造装配的人工肢体。

2. 分类

（1）髋部假肢：适用于髋关节离断、半骨盆切除及大腿残肢极短的截肢者。

（2）大腿假肢：适用于膝关节以上及髋关节以下大腿截肢者。

（3）膝部假肢：适用于膝关节离断、大腿极长残肢、小腿极短残肢及小腿短残肢中膝关节没有活动的截肢者。

（4）小腿假肢：传统的小腿假肢多为铝制或皮革制的插入式接受腔，没有考虑残肢的解剖学结构。现在主要由合成树脂抽真空成形的现代小腿假肢所取代，但有时也用于习惯穿传统式假肢或膝关节极不稳定的患者。

（5）赛姆假肢：用于赛姆截肢的踝部假肢。随着康复医学和假肢临床装配工作的结合，目前踝部截肢普遍采用赛姆截肢术，于是赛姆假肢也就成了踝部假肢的唯一代表产品。

（6）部分足假肢：由于足部截肢后常会引起足下垂及内翻变形，因此现在很少采用这种截肢术。

3. 结构

（1）下肢假肢的悬吊装置：不同部位截肢有不同的悬吊方法，有的依靠残肢肌肉运动导致的体积膨胀而形成的对接受腔内壁的压力和密闭的腔内吸着力悬吊，有的依靠包容住某些骨关节的膨大部位悬吊，有的需要附加腰部吊带悬吊。

（2）下肢假肢的对线装置：用于调节对线的专用装置称为对线装置，而有一部分对线装置附加在某些假肢的连接件上。

（3）连接部件：指残肢接受腔、关节、假足之间的连接部件，主要分为壳式连接和管连接两类。

（4）接受腔：假肢用于包容残肢，传递残肢与假肢间的作用力，连接残肢与假肢的腔体部件，是残肢（即人体真肢）与假肢间的衔接部位。

（5）膝关节：膝关节是下肢假肢的主要功能部件之一，正常人体膝关节功能比较复杂，假肢的膝关节可以帮助人体实现站立的支撑和行走时的灵活与美观。理想的假肢膝关节应该可以保证患者在支撑期的稳定性和摆动期的灵活性，自然地完成行走，并使患者具有良好的步态。常用的假肢膝关节有单轴膝关节、多轴膝关节、承重自锁膝关节。

（6）踝关节：可分为单轴踝关节、多轴踝关节和静踝三种。

（7）足部：传统假足多是木质或天然橡胶制成，重量比较大，但非常耐用。近代假足多用聚氨酯微孔橡胶制成，重量较轻，但使用寿命比天然橡胶短。现代假足用纯碳纤材料制成，重量轻、弹性好、节约能量、耐磨性好，但价格昂贵。

三、矫形器

（一）定义

矫形器是装配于人体外部，通过力的作用预防、矫正畸形，补偿功能和辅助治疗骨关节及神经肌肉疾病的器械总称。

（二）作用

1. 固定　失去神经、肌肉控制的肢体通过矫形器得到控制，保持稳定，以防止异常动作的出现。

2. 矫正　通过力的作用矫正肢体畸形或防止畸形的加重。"三点压力系统"是所有具备矫正或保持作用的矫形器应用的基本原理。

3. 保护　通过对易发生损伤或病变肢体的保护来防止损伤，促使病变痊愈，如简单的木夹板、复杂的牵引器械和承重矫形器等。

4. 代偿　通过一定的外力装置来代偿已经失去的功能，使本已经麻痹的肌肉产生运动。

（三）上肢矫形器

1. 定义　用于上肢整体或部分的矫形器，品种和形式多样。

2. 分类

（1）腕手固定性矫形器

①掌侧腕手固定矫形器：适用于偏瘫、脑瘫患者预防肌肉痉挛引起的屈腕、屈指畸形，缺血性挛缩或瘢痕引起的屈指畸形。

②带掌侧指托的背侧腕手固定矫形器：适合用于偏瘫和脑瘫患者减少腕手的屈肌痉挛。

（2）腕手功能代偿性矫形器

①对掌矫形器：适用于拇指外展肌、对掌肌麻痹者捏取功能的恢复，也适用于某些偏瘫、手外伤患者预防肌痉挛、肌力不平衡、瘢痕等原因引起的拇指内收和虎口部位的挛缩畸形。

②带腕控的对掌矫形器：适用于丧失拇指患者对掌功能和伸腕功能的恢复，也适用于防止腕关节屈曲、桡侧偏斜畸形、尺侧偏斜畸形等。

③腕部钢丝助伸矫形器：适合于伸腕功能丧失者，利用钢丝弹力辅助伸腕以利取物。

（3）肘关节矫形器：一般分为静态肘矫形器和动态肘矫形器两种。静态肘矫形器用于肘部变形的预防、矫正和功能位的固定、保持等；动态肘矫形器适用于肘部关节肌力低下、挛缩、关节不稳定和功能位的保持等。

（4）肩关节外展矫形器：有固定式和可动式两种，用于臂丛神经损伤、烧伤等。

（5）肩臂吊带：多在屈肘位托起手和前臂，可以减少上肢重量对肩周软组织的向下牵拉力，主要用于预防三角肌弛缓性瘫痪引起的肌肉拉伤、疼痛、肩关节半脱位，另外，肩臂吊带可以抬高前臂和手，减少手的水肿。

（6）平衡式前臂矫形器：适合于肩肘关节运动力弱者安装在轮椅上使用，要求这类患者关节有足够的被动活动范围。

3. 结构　上肢矫形器由关节、支条、半月箍组成，常用自由活动式调节和角度式调节，支条起到侧方固定的作用，半月箍起到前方固定作用。

（四）下肢矫形器

1. 定义　下肢矫形器是矫形器中应用最多的一类，是用于整体或部分下肢的矫形器。

2. 分类

（1）踝足矫形器：用于足下垂、马蹄内翻足的行走和畸形的矫正。

（2）膝矫形器：适用于膝关节的骨折、关节炎、韧带损伤、半月板损伤、肌无力挛缩、不稳定等各种疾病。

（3）膝踝足矫形器：主要适用于中枢性或周围性瘫痪出现的下肢运动障碍，尤其是膝关节的不稳定。

（4）免荷式矫形器（PTB）

①PTB踝足矫形器：适用于功能性骨折或急救。

②坐骨承重膝踝足矫形器：一种用坐骨结节支撑体重的膝踝足矫形器。足部要完全离开地面以达到更好的免荷效果。

（5）髋膝踝足矫形器：用于辅助低位截瘫患者站立和行走，矫治中枢性瘫痪导致的髋关节挛缩畸形等。

（6）往复式截瘫步行器：一种能帮助截瘫患者独立交替迈步行走的矫形器。

3. 结构　下肢矫形器由髋关节、膝关节、踝关节、支条、半月箍、大腿套、小腿套、足托、固定带等构成。

（五）脊柱矫形器

1. 定义　脊柱矫形器是指用于头、颈、躯干部位的矫形器，主要用于限制脊柱运动，辅助稳定病变的关节，减轻局部疼痛，减少椎体承重，促进病变痊愈，支撑麻痹的脊柱肌肉，预防和矫正脊柱畸形。

2. 分类

（1）颈椎矫形器：与其他脊椎相比，颈椎不仅活动度最大，而且还必须支撑约7kg重的头部，所以是最容易老化的脊椎。使用颈椎矫形器的目的有：保持良好的生理对线，并使骨稳定；使肌肉松弛，消除疼痛；预防变形；牵引骨骼以免除对神经的压迫；限制运动以促进软组织的愈合。

（2）软性脊柱矫形器和硬性脊柱矫形器

①软性脊柱矫形器：腰骶椎矫形器和软性脊柱矫形器通常被称为软性腰围。软性腰围主要用于治疗各种原因引起的腰痛，在使用中应让患者加强腰背肌练习。

②硬性脊柱矫形器：亦称为躯干矫形器，即用金属材料或塑料材料制成的框架，可以用于腰椎间盘突出症、腰椎骨性关节炎、脊椎滑脱、变形性脊柱病、胸腰椎的弯曲、压缩性骨折、脊柱裂，矫正功能性脊柱侧凸畸形，预防由于老年性骨质疏松引起的脊柱压缩性骨折等。

（3）脊柱侧凸矫形器：脊柱侧凸是指脊柱在额状面上的弯曲变形，可分为功能性侧凸和结构性侧凸。脊柱侧凸矫形器主要用于矫正功能性脊柱侧凸畸形和防止结构性侧凸畸形的发展。

3. 结构　脊柱矫形器的基本型是倒 T 字型，包括骨盆箍、支条、条带等。

四、自助具

（一）定义

利用患者残存功能，使其在无需外界帮助的情况下，单凭自身力量即可独立完成日常生活活动而设计的一类器具。

（二）材质

1. 低温热塑材料　此类材料具有易塑性，成型易操作，而且可做成各种形状，易穿脱、易清洁，有孔材料透气性较好。

2. 木料、金属　一般为自助器具的主体。

3. 泡沫塑料　制品具有重量轻、稳定性好等特点，所制作的产品美观舒适。

4. 尼龙搭扣　主要用于自助具的固定。

（三）分类

1. 自理类自助器具　长柄发梳、长柄牙刷、可固定的指甲剪、双环毛巾、长臂洗澡刷、肥皂手套、洗澡手套、穿衣钩、魔术扣、系扣钩、穿袜器、穿鞋器等。

2. 进食自助器　加装弹簧的筷子，加长把手的叉匙，加粗把手的叉匙，叉匙把向一侧弯曲的成角叉匙，T、I、L 等不同形状的道具，分隔凹陷式碟子，C 形握把杯子等。

3. 阅读通讯类　加粗笔、免握笔、翻书器、改装的键盘、改装的鼠标、沟通板等。

4. 其他自助器具　特制切菜板、开瓶器、拾物器、长柄夹、持牌器、特殊柄钥匙等。

五、助行器与轮椅

（一）助行器

医学上将辅助人体支撑体重、保持平衡和行走的工具称为助行器，也称步行器、步行架或步行辅助器等。

1. 助行杖　根据助行杖的结构和使用方法，可将其分为手杖、臂杖、腋杖和平台杖四大类。每一类助行杖又分为多种，如单足手杖、三足手杖、多足手杖、前臂支撑臂杖、肱三头肌支撑臂杖等等。

2. 助行架　是另一种常见的助行器，一般是用铝合金材料制成的金属框架，自身很轻，可将患者保护在其中，包括固定式助行架、交互式助行架、两轮助行架、平台式助行架、老年人用步行车、腋窝支持型助行架、单侧助行架等。

（二）轮椅

轮椅是一种代步工具或步行器，适用于使用各种助行器仍不能步行或步行困难者。轮椅同时还是一种康复工具，不仅用于代步，还用于增强患者的体质，提高其臂力、耐力，以及促进患者早期离床，防止卧床并发症等。

1. 分类

按驱动方式分类：手动轮椅和电动轮椅。

按构造分类：折叠式轮椅和固定式轮椅。

按使用对象分类：成人轮椅、儿童轮椅、幼儿轮椅。

按用途分类：普通轮椅、偏瘫轮椅、下肢截肢用轮椅、竞技轮椅等。

2. 结构

（1）轮椅架：轮椅架是轮椅的核心部分，分为固定式和折叠式两种。固定式轮椅架的强度和刚度均很好，结构简单。折叠式轮椅架在折起时体积较小，便于携带。

（2）轮：轮椅上装有大、小轮各一对，每个大轮的外侧都装有轮环（驱动圈），使用者双手转动轮环可使轮椅前进、后退或转弯。

（3）刹车装置：轮椅的刹车装置极为简单，大多采用手拉扳把刹住大轮。

（4）靠背：靠背承托乘坐者的背部，其是否合适关系到乘坐者的安全和舒适问题。而靠背高低的选择，则要视患者躯干受控的程度和活动能力而定，一般分为低靠背、中靠背、加头托的高靠背。

（5）倾斜杆：倾斜杆的作用主要是当需要将轮椅后倾以翘起前轮越过门槛等障碍时，踏下此杆，轮椅即可前翘；另外，当轮椅后倾过度时由于此杆先触及地面，可防止轮椅进一步后倾而发生向后跌倒。

（6）坐垫：坐垫应具有均匀分散压力的特性和良好的吸湿性、透气性，这不仅解决乘坐的舒适问题，而且能够避免并发症。

第二节　牵引

一、定义

牵引疗法是指应用力学中作用力与反作用力的原理，将外力施加于患者身体一定部位，将牵拉力作用于脊柱和四肢关节，而达到加大椎间隙、复位、固定、减轻神经根压迫、纠正关节畸形等目的的一种物理治疗方法。

二、分类

牵引疗法常包括肢体牵引和脊柱牵引两类。不同关节功能的牵引须按不同关节的需要设计，借助牵伸软组织以治疗关节障碍和挛缩畸形。脊柱牵引中常用的有颈椎牵引和腰椎牵引。

三、颈椎牵引

（一）定义及作用

1. 定义　颈椎牵引是颈椎病保守治疗的首选方法，是通过牵引带沿颈椎轴方向施加拉力，与身体形成对抗的力，从而加大椎间隙、椎间孔，理顺颈椎序列，调整颈椎与其周围神经、血管及肌肉的关系，改善颈椎生理曲度，消除颈椎病理改变。

2. 作用

（1）增大椎间隙，缓解椎间盘向周围外突的压力，使周围组织复位。

（2）增大椎间孔，缓解神经根、血管的卡压，缓解神经根的粘连，改善神经刺激症状。

（3）放松肌肉，缓解肌肉的痉挛僵硬。

（4）使后纵韧带紧张，帮助突出物复位。

（5）牵开嵌顿的小关节囊，帮助小关节复位。

（6）调整正确的坐姿，同时养成正确的生活习惯。

（二）治疗方法

颈椎牵引现大多以坐位或卧位电动牵引为主。

1. 座位牵引　患者将颈部肌肉自然放松，腰背挺直，自然坐于牵引凳上，将下颌绑带托于下颌部，枕部绑带托于枕部，调整好牵引带的松紧度，用尼龙搭扣固定，牵引绳通过滑轮和电动机牵拉牵引带。角度可通过滑轮和牵引凳的位置进行调节。

2. 仰卧位牵引　由于没有坐位牵引方便、调整角度不便等问题，其临床应用不如坐位牵引广泛。

（三）模式、角度、剂量及时间频率

大多根据患者年龄、性别、体质强弱、病情轻重及治疗中的反应来选择。

1. 牵引模式　选择持续牵引或间歇牵引。在持续牵引过程中，伴随着一定时间、一定牵拉力，患者的脊柱肌肉逐渐放松。持续牵引重量相对较大，可从小剂量开始。间歇牵引是根据设定的时间进行节律性牵拉和放松的牵引方法。间歇牵引的患者可承受较持续牵引更大的牵引力量，而且由于力量的缓冲不容易产生下颌和牙齿的不适感，牵拉力可相对增加，刺激量相对较大，急性神经根水肿患者慎用。

2. 牵引角度　目前颈椎牵引多采用颈椎前屈10°~30°，一般认为该角度可使椎间隙明显增大。实际颈椎0°牵拉就可使椎间隙增大，但力学试验认为0°最大应力位置在颈椎上段，增加前屈角度则最大应力位下移，最大前屈角度在20°~30°时椎间隙的加宽最明显。有人根据颈椎病类型决定牵引角度，颈椎曲度变直、反弓用0°，神经根型用前屈20°~30°，颈型用20°以内，椎动脉型用0°~5°，脊髓型和交感神经型慎牵。牵引角度的选择一定要根据患者牵引后的反应加以调整。对于后伸5°~10°的牵引很多人持慎重的态度，因为其可使椎间隙后部变窄，椎管前后径变小，导致椎管相对狭窄，还会增加颈椎平面关节不稳和椎基底动脉供血不足的危险，在牵引过程中要特别注意，但其对防止寰椎向前滑动，加强寰枢关节的稳定性，改善颈椎生

理曲度变直或反弓状态有较好的效果。

3. 牵引重量 牵引重量选择原则以超过头颅的重量疗效为佳，多为正常成年人体重的 10%，年老体弱者为体重的 5%。但应从低于该重量开始逐渐增加，一般牵引重量以 4~7kg 为始，逐渐增加至 10kg，最大不超过 15~20kg。

4. 牵引时间及频率 一般牵引重量者多采用 15~20 分钟左右，牵引一般每日 1 次，短时间牵引者可每日上午、下午各 1 次（间隔 3~4 小时），要坚持 20~30 次为一个疗程。

（四）注意事项

1. 调整好颌枕牵引带的松紧度，不要卡住喉部，以防压迫颈动脉。

2. 枕部绑带以枕骨粗隆为中心，恰好包住枕骨，下颌部绑带靠近下颌尖部。

3. 两侧悬带要等长，两侧作用力要相等。

4. 牵引悬吊杆要横平竖直，不能歪斜。

5. 牵引时要观察患者的反应，若有头痛、头胀等反应可减少剂量、调整角度、减少时间。

（五）适应证和禁忌证

1. 适应证 颈椎间盘突出症，颈椎病的神经根型、椎动脉型、颈型，椎间盘病变性颈椎小关节滑膜嵌顿，颈椎关节扭伤功能紊乱，颈椎侧弯、后凸畸形，颈椎滑移，脱位颈椎骨折固定等。

2. 禁忌证 颈椎结核、肿瘤，严重骨质疏松，长期服用激素者，椎动脉硬化、畸形，心肌梗死，脑动脉硬化，陈旧性颈椎外伤等。

四、腰椎牵引

（一）定义及作用

1. 定义 腰椎牵引是对腰椎施加牵拉力，使紧张和痉挛的腰部肌肉松弛，使腰椎椎体间距增大，腰椎间盘内压降低，缓解突出物的压迫症状，使疼痛得以消除的方法。

2. 作用

（1）牵开变窄的椎间隙。

（2）屈曲位可使椎间管增大。

（3）纠正小关节紊乱。

（4）使后纵韧带张力明显加大，促进间盘回纳。

（5）增加侧隐窝的容积。

（6）松解神经根粘连。

（7）缓解肌肉痉挛。

（二）治疗方法

动力骨盆牵引设有电动牵引力的控制盘，床面由轨道上滑动的背板和腰板组成。牵引床以电动力进行持续和间歇两种方法的牵引，牵引力可达 100kg。间歇牵引时，持续时间和间歇时间可在 1~99s 之间调节。患者仰卧，用胸部牵引带或自身上臂固定，下身用骨盆套固定腹部和骨盆，牵引机通过坚硬的钢线固定于骨盆套上，牵拉时背板和腰板分离，作用力集中在腰椎。

（三）模式、角度、剂量及时间频率

1. 牵引的模式　腰牵模式的选择与颈牵相似，都是持续模式与间歇模式，作用原理也基本相同，但腰椎牵引在间歇模式时可以把间歇时间相对延长至 20~30s，以减小刺激量，减少患者牵引结束后产生不适的可能。

2. 牵引角度　牵引时可在膝关节下方垫一个楔形垫，使髋、膝保持 45°，也可把楔形垫垫在小腿下，使髋、膝保持 90° 屈曲。

3. 剂量　首先由 15~20kg 左右开始，逐渐达到患者体重的 50% ±10kg 的重量，以最合适的重量进行治疗，间歇牵引的间歇时间可在 20~30s 范围内进行调节。

4. 时间频率　一般治疗时间为 20~30 分钟，牵引一般每日 1 次，也可每日上午、下午各 1 次（间隔 3~4 小时），要坚持 20~30 次为一个疗程。

（四）注意事项

1. 骨盆固定带要扎紧，固定带位置要合适，两侧牵引绳索松紧度一致。

2. 嘱患者牵引时要尽量放松，不要屏气或用力对抗。

3. 高龄者、全身衰弱显著者慎牵。

4. 牵引结束后嘱患者在床上休息 2~3 分钟，以防止牵引后腰椎肌肉、韧带松弛对骨骼保护较差引起的不适。

5. 腰牵患者要适当综合采用物理疗法，以增强疗效。

（五）适应证和禁忌证

1. 适应证　腰椎间盘突出症，腰椎小关节紊乱，腰椎滑脱，变形性脊椎炎，神经根炎，韧带肥厚所致腰痛，腰椎小关节滑膜嵌顿，脊柱前凸、侧弯、后凸畸形，关节僵硬、挛缩、粘连等。

2. 禁忌证　脊髓血循环障碍、椎骨软骨病、马尾神经综合征、脊髓疾病、腰椎结核、肿瘤、重度骨质疏松、椎弓崩裂、严重高血压、心脏病及出血性疾病。

五、肢体牵引

（一）定义

肢体牵引是利用杠杆力学原理将挛缩的关节的近端肢体固定于特制的支架或四肢牵引装置，在肢体的远端按所需的方向施加作用力进行牵拉，而达到牵伸关节或增大关节生理运动范围目的的治疗方法。

（二）牵引装置的种类

根据病变关节部位不同选择不同的关节牵引装置。关节牵引装置包括机械式关节训练器、电动式关节运动器、简易牵引架等。

（三）适应证和禁忌证

1. 适应证　四肢骨折、脱位后关节功能障碍、肌肉韧带外伤手术后软组织萎缩、前臂缺血性肌力萎缩等。

2. 禁忌证　骨性关节强直、新近骨折、关节内的炎症或感染、关节运动或肌肉拉长时疼痛剧烈、血肿或其他组织损伤。

（四）注意事项

1. 根据患者情况设置牵引角度、时间、模式，牵引前先采取局部热疗或其他治疗使关节周围的软组织放松，提高牵引效果。

2. 牵引时应尽量暴露治疗关节，随时观察皮肤、关节情况。

3. 牵引中患者局部应尽量放松，避免对抗牵引力。

4. 避免大力牵引长期制动的肌肉和结缔组织。对存在骨质疏松的患者操作应慎重，以免发生骨折。

5. 牵引治疗后要询问、观察治疗后的反应，如出现疼痛、肿胀加重，特别是关节周围温度增高，要及时减轻牵引重量。

第三节 呼吸训练

一、呼吸肌

呼吸肌主要包括膈肌、肋间肌和辅助呼吸肌。呼吸肌的功能直接影响肺通气过程，呼吸肌收缩形成的呼吸运动是肺通气的原动力，呼吸运动通过改变胸腔容积使胸膜腔内压产生相应的变化，从而导致肺泡的扩张和回缩，驱动气体出入。

膈肌活动幅度为 2.0~12.5cm，慢性呼吸系统疾病可因肺气肿和呼吸困难，造成膈肌疲劳和衰竭，引起严重呼吸功能障碍，甚至呼吸衰竭，因此膈肌训练是呼吸康复中最重要的部分。

肋间肌是主要的呼吸辅助肌，肋间外肌收缩使肋骨前端抬起，胸廓向上、向外扩张，前后径变长，帮助吸气；肋间内肌收缩使肋骨下降，帮助呼气。肋间肌在平静呼吸时不起主要作用，在深呼吸时起主要作用。

辅助呼吸肌群包括斜角肌、胸锁乳突肌、斜方肌、胸大肌等，可以抬高和固定胸廓，提高膈肌呼吸效率。安静状态下辅助呼吸肌群不收缩，呼吸非常困难时才收缩，使胸廓进一步扩大，强化呼吸运动。

完成深呼吸动作或剧烈运动时，必须要用力呼气以增加肺活量，此时腹肌起主要作用，通过增加腹内压，使膈肌抬高，胸腔容积缩小。长期的呼吸系统疾病也会使腹肌产生疲劳。此外，脊髓损伤的患者由于腹肌麻痹，运动能力和呼吸能力均会受到限制。因此，呼吸康复训练需要包括腹肌的训练。

二、呼吸训练的目的

通过各种训练增强肺通气，提高呼吸肌功能，纠正病理性呼吸模式，促进痰液排出，改善肺换气功能，促进肺与毛细血管气体交换，促进血液循环和组织换气，进而提高日常生活活动能力和社会交往能力。

三、呼吸功能训练

（一）呼吸肌训练

呼吸肌训练可以改善呼吸肌耐力，缓解呼吸困难症状。

1. 吸气训练　采用口径可以调节的呼气管，在患者可接受的前提下，将吸气阻力增大，阻力每周逐渐递增 $2\sim4cmH_2O$。开始训练每次 3~5 分钟，每天 3~5 次，训练时间可增加至每次 20~30 分钟，以增加吸气肌耐力。

2. 呼气训练

（1）吹蜡烛法：将一个蜡烛点燃，放在患者面前 10cm 处，让患者在呼气时吹灭蜡烛，每次训练 3~5 分钟，休息数分钟，再反复进行。每 1~2 天将蜡烛与患者的距离加大，直到距离增加到 80~90cm。

（2）吹瓶法：用两个有刻度的玻璃瓶，容积为 2000mL，各装入 1000mL 水。将两个瓶子用胶管或玻璃管连接，在其中的一个瓶子插入吹气用的玻璃管或胶管，另一个瓶子再插入一个排气管，训练时用吹气管吹气，使另一瓶的液面提升，休息片刻可反复进行。以液面升高的程度作为呼气阻力的标志，每天可以逐渐增加呼气阻力，直到达到满意的程度为止。

（二）腹式呼吸和缩唇呼气法

腹式呼吸训练指强调以膈肌为主的呼吸训练方法，以改善异常呼吸模式。患者将一只手放在腹部，另一只手放在胸部锁骨下方来做基本的腹式呼吸。患者闭口，应通过鼻子做深吸气，同时向前隆起腹部以使放在腹部的手感到向上运动；放在胸上的手尽量控制使胸廓运动保持在最小的范围内。呼气时腹肌和放在腹部的手同时下压腹腔，通过缩唇如吹口哨样呼出气体，在 4~6s 内将气体缓慢呼出。这样可以使胸腔压力与支气管压力相等，防止细小支气管萎陷并减少空气滞留。腹式呼吸结合缩唇样呼吸，能够降低呼吸频率，改善呼吸协调性，增加血氧供给，这种呼吸能够帮助在运动中保持呼吸节律，同时可以通过辅助呼吸肌的放松改善呼吸效率。

（三）呼吸道分泌物排出训练

呼吸道分泌物排出训练的目的是促进呼吸道分泌物排出，降低气流阻力，减少支气管及肺部的感染。

1. 体位引流　主要利用重力促进肺各个部位内聚集的分泌物排出，不同的病变部位采用不同的引流体位，目的是使此病变部位的分泌物由肺段向主支气管垂直引流。引流频率视分泌物多少而定，分泌物少者，每天上午、下午各引流 1 次，痰量多者宜每天引流 3~4 次，餐前进行为宜，每次引流一个部位，时间 5~10 分钟，如有数个部位，则总时间不超过 30~45 分钟，以免疲劳。

2. 胸部叩击、震颤　有助于黏稠浓痰脱离支气管壁。其方法为治疗者手指并拢，掌心呈空掌，运用腕部力量在引流部位胸壁上双手轮流拍打 30~45s，患者可自由呼吸，叩击拍打后手按住胸壁部加压，治疗者整个上肢用力，此时嘱患者深呼吸，在深呼气时连续做 5 次震颤摩擦动作，再做叩击，如此重复 2~3 次，再嘱患者咳嗽排痰。

3. 咳嗽训练　嘱患者进行深吸气，以达到必要吸气容量，吸气后要有短暂闭气，以使气体在肺内得到最大分布，同时气管到肺泡的驱动压尽可能持久，关闭声门，当气体分布达到最大范围后再紧闭声门，以进一步增强气道中的压力，通过增加腹内压来增加胸膜腔内压，使呼气时产生高速气流，声门开放，当肺泡内压力明显增高时，突然将声门打开即可形成由肺内冲出的高速气流，促使分泌物移动，随即咳嗽。部分呼吸疾病患者咳嗽机制受到损害，最大呼气流速下降，纤毛活动受损，痰液本身比较黏稠，教会患者正确的咳嗽方法，可以促进分泌物排出，减少反复感染的机会。

（四）注意事项

1. 训练时避免情绪紧张，选择放松体位。

2. 避免憋气和过分减慢呼吸频率，以免诱发呼吸性酸中毒。

3. 胸部叩击和震颤治疗前必须保证患者有良好的咳嗽能力，或在叩击后进行体位引流，以免痰液进入更深的部位，而难以排出。

4. 各种训练每次一般为 5~10 分钟，务必避免疲劳。

第四节　心理康复

一、定义

康复心理学是康复医学的一个重要组成部分，它是运用系统的心理学理论与方法，从生物—心理—社会角度出发，对患者的损伤、残疾和障碍问题进行心理干预，达到理想的心理、身体和社会功能状态，以提高非健康人群的心理健康水平。

二、评估

评估主要是指通过各种心理评定手段的使用，获得患者相关的心理行为变化及心理特征。主要作用是了解患者心理障碍的性质及心理障碍可以表达的程度，通过了解相关资料掌握患者在康复过程中出现的心理行为变化，研究患者的心理变化规律等。其具体方法包括观察法、访谈法、心理测验法等。

三、治疗

（一）个体心理治疗

大多数在康复科接受治疗的患者都面临着发现身体和社会能力永久丧失的问题，这种发现常伴随着较高程度的愤怒、焦虑、发音困难、悲哀和恐惧。患者可以分为三种类别：一种患者通过使用过去的技巧和他人的支持，能够很快接受；还有一种患者是尽管有较大的困难，但通过较少的心理治疗，就能够成功地接受目前的状态；最后那一种患者对接受当前的处境有极大的困难，康复心理医师对于这类患者而言特别重要。

患者的心理问题很大程度上由该患者解释世界的方法所决定，治疗师着重于帮助患者找出问题，纠正错误的适应方式、扭曲的概念，改变不良信念。

（二）支持性心理治疗

支持性心理治疗是指医生用治疗性语言，帮助患者表述情感、认识问题、消除疑虑、改善心境、矫正不良行为、增加信心，从而促进身心康复的过程。支持性心理治疗的主要方法有以下几种：倾听，指导、鼓励患者表达情感，解释患者对病情的疑惑，鼓励和安慰患者，保证，促进环境的改善。

（三）认知治疗

认知治疗是根据认知过程影响情感和行为的理论假设，通过认知行为技术来改变患者不良认知的一类心理治疗方法的总称，包括合理情绪疗法和理性情绪疗法等。

（四）行为疗法

行为疗法是根据条件反射原理和有关学习的理论，按照一定的程序，采取正负强化的奖惩方式，对个体进行反复训练，以消除或矫正适应不良行为的一种心理疗法。行为疗法包括系统脱敏法、厌恶疗法、行为塑造法、代币制疗法、暴露疗法和放松疗法。

（五）集体疗法

集体疗法通常由一名或两名心理工作者主持，参加者一般为7~12人，每周1次，每次1.5小时左右，10次为一个疗程。集体心理治疗在康复中有着重要的意义和作用，在心理康复中有着特殊的地位。

四、常见康复患者心理问题的治疗

（一）急性应激障碍的治疗

急性应激障碍是由剧烈的、超乎寻常的精神刺激事件或持续困境的作用引发的精神障碍。

急性应激障碍的治疗主要采取药物治疗、支持性心理治疗和个体心理治疗。由于本病是由强烈的生活事件引起，因此心理治疗对于患者的康复很重要。本病常用的心理方法主要有支持性心理治疗、认知治疗和放松训练治疗等。

（二）创伤后应激障碍的治疗

创伤后应激障碍是指在异乎寻常的威胁或灾难性打击之后，延迟出现或长期持续的精神障碍。

药物治疗和心理治疗是创伤后应激障碍的主要治疗方法。支持性心理治疗、行为疗法、认知治疗、集体治疗等心理治疗都可运用于创伤后应激障碍。

（三）适应障碍的治疗

适应障碍的发生是心理社会应激因素与个体素质共同作用的结果，表现为烦恼、抑郁等情感障碍，适应不良行为和生理功能障碍，并产生个体社会功能受损的一种慢性心因性应激障碍。

对适应障碍的患者药物治疗不必作为首选的方法，但对情绪异常较明显的患者应酌情选用抗焦虑和抑郁药，对出现冲动行为并威胁到自身或他人安危时可给予抗精神病药治疗。支持性心理治疗、认知治疗和行为疗法是适应障碍最常用的心理康复治疗方法。

（四）抑郁障碍的治疗

抑郁障碍是以显著而持久的心境低落为主要特征的一组疾病。抗抑郁药物和抗精神病药物是临床上治疗抑郁障碍最常用的方法，认知治疗和行为疗法对抑郁症有较好的疗效，多数研究认为，其治疗效果与抗抑郁药相当，且副作用小，预后较好，尤其适合拒绝服用精神类药物的患者。

（五）焦虑障碍的治疗

焦虑障碍是以焦虑为主要表现的一种神经症，具体表现为持续性紧张或发作性惊恐状态，但此状态并非由实际威胁所引起，或其惊恐程度与现实事件不相称。

抗焦虑药治疗应是焦虑障碍首先考虑的治疗方法，深层次心理治疗可以发现患者的病因和冲突，并进行处理，阻止病情进一步发展。支持性心理治疗、认知治疗、行为疗法、催眠疗法、音乐治疗和生物反馈疗法对焦虑障碍的患者也有较好的辅助治疗作用。

（六）恐惧症的治疗

恐惧症是一种以恐惧症状为主要临床表现的神经症，对外界客观事物、情景或与人交往时，产生异乎寻常的恐惧情绪。恐惧症发作时往往伴有显著的焦虑和自主神经症状，通常采用药物控制与心理行为综合治疗方法。心理治疗一般采用支持性心理治疗、行为疗法中的脱敏或暴露治疗等。

（七）强迫症的治疗

强迫症是以反复出现的强迫症状为主要临床表现的神经症。患者意识到自身的观念或行为有悖于正常，但不能自控，无法摆脱，并因此感到焦虑和痛苦。

一般认为抗抑郁药对治疗强迫症有较好的治疗效果，但有些患者拒绝使用。心理治疗主要采用精神分析疗法、支持性心理治疗和认知治疗和行为疗法。

（八）睡眠障碍的治疗

睡眠障碍是指各种心理社会因素引起的非器质性睡眠与觉醒障碍，以及某些发作性睡眠异常情况。

睡眠障碍需要心理治疗与药物治疗相配合才能取得很好的效果，对于一些以心理因素为主的睡眠障碍患者的心理治疗主要采用支持性心理治疗、放松训练治疗、催眠治疗和行为矫正治疗。

第五节　职业康复

一、定义、宗旨及意义

职业康复是全面康复过程中的一部分，是帮助残疾人获得并保持适当的职业，进而使他们参与或重新参与社会生活的康复活动。职业康复的宗旨在于使残疾人的潜能得到最充分的发挥，残疾人的价值和尊严得以实现，获得经济独立的能力并贡献社会、回归社会。职业康复对于开发残疾人潜能，提高残疾人就业能力，保障残疾人基本生活，促进残疾人平等参与社会生活，共享社会物质文化成果及促进社会的稳定与和谐发展都具有重要的意义。

二、职业康复的内容

职业康复的主要内容大体可概括为职业评定、职业咨询、职业培训和职业指导等四个方面。

（一）职业评定

1. 定义　国际劳工组织给职业评定提出了定义："所谓职业评定，就是在实际操作中用通常的作业耐性（即以普通的操作速度，无疲劳的持续工作和对噪音、速度等各种外界因素的忍耐度）评定个人成绩，增加残疾人的自信心和对社会的责任感，让他们了解自己的潜在能力，帮助残疾人接受残疾事实，确定合理的职业方向。"

2. 意义　职业评定是制订残疾人职业康复计划的基础，通过职业评定可以掌握残疾者的整体素质、残疾类型及功能行为，适合从事何种职业及对作业环境的要求，这是制订职业康复计划不可缺少的信息资料。

3. 内容　职业评定包含功能评定和职业评估。功能评定是了解残疾者残存的肢体功能和智力水平，以及其愈后的功能恢复情况、回归社会的能力；职业评估主要是了解患者的职业兴趣、愿望、能力、需求和潜能开发。评定的目的是确定该患者相对的长处和短处、确定目标、设计培训课程。

（二）职业培训

1. 定义　职业培训是指围绕患者需要的职业愿望对患者的专业技能、工作方法、工作效率、适应工作环境、人际关系、劳动保护等方面的培训。

2. 意义　使残疾人建立自信心和产生工作的愿望，帮助残疾人掌握必需的职业知识和技能，提高残疾人对工作环境的适应能力和工作效率，这是残疾人进入职业生活不可缺少的重要环节。通过职业培训，充分利用劳动力资源，实现就业。

3. 职业培训的类别

（1）岗前培训：也称就业前培训，是为改善和提高职工队伍素质、把握就业人口质量而采取的一项重要保证措施。这一政策是对招工单位和求职人员双方提出的要求。

（2）岗位培训：指按照岗位工作的需要提高从业人员胜任本职工作能力的培训。它分为三种：一是达标性培训，即按照岗位规范性要求，取得上岗、转岗、晋升等资格的培训；二是适应性培训，即随着生产的发展变化进行适应能力的培训；三是提高性培训，即在岗人员需要进一步提高工作能力的培训。

（三）职业咨询

1. 定义　职业咨询是残疾人就有关职业问题征求咨询人员的意见。它是通过人际交往使残疾人有关职业活动方面的问题得到指导、教育和帮助的过程。

2. 意义　根据个案材料、咨询者的特性及职业特长进行综合整理，得出对其职业能力发展的印象，诊断和描述咨询者显著的特征，比较个人能力、教育和职业对能力的要求，找出并解决残疾人在其就业过程中遇到的问题。

3. 内容　职业咨询包括查阅康复档案分析资料、比较个人能力与职业对能力的需求，判断问题所在，找出解决办法，与咨询者沟通已达到的期望的目标，建立咨询档案。

（四）职业指导

1. 定义　根据残疾人的职业技能和职业适应性及我国有关劳动就业的法律和劳动力市场的需求情况，帮助求职的残疾人选择适当的职业，进而获得并保持这项工作。

2. 意义　帮助残疾人获得就业信息，树立正确的就业观，帮助已就业的残疾人适应职业环境。

3. 内容　了解残疾人在职业康复过程中已经建立起来的职业咨询、职业评定及医学和其他康复档案，了解残疾者的身体情况、职业能力、心理个性特点、兴趣爱好、家庭社会背景、学业成绩等，初步分析和掌握残疾者的职业发展能力，了解招工单位的要求条件、工资待遇、工作环境等，帮助残疾人树立正确的择业观念，在患者成功就业后，帮助其适应职业生活，胜任工作，并进行一段长时间的就业追踪。

（陈莹莹）

第九章

康复护理技术

第一节　截瘫中医康复护理

一、常见症状施护

（一）翻身困难、感觉、运动丧失

1. 评估患者四肢感觉、肌力等情况。

2. 予以气垫床，保持脊柱平直，协助患者每2小时整体翻身，红花酒按摩受压部位，保持皮肤清洁、干燥，床单位平整、干燥。

3. 做好肢体保暖，防烫伤，协助患者按摩拍打麻木肢体，力度适中，增进患者舒适度，并询问感受，指导家属辅助患者进行四肢关节屈伸运动，预防深静脉栓塞。

4. 做好基础护理，定时翻身拍背，练习深呼吸，预防肺部感染。

5. 做好心理护理，协助生活护理。

（二）大小便障碍

1. 评估患者大、小便情况，遵医嘱留置尿管。

2. 嘱患者多饮水，保持尿路通畅，留置尿管者，夹闭尿管，每2～3小时开放一次，每日用中药洗液擦洗尿道口两次，每月更换尿管一次，若尿液混浊、结晶，遵医嘱行膀胱冲洗。

3. 保持大便通畅，未合并马尾神经损伤者采用腹部穴位按摩预防便秘，大便秘结者可食用香蕉、麻油、蜂蜜等，也可遵医嘱给予番泻叶开水泡服，必要时用肥皂水灌肠。

4. 遵医嘱予针刺、艾灸、腹部按摩、中频脉冲等物理治疗。

二、生活起居

1. 病室安静整洁，定时通风，保持床单位干净整洁。对不能自理的患者，加强生活护理，协助行动不便者如厕。

2. 做好安全保护措施，合理使用保护设施，防止坠床，跌伤。

三、饮食指导

在指导患者饮食期间，动态观察患者的胃纳情况和舌苔变化，随时更改饮食计划。宜食用易消化食物，可多食肉类、豆类、蔬菜等，忌食肥甘、辛辣食物。脾胃虚弱者多食鸡蛋、瘦猪肉、牛奶、羊肉、红枣等，可少食多餐。食欲差可食用山楂或白术等。肝肾亏虚者可食用甲鱼、牛肉、猪肉等食物，以滋养精血。

1. 向患者及家属解释加强营养的重要性，做好患者的心理护理，使患者配合治疗，改善营养状况，增强免疫力，增强患者战胜疾病的信心。

2. 进食时，安排患者尽量保持舒适的坐位，避免各种不良刺激。

3. 进食品种多样，色、香、味俱全，以刺激患者的食欲，并允许患者按个人嗜好选择食物的品种。

4. 给予高蛋白膳食，蛋白质每日 1.5 ～ 2g/ 公斤体重，豆类及动物蛋白应占膳食蛋白的 50%，鱼及畜肉含蛋白质约为 15% ～ 20%，鸡蛋为 11% ～ 14%，黄豆含蛋白质高达 40% 左右，谷类为植物蛋白，一般含蛋白 7% ～ 10%。

5. 碳水化合物应适量，过多的碳水化合物会产生过多的热量，增加体内脂肪。

6. 饮食中应多用植物油，如花生油、芝麻油、菜籽油、豆油等，以利于润滑肠道，缓解便秘。

7. 选用富含植物纤维的食物，如粗粮、蔬菜、水果、豆类等，以促进排便。膳食纤维能缩短食物通过肠道时间，减少胆固醇在肠道内的吸收。

8. 食用富含维生素 B_1 的食物，如粗粮、麦麸、豆类、瘦肉、动物内脏、新鲜蔬菜等。

9.鼓励患者少食多餐，细嚼慢咽，利于食物的消化吸收。

四、药物护理

1.中药汤剂宜温服，丸剂用温开水送服，或用水溶化后服用，观察服药后效果及反应。

2.神志不清者或存在吞咽障碍的患者，可采取鼻饲方式服用汤剂。

五、脊髓损伤康复护理技术

（一）脊髓损伤轴线翻身

为了保持脊柱处于同一水平，防止脊柱扭曲加重病情，将头、肩、胸和腰、髋部保持在一条轴线上同时翻身的一种护理操作技术。

1.双人协助轴线翻身法

（1）移动患者：两名操作者站在床的同侧，将患者手臂置于胸前，一名操作者双手分别置于患者肩部、背部，另一名操作者双手置于患者腰背、髋部，一名操作者喊口令，两人同时用力将患者移动至近侧。

（2）协助侧卧：操作者双脚前后分开，两人双手分别置于患者肩部、腰背部、髋部、大腿等处，一名操作者发口令，两人动作一致地将患者整个身体呈轴式翻转至侧卧。

（3）安置体位：将一个软枕放于患者背部支撑身体，另一个软枕放于膝盖间，并使双膝呈自然弯曲状，检查对侧上、下肢是否受压，确保患者舒适。

2.三人协助轴线翻身法

（1）移动患者：将患者手臂置于胸前，一名操作者站于患者的头侧，固定患者头、颈部，纵轴向上略加牵引，使头、颈部随躯干一起慢慢移动，另外两名操作者站在患者同侧，第二名操作者双手分别置于患者肩部、背部，第三名操作者双手置于患者腰背部、髋部，使患者头、颈、胸、腰、髋保持在同一水平线上，由一名操作者发口令，三人同时移动患者至近侧。

（2）转向侧卧：由一名操作者发口令，三人同时向同一方向协助患者翻转至侧卧，翻转角度不超过60°。

（3）安置体位：将一个软薄枕垫于患者头颈部，一个软枕置于患者背部支撑身体，另一个软枕放于两膝之间并使双膝呈自然弯曲状，颈椎损伤患者用沙袋固定头颈两侧；检查对侧上、下肢示否受压，确保患者舒适。

3. 观察与记录

（1）观察患者生命体征、病情及主诉。

（2）记录患者翻身的时间、体位、皮肤状况。

（3）记录引流管、伤口敷料情况。

4. 注意事项

（1）保持脊柱在同一轴线，协助患者翻身时，指定一名操作者为发令者，其他操作者协助，所有人听口令同时向同一个方向用力，协调一致，以保持患者脊柱平直在同一轴线上，维持脊柱的生理弯曲，避免发生脊柱的二次损伤。对于颈椎损伤或颈椎不稳定的患者，翻身时勿旋转患者的头部，以免加重神经损伤而发生意外。

（2）翻身角度不可大于60°，避免由于脊柱负重增大而引起关节突骨折。

（3）翻身前要充分评估患者的病情和体重、合作情况及操作者的体力，选择双人或多人翻身法，注意充分运用节力原则，保障患者安全，防止坠床，并为患者保暖。

（4）避免拖、拉、拽等动作，防止发生皮肤损伤。

（5）对于气管切开的患者要注意将气管切开外部覆盖清洁湿纱布，防止异物坠入。

（6）有引流管患者，关闭引流管，将引流管预留足够长度并将引流袋置于翻身侧，以防止发生返流和脱管。

（7）保持床单位干净整洁，对于二便失禁患者应做好相应防护措施。

（二）脊髓损伤体位摆放

1. 仰卧位

截瘫上肢：上肢位置根据患者意愿随意放置。

四肢瘫上肢：肩可放置在内收、中立前伸位置，肘伸直，腕背伸30°~40°。

下肢：伸髋并外展，与肩同宽。伸膝，膝关节下垫3~5cm软垫，但避免过伸，踝关节中立位，双侧髋关节外侧各放1个枕头（或应用下肢长度的抱枕垫于两侧大腿至小腿外侧），以保持髋关节外展而不旋转，双下肢之间放一个枕头，双足底放置具有支撑能力的体位垫，保持踝关节中立位。

2. 侧卧位

截瘫上肢：随意放置。

四肢瘫上肢：下方上肢肩前伸并屈曲90°，以防身体直接压在肩上，伸肘，前臂旋后，上方上肢肩同上，稍屈曲，前臂旋前，在胸壁和上肢之间放一枕头，用枕头支撑手臂，腕背伸30°～40°，手指稍屈曲，拇指对掌，必要时佩戴手功能位矫形器。

下肢：双下肢稍屈曲，屈髋（骨盆旋转超过30°）、屈膝，踝背伸。双下肢前后放置，上方下肢放于下方肢体前方并垫枕头，枕头要将上方下肢及足托起，足底垫枕，保持踝关节背伸，腰背部垫三角形体位垫。

3. 轮椅上坐位

截瘫上肢：双肘自然平放于两侧扶手上或随意放置。

四肢瘫上肢：双肘放于两侧扶手上，双手掌伸展放置在扶手上或胸前放一个枕头将双手放置在枕头上。

躯干及下肢：

（1）背部紧靠椅背，身体居中，重心平均分布在臀部，系好安全带。

（2）双腿间使用撑腿器或体位垫，防止髋内收及股骨内侧髁受压。

（3）双脚平放于脚踏板上，固定手刹。

4. 注意事项

（1）保持身体姿势和位置

①维持脊柱正确生理曲度，避免由于躯干扭曲，造成二次损伤。

②双下肢内收肌肌张力较高者，在两腿间放置支撑器，避免髋内收及股骨内侧髁和踝受压。

③避免不良姿势引发痉挛。

（2）安全防范

①翻身时遵循轴线翻身原则，注意保暖及防止坠床。

②翻身时先将各种管路整理好，确保身体移动时管路无滑脱。

③保持踝关节背伸，防止足下垂。

④注意皮肤受压情况，每 2 小时翻身一次，保持床单位平整、干燥，做好二便护理。

（三）脊髓损伤轮椅转移

为扩大患者躯体活动范围、减轻受压皮肤，指导并训练患者从床到轮椅或从轮椅到床的操作引导。

1. 截瘫患者轮椅转移

（1）垂直转移法：将轮椅推至床旁并与床成直角，固定手刹。患者坐床上，背向轮椅，微屈膝，身体前倾，双手支撑床面，缓慢将臀部移向靠近轮椅的床边。用双手握住轮椅扶手的中间位置，用力撑起上身，通过重心转移，使臀部落在轮椅内，再次调整好臀部位置。打开手刹，缓慢向后驱动轮椅，直至足跟移到床边缘。固定手刹，将脚放置于脚踏板上，调整好轮椅上的坐姿，系好轮椅的安全带。轮椅到床的转移步骤与之相反。

（2）侧方转移法—轮椅卸去扶手：将轮椅推至与床平行或呈 30° ~ 45° 夹角，固定手刹，卸去靠床沿一侧轮椅扶手。患者坐在床上，双手支撑床面，把臀部抬高慢慢移向轮椅侧，坐在轮椅侧的床边缘。用靠近轮椅侧的手握住轮椅对侧的扶手，另一侧手撑住床面，调整好身体的平衡，双手同时用力将身体撑起转移到轮椅坐好，双手将双足放在脚踏板上，调好轮椅上坐姿，系好安全带。轮椅到床的转移步骤与之相反。

（3）侧方转移法—轮椅扶手无法拆卸：将轮椅推至与床呈 30° ~ 45° 夹角，固定手刹。患者坐在床上，双手支撑床面，操作者协助患者将双下肢垂于床边，患者坐床边，双脚着地，双脚前后错开（靠轮椅脚在前），双手交叉搂住操作者的颈部，操作者面向轮椅一侧，双腿夹住患者双膝，双手抓住患者裤带，将患者提起转移到轮椅上。将患者双足放于脚踏板上，调整坐姿，系好安全带。轮椅到床的转移步骤与之相反。

2. 四肢瘫患者轮椅转移

（1）侧方转移法：将轮椅固定于床边，与床约成 20° 夹角，固定手刹，患者取坐位，躯干前屈，双臂交叉于肋下。一位操作者站在患者身后，双腿夹住轮椅一侧后轮，双手从患者腋下穿过，抓住患者交叉的前臂，两臂环绕患者胸部并夹紧其胸廓下部。另一位操作者面向床，双脚前后站立，双臂托住患者下肢，一手放在大腿部，另一只手放在小腿部，患者越重手的位置越高。两位操作者同时将重心后移，抬起患者，再退一步将患者放在轮椅上。轮椅到床的转移步骤与之相反。

3．注意事项

（1）转移前护理人员应评估患者能力、全身及局部肢体的活动情况，对轮椅坐位耐受程度，使用轮椅的认知程度及接受程度。

（2）体位转移前消除患者紧张心理，以配合转移训练。

（3）详细讲解转移的方向、方法和步骤技巧，使患者处于最佳的起始位置，并对患者全身皮肤进行检查，有无压红、破溃等。

（4）转移时，床与轮椅之间的平面高度尽可能平行，再次确认床与轮椅的角度及床与轮椅刹车是否固定好。

（5）转移过程中，动作轻柔，不可暴力拉、拽，避免碰伤肢体、臀部、踝部的皮肤，并尽可能发挥患者的残存能力进行转移。

（6）患者转移动作不熟练时，为确保患者安全，护士应辅助。

六、预防并发症

1.皮肤护理　患者长期卧床，局部皮肤受压缺血，容易发生压疮，好发于骨突隆处，间歇性解除压迫是有效预防压疮的关键。每2小时翻身1次，按摩骨突隆处。对于痉挛性截瘫患者，为了避免肢体相互摩擦，可用棉枕或海绵枕隔开。保持床单位平整清洁。大小便失禁时，应及时擦洗，并保持肛周皮肤清洁。由于自主神经紊乱，对周围环境温度变化丧失了调节和适应的能力，常出现高热或低温，高热时一般采用物理降温，如冰敷，温水擦浴等；低温时注意保暖，但避免使用热水袋，以防烫伤皮肤。

2.泌尿系统感染　因长期卧床，长期留置尿管引起，注意多饮水，忌吸烟，保持会阴部清洁，尿袋不得高于耻骨联合，防止尿液倒流引起逆行感染。

3.肺部感染　应该加强主动和被动功能锻炼，鼓励患者咳嗽或深呼吸，侧卧时给予患者拍背，以助排痰。

4.便秘　长期卧床及截瘫患者由于肠蠕动减慢和肛门括约肌功能障碍，可致消化功能紊乱，发生腹胀和便秘，不宜食牛奶、豆类等易产气食物。饮食要定时、定量，多食粗纤维食物，多饮水，防止大便干燥。每2~4小时顺时针按摩腹部，可促进肠蠕动，帮助排便。必要时在医生指导下应用泻药，观察治疗及用药效果。

5.关节僵硬和畸形　因肢体瘫痪或痉挛，下肢常发生足下垂，关节也常发生僵硬。每日应协助患者被动活动和按摩肢体，肢体关节置于功能位，用护架支起被褥，防止压迫足趾形成足下垂。

七、情志调理

根据患者个人情况的不同，正确运用语言技巧，采用劝说开导法、愉悦开导法，转移注意力，保持心情舒畅。

八、健康教育

1.截瘫患者由于感觉、运动功能丧失，易发生肌肉萎缩、关节强直或屈曲挛缩等，因此，应根据患者具体情况制订个体化的锻炼计划。功能锻炼与治疗同时进行，被动活动肢体各关节，向心性按摩肌肉，不锻炼时将肢体置于各关节功能位。在指导功能锻炼的过程中，注意观察患者的适应性和患肢反应。

2.休息时睡硬板床，取仰卧位，避免屈曲畸形卧位，如病变上行侵犯至上段胸椎及颈椎时，应注意停用枕头。

3.平时生活中，保持功能位。避免体重超重，以免加重关节负担。

4.鼓励患者每日坚持深呼吸。对生活不能自理的患者，应定时翻身、拍背，同时督促咳嗽，避免发生肺部感染。

（刘洪涛　孙薇　王丹）

第二节　偏瘫中医康复护理

适用于中风发病2周至6个月处于恢复期的偏瘫患者。

一、常见症状施护

（一）半身不遂

1. 观察四肢肌力、肌张力、关节活动度和肢体活动的变化。

2. 协助患者良肢位摆放、肌肉收缩及关节运动，减少或减轻肌肉挛缩及关节畸形。

3. 尽早指导患者进行床上主动活动训练。

4. 做好各项基础护理，满足患者生活需要。

5. 遵医嘱选用以下中医护理特色技术 1~2 项。

（1）舒筋活络浴袋洗浴。

（2）中频、低频治疗。

（3）拔罐疗法。

（4）艾灸治疗。

（5）穴位拍打。有下肢静脉血栓者禁用，防止栓子脱落，造成其他组织器官血管栓塞。

（6）中药热熨。

（二）舌强语謇

1. 建立护患交流板，与患者良好沟通。

2. 训练有关发音的肌肉。

3. 利用口形及声音进行字、词、句训练，采用"示教—模仿方法"来纠正发音错误，单音训练 1 周后逐步训练患者"单词—词组—短句"发音。

4. 对家属进行健康宣教，共同参与语言康复训练。

5. 遵医嘱按摩廉泉、哑门、承浆、通里等穴位，以促进语言功能恢复。

（三）吞咽困难

1. 对轻度吞咽障碍患者，以摄食训练和体位训练为主。

2. 对中度、重度吞咽障碍患者采用间接训练。

3. 对有吸入性肺炎风险患者，给予鼻饲饮食。

（四）便秘

1. 气虚血瘀证患者大多为慢传输型便秘，指导患者或家属用双手沿脐周顺时针按摩，每次 20~30 周，每日 2~3 次，促进肠蠕动。

2. 鼓励患者多饮水，每天在 1500mL 以上；养成每日清晨定时排便的习惯，克服长时间如厕，忌努争。

3. 饮食以粗纤维为主，多吃增加胃肠蠕动的食物，如黑芝麻、蔬菜、瓜果等，多饮水，戒烟酒，禁食产气多的食物，如甜食、豆制品、洋葱等。热秘患者以清热、润肠、通便饮食为佳，可食用白萝卜、蜂蜜汁；气虚便秘患者以补气血、润肠通便饮食为佳，可食用核桃仁、松子仁；芝麻粥适用于各种证型的便秘。

4. 遵医嘱选用以下中医护理特色技术 1~2 项。

（1）穴位按摩。

（2）耳穴贴压（耳穴埋豆）。

（3）艾条温和灸。

（4）葱白敷脐（行气通腑）。

（5）必要时遵医嘱用番泻叶泡水顿服。气虚血瘀、肝肾亏虚患者不适用。

（五）二便失禁

1. 观察大便次数、量、质及有无里急后重感，尿液的色、质、量及有无尿频、尿急、尿痛感。

2. 保持会阴皮肤清洁干燥，如留置导尿，需做好留置导尿护理。

3. 多吃健脾养胃益肾食物，如山药、薏苡仁、小米、木瓜、南瓜、胡萝卜等。

4. 遵医嘱选用以下中医护理特色技术 1~2 项。

（1）艾条灸穴位。

（2）耳穴贴压（耳穴埋豆）。

（3）穴位按摩。

（4）中药贴敷加红外线灯照射。

二、生活起居

1. 调摄情志，建立信心，起居有常，戒烟酒，慎避外邪。

2．注意安全，防呛咳窒息、跌倒坠床、烫伤、走失等意外。

三、饮食指导

1．风痰瘀阻证患者宜食用祛风化痰开窍的食物，如山楂、荸荠、黄瓜，食疗方如鱼头汤，忌食羊肉、牛肉、狗肉等。

2．气虚血瘀证患者宜食用益气活血的食物，如山药、木耳，食疗方如大枣滋补粥（大枣、枸杞、瘦猪肉）。

3．肝肾亏虚证患者宜食用滋养肝肾的食物，如芹菜黄瓜汁、清蒸鱼等，食疗方如百合莲子薏仁粥。

4．神志障碍或吞咽困难者，根据病情予禁食或鼻饲喂服，鼻饲者需补充足够的水分及富有营养的流质食物，如果汁、米汤、肉汤、菜汤、匀浆膳等，饮食忌肥甘厚味等生湿助火之品。

5．注意饮食宜忌，如糖尿病患者注意控制葡萄糖及碳水化合物的摄入，高脂血症患者注意控制总热量、脂肪、胆固醇的摄入等。

四、用药护理

（一）内服中成药

1．胶囊　如活血化瘀的通心络胶囊、脑安胶囊、丹灯通脑胶囊等，脑出血急性期忌服。

2．丸剂　如华佗再造丸，服药期间如有燥热感，可用白菊花蜜糖水送服，或减半服用，必要时暂停服用 1~2 天；或安宫牛黄丸，服用期间饮食宜清淡，忌食辛辣油腻之品，以免助火生痰。

3．颗粒　如养血清脑颗粒，忌烟、酒及辛辣油腻食物，低血压患者慎服。

（二）注射用中成药

醒脑静注射液含芳香走窜药物，开启后应立即使用，防止挥发；生脉注射液用药宜慢，滴速 < 30 滴 / 分钟，并适量稀释；脑水肿患者静脉滴注中药制剂时不宜过快，一般以不超过 30~40 滴 / 分钟为宜，具体使用注意事项参照药品使用说明书。

五、康复护理技术

（一）床上体位及其变换

体位一般指人的身体位置，应用在临床上通常指的是在治疗、护理中需要采取并能保持的身体姿势和位置。目的是对抗痉挛姿势的出现，预防痉挛加重或减轻痉挛，预防肺部感染和泌尿系感染，预防压疮的发生和关节挛缩、变形等。

1．床上体位

【适应证】脑血管病所致偏瘫患者发病的初期阶段。

【操作步骤】

（1）健侧卧位：健侧在下，患侧在上。健侧卧位有利于患侧的血液循环，减轻患侧肢体的痉挛，预防患肢浮肿。患侧上肢用枕头在前面垫起，抬高约100°。肩前伸，肘伸直，腕背伸，五指伸展。患侧下肢向前屈髋、屈膝，并完全由枕头垫起，脚不能悬在枕头边缘。健侧肢体取舒适位置。

（2）患侧卧位：患侧在下，健侧在上。患侧卧位是所有体位中最重要的体位。患侧卧位可以增加对患侧的刺激，并伸展患侧，以避免诱发或加重痉挛，健手可以自由活动。患侧卧位时，头部稍前屈，躯干稍向后倾，后背用枕头稳固支持。患侧上肢前伸，肘伸直，腕伸展，掌心向上，手指伸开。下肢健侧在前，髋、膝稍屈曲；患侧在后，膝屈曲，踝背伸。注意保持患侧肩胛骨前伸。

（3）仰卧位：尽可能少采用仰卧位，因为这种体位会使偏瘫侧骨盆后旋，同时也增加了骶尾部、足跟外侧和外踝处压疮发生的风险，可作为一种替换体位短时间内采用。仰卧位时头部枕于枕头上，但枕头不宜过高，以免发生胸椎屈曲。在患侧肩胛下放一个薄枕头，使肩前伸，以防止出现肩关节半脱位，并使肘部伸直，腕关节背伸，手指分开。患侧臀部及大腿外侧垫枕头使髋关节稍内旋，膝关节屈曲，踝关节稍背伸，足底平放于床上。

2．体位变换

【适应证】偏瘫患者健侧有一定的肌力，并能带动患侧的肢体，躯干或骨盆要有一定的活动度。

【操作步骤】

具体方法见第七章第三节"转移技术"。

（二）移乘

【适应证】偏瘫患者能保持身体的稳定，有一定协调性和准确性，并具有坐位、站位、平衡及转移的能力。

【操作步骤】

具体方法见第七章第三节"转移技术"。

六、预防并发症

（一）防止压疮的发生

1. 定时翻身，一般每2小时翻身1次。在翻身时切忌在床上拖、拉，以防止擦伤皮肤。

2. 对压疮易发部位进行按摩，压力由轻到重，再由重到轻，环形按摩。

3. 骨突出处可用气圈或棉圈垫，减少受压。

4. 大小便失禁的患者应注意保持皮肤和床褥干燥。

5. 定期用温水给患者擦澡。

（二）防止肢体肌肉挛缩和关节畸形

协助患者保持良肢位，协助其被动运动。防止上肢内收挛缩，可在患者腋下放置枕头；防止足下垂，可在患肢给予夹板等。应尽早帮助患者进行被动运动，各关节每日被动运动2~3次，每次每个关节各方向运动5次以上，运动要轻柔，切忌粗暴，以免引起疼痛及损伤组织。

（三）防止泌尿系感染

留置导尿管的患者应用无菌引流袋，每日更换1次，密切观察尿液的颜色、气味，如有混浊、臭味则为泌尿系感染。鼓励患者多饮水。

七、情志护理

1. 语言疏导法　运用语言，鼓励病友间多沟通、多交流。鼓励家属多陪伴患者，家庭温暖是疏导患者情志的重要方法。

2．移情易志法　通过游戏娱乐、音乐等手段或设法培养患者某种兴趣、爱好，以分散患者注意力，调节其心境情志。

3．五行相胜法　在情志调护中，要善于运用《黄帝内经》关于情志治疗的五行制约法则，即"怒伤肝，悲胜怒；喜伤心，恐胜喜；思伤脾，怒胜思；忧伤肺，喜胜忧；恐伤肾，思胜恐"。同时，要注意掌握情绪刺激的程度，避免刺激过度带来新的身心问题。

八、健康教育

1．饮食宜清淡，多吃新鲜蔬菜、水果、豆制品及海带、海蜇、虾皮和虾米等，适当进食鱼肉、鸡肉、蛋、奶及奶制品，以保证足够的蛋白质摄入。高血压病患者要控制食盐的摄入，一般每天 5g 为宜。

2．要经常翻身，以免发生压疮。注意居室卫生，经常开窗通风，但又要避免穿堂风，当心着凉感冒。保持大便通畅，必要时通便。要保证患者有足够的休息时间和睡眠，以利早日康复。

3．向患者讲解引起中风的因素，如情绪不佳，饮食不节，过度劳累，气温变化，大便干结，服药不当及各种疾病等都是中风的诱因，应尽量避免，以防复发。

（刘洪涛、王丹、杨淞然）

第三节　四肢骨折中医康复护理

一、常见症状施护

（一）疼痛

1．评估疼痛的诱因、性质、活动、指（趾）端感觉及运动情况。

2．手法复位后置患肢于功能位，持续外固定（夹板、钢丝托、石膏），抬高患肢并制动，指导患者活动患肢末端小关节，训练股四头肌、腓肠肌等长肌肉收缩活动。

3．观察患肢皮温、皮肤颜色、肢体感觉及运动情况，如患者出现患肢末端皮温低，颜色紫暗，局部出现跳痛、麻木时，应立即告知医生及时处理。

4．教会患者通过疼痛量表表述疼痛的程度。

5．指导患者采用分散注意力、放松的方法来缓解疼痛，如看电视、阅读书报、玩游戏等。保持环境安静、清洁、整齐，室内光线柔和，以增加患者的舒适度。

6．遵医嘱给予止痛药物，观察用药效果及反应。

7．协助患者生活护理，满足各种生活的需要。

（二）肢体肿胀

1．评估肿胀部位、程度及伴随症状，并做好记录。

2．评估患肢皮肤温度和颜色、动脉搏动、毛细血管充盈时间及被动活动手指（足趾）时的反应等。抬高患肢，安置舒适体位，注意保暖，防止受凉。

3．检查外固定包扎的松紧度，发现问题时，报告医生，及时调整。

4．瘀血肿胀处可遵医嘱用中药外敷或中药涂擦，注意观察局部反应，评估药物疗效。

（三）肢体活动受限

1．评估患肢活动情况。

2．做好健康教育，卧床时抬高患肢，教会患者将患肢摆放于功能位。

3．保持病室环境安全，物品放置有序，协助患者生活护理。

4．在不影响骨折愈合的前提下，制订并实施功能锻炼计划，骨折早期应抬高患肢，指导和督促患者进行末梢关节的功能锻炼，每天 3~4 次，每次 15~30 分钟，随时间延长，可适当增加运动量。中期要逐步增加肌力锻炼，肌力达一定程度后，逐步增加对抗锻炼。由于骨折处于初步愈合，关节活动应当慎重。后期可逐渐行负重训练，嘱患者及家属锻炼时注意循序渐进。

5．遵医嘱予物理治疗如低频脉冲等，或采用中药涂擦、中药外敷等治疗。

6．适时按摩患处，活血通络。

二、非手术治疗

（一）锁骨骨折

手法复位外固定：

1．对无移位者可采用三角巾悬吊 3 周。

2. 对有移位的骨折，应使患者维持双肩后伸的体位，然后以绷带"8"字固定6~8 周。

3. 整复前告知患者整复方法及配合的注意事项。

4. 整复后注意观察患肢肢端活动、感觉及血运情况。

5. 卧床时注意取舒适卧位。

6. 起床时有人协助，避免跌倒。

7. 根据骨折分期逐渐进行功能锻炼。

（二）肱骨髁上骨折

手法复位外固定：

1. 如受伤时间短，局部肿胀轻，没有血液循环障碍者，复位后在后侧用石膏托在屈肘位固定 4~5 周，屈肘角度以能清晰地扪到桡动脉搏动，无感觉运动障碍为宜。

2. 如伤后时间较长，局部组织损伤严重，出现骨折部严重肿胀时，卧床休息，抬高患肢，或尺骨鹰嘴悬吊牵引，牵引重量 1~2kg，同时加强手指活动，3~5 天肿胀消退后行手法复位。

（三）尺骨鹰嘴骨折

手法复位后将患肢置于屈肘 0°~20°，用前后超关节夹板固定 3 周，再逐渐改为在屈肘 90° 固定 1~2 周。

（四）尺骨、桡骨骨折

手法复位外固定：

1. 事前告知患者复位方法及配合的注意事项。

2. 做好患肢皮肤清洁，检查皮肤有无破损、溃疡等。

3. 整复时，一般选择坐位，老年人选择平卧位，嘱患者自然放松，配合固定体位。

4. 密切观察患者的反应，询问患者感受，根据情况采取相应措施。

5. 治疗中体现爱伤意识，注意对患者隐私的保护，冬季注意保暖。

6. 整复后以小夹板绷带固定稳妥。

（1）治疗前告知患者小夹板固定的方法及配合的注意事项。

（2）整复完成后告知患者严格遵医嘱保持患肢制动，以防移位。

（3）固定时随时观察患者的反应，询问患者感受，根据情况调整小夹板。

（4）小夹板包扎的松紧度，以布带能在夹板上下移动1cm为标准。随着患肢肿胀逐渐消退，调整布带松紧度。

（5）密切观察患肢远端感觉、运动、血液循环及皮肤色泽等情况，重视患者的主诉，以便及时处理。

（6）整复固定完成后，搬动患者时，注意患肢保护，保持正确的位置，防止骨折端移位。

（7）固定期间，抬高患肢并保持患肢的功能位。站立或坐位时肘关节屈曲90°，前臂旋前中位，用绷带或三角巾悬挂于胸前。卧床休息时，帮助患者的患肢摆放舒适，保持固定位置，患肢抬高30°。

（8）骨折复位后2周内应固定在掌屈偏向尺侧位，在固定期间禁止手向背屈位和桡侧活动；2周以后应固定在功能位置，即手略微背屈位置。

（9）整复固定后麻醉药效消失，患者感觉正常后，即可指导并协助患者进行功能锻炼。

（五）下肢骨折

1. 股骨颈骨折　患者可穿防旋鞋，下肢30°外展中立位皮肤牵引，卧床6~8周。

2. 股骨干骨折　卧床期间保持患肢外展中立位，即平卧时两腿分开30°，腿间放枕头，脚尖向上或穿"丁"字鞋。不可使患肢内收或外旋，坐起时不能交叉盘腿，以免骨折移位。

3. 胫骨、腓骨骨折

手法复位外固定：

（1）告知患者手法复位的方法及配合的注意事项。

（2）复位后抬高患肢小腿，置于布朗氏架上，踝关节背伸90°，足尖向上，保持外展中立位，一周后患肢可取自由体位。

（3）复位后观察患肢疼痛、活动度、感觉、温度等情况。

（4）将患肢适当抬高，保持中立位，患者周围可垫枕头保持平衡。

（5）新鲜石膏固定后应观察石膏的温度，结合患者的感觉，如果感觉过热，应马上报告医生，防止石膏过热，烫伤患肢皮肤。

（6）持续外固定观察患肢末梢循环，持续（夹板、钢丝托、石膏）外固定应松紧适宜，衬垫适当，过紧可能导致肢体缺血，发生骨筋膜室综合征，过松则起不到固定的作用。如局部肿胀严重，外固定过紧，患肢局部疼痛剧烈，触痛明显，发生骨筋膜室综合征，应行开窗减压治疗，注意加强局部皮肤护理，保持局部持续引流通畅，严格执行无菌技术操作，预防感染。

（7）每日观察足趾感觉、活动及皮肤情况，注意有无压迫。倾听患者主诉，注意观察夹板或石膏托压迫部位的皮肤有无破损。

（8）石膏拆除后，患肢骨折基本相连，但不能负重，仍不能下地行走，在此期间，应注意膝关节和踝关节的进一步功能锻炼。

（9）闭合穿针内固定：①定时观察针孔处有无渗血，若有渗血，在外敷料上划出渗血范畴，如渗血不止，血色变深，应及时报告医生处理。②观察患肢针孔周围及肢端皮肤的色泽和温度，若皮肤发白发凉，表明血运差，可用热水袋置肢端旁保暖。③行骨牵引的患者，要注意牵引质量、方向、牵引力等。牵引时患者患肢需长时间保持这种固定姿势，所以如有着力或受压部分很容易出现皮肤坏死、压疮等。④每日进行针孔周围皮肤消毒，严格执行无菌技术操作，预防感染。

4．跟骨骨折

手法复位外固定：

（1）整复前告知患者整复方法及配合的注意事项。

（2）观察骨折部位疼痛、肿胀及血运情况。

（3）观察外固定包扎的松紧度，发现问题时，报告医生，及时调整。

（4）观察患肢皮肤温度和颜色、动脉搏动、毛细血管充盈时间及被动活动足趾时的反应等。

三、围手术期护理

（一）术前宣教

1．心理护理　突如其来的意外创伤使患者的身体、心理均遭受严重打击，使患者处于一种恐惧、紧张、无助的心理状态。

（1）首先责任护士对患者进行详尽周到的入院宣教，并认真倾听患者主诉，运用叙事护理五大核心技术走进患者故事，进行解构改写，帮助患者树立战胜疾病的信心。

（2）辅以鼓励法、列举成功案例、邀请病友交谈等方式，向患者讲解疾病相关知识，如四肢骨折发生后的临床表现、目前取得的治疗进展、后期康复治疗计划等，说明术后肿胀发生的机制、处理措施等，缓解患者紧张、恐惧的情绪，并将心理护理贯穿患者住院始终。

2. 疼痛管理　患者面对疼痛应该是无痛而不是忍痛，要为患者缓解并解除疼痛，使患者感到舒适，消除恐惧和紧张情绪，增强患者康复的信心，做好疼痛健康教育、疼痛评估、超前镇痛及多模式镇痛。

3. 功能锻炼　术前需掌握功能锻炼方法，以利于术后康复锻炼的早期开展，指导患者翻身、坐起、功能锻炼等训练。肢体活动受限的患者应定时翻身，双下肢主动或被动运动，预防压疮及下肢深静脉血栓发生。

4. 肌肉力量的练习　入院当日即开始有效踝泵及直腿抬高的练习，肌肉收缩应有节奏地缓慢进行，尽最大力量收缩，保持5~10s，然后放松，每天3次，每次5~10分钟，以不引起疲劳为宜。

5. 肺康复　吸烟患者要求术前忌烟。指导患者深呼吸，以增加肺活量，减少肺残气量，鼓励患者有效咳嗽咳痰，在患者身体允许情况下，床头抬高30°，定期翻身叩背，防止肺不张和肺部感染。

6. 床上大小便的训练　可减少术后尿潴留和便秘的发生，减轻患者痛苦。

（二）康复护理评估

1. 入院当日进行日常生活能力评估（Barthel 指数评分）。

2. 危重及一级护理患者进行压疮评估（Braden 评估量表），评分 ≤ 18 分者，放置预防压疮标识，并宣教、记录。

3. 老年患者、肢体残疾患者进行跌倒评估，跌倒评分单项有问题者，均应放置预防跌倒标识，并宣教、记录。

4. 卧床期间患者符合下列情况之一：老年患者、幼儿、脑血管意外后遗症、精神异常、意识障碍者，应放置防止坠床标识，并宣教、记录。

5．患肢评估

（1）定时测量患者双下肢腿围并做好记录，若发现异常，需提高警惕，遵医嘱给予下肢 B 超检查、使用抗凝药，并监测患者的血常规、凝血功能，严密观察患者的意识，有无皮肤瘀点瘀斑、牙龈出血及大小便出血等出血倾向。

（2）评估患肢皮肤完整性并给予局部冰敷。

（3）评估患肢感觉、运动及肿胀情况，将患肢抬高，高于心脏水平，以利于肢体静脉血液回流，减轻肢体肿胀。

（4）评估患肢动脉搏动、皮肤温度、皮肤颜色及指（趾）活动情况。

6．评估并预防骨筋膜室综合征

（1）早发现早治疗，观察患肢肿胀情况，尤其合并骨折及血管损伤者。

（2）对使用绷带、石膏、夹板等外固定患者，注意外固定物的松紧度，注意患肢有无神经压迫症状及 5P 征（持续性疼痛、患肢苍白、无脉、感觉异常和运动障碍）。

（3）患肢肿胀明显者，可遵医嘱给予消肿药及脱水剂。

（三）术前准备

1．遵医嘱进行术前常规检查，并向患者及家属讲解各种检查的意义和配合方法。

2．术前一日协助患者清洁皮肤，术区备皮，防止切口感染。提前取下义齿、发夹、眼镜、手表、首饰等，嘱患者勿化妆、涂指甲油等。

3．遵医嘱做好药物过敏试验并记录结果。

4．按手术要求，做好肠道准备，遵医嘱术前禁食水，防止术中呕吐物吸入呼吸道引起窒息。

5．睡眠障碍者术前一晚应遵医嘱服用促睡眠药。

6．长期规律服用降压药、强心药等药物的患者，应于术日早晨 6 时遵医嘱继续服用，注意需用一小口水送服并宣教。

7．术日早晨测量生命体征，如有感冒、发热、女性月经来潮或药物反应等其他病情变化，均应报告医生，决定是否延期手术。

8．遵医嘱留置尿管或排空膀胱。

9．患者、责任护士、手术室护士需三方共同核查腕带信息，检查手术部位，确认无误后方可进入手术室。

（四）术后护理

1. 妥善搬运患者，搬运时注意保护伤口及各种管路。

2. 根据麻醉方式和手术方式取合适体位，告知患者及家属特殊体位的目的、方法及注意事项。

3. 密切观察患者生命体征及病情变化。

4. 伤口及引流管的观察与护理

（1）密切观察伤口敷料有无渗液及渗血，如渗出较多时应及时更换，预防感染。

（2）监测患者体温变化及伤口情况，若体温上升，伤口出现红、肿、热、痛，提示发生感染，应立即报告医生。

（3）将引流管安置妥当，防止管道受压、打折或脱出，遵医嘱给予夹闭或打开伤口引流瓶。

（4）严密观察和记录引流液的颜色、性状和量，如果2小时引流液量＞400mL，应密切观察生命体征变化，警惕低血容量的发生，及时通知医生，给予止血药并关注血红蛋白情况。

5. 疼痛管理 做好疼痛健康宣教，评估疼痛的部位、性质、程度、持续时间及诱因，观察用药后的情况，做好疼痛管理，减轻患者疼痛。

6. 睡眠管理 进行睡眠障碍筛查，制订干预方案，评估预期效果。

7. 给予患者物理因子治疗，气压式血液循环泵预防血栓，促进血液循环；经皮神经电刺激疗法预防肌肉萎缩；红外线可作为手法治疗前的辅助治疗，软化瘢痕；关节功能锻炼器（CPM机）防止关节僵硬。

8. 功能锻炼 遵医嘱协助患者尽早下床活动，功能锻炼应循序渐进，体现个性化。

（五）康复指导

1. 上肢骨折康复指导

（1）锁骨骨折术后康复：麻醉恢复后即可开始练习手部及腕关节、肘关节的各种活动，如抓空法、伸指伸腕法等，2~3周后做肩部后伸活动如弯腰画圈法等，3~4周后可逐渐做肩关节的各种活动，重点是外展和旋转活动。嘱患者保持正确姿势，早期禁止做肩前屈动作，防止骨折前移。主要目的是恢复肩关节活动范围，保持肩部周围肌肉力量，恢复肩关节日常生活能力。

术后 1 周，肩部固定，保持内收内旋，肘关节维持 90° 屈曲，主要进行肘、前臂、腕、手关节主动关节活动度的训练。第 2 周，在不引起肩关节疼痛的前提下做垂臂钟摆练习，增加手指的等张握力练习、腕部的抗阻力屈伸运动、肘关节的静力性抗阻力屈伸练习，并做肩部外展、旋转的被动运动，三角肌等长运动或助力运动。第 3 周，增加肘部屈伸与前臂内旋、外旋的抗阻力练习，仰卧位做头与双肘支撑的挺胸练习，还可以开始做肩关节的被动活动度训练和肌力练习。第 4~8 周，可进行肩部的全方位主动功能练习，配合一些器械进行训练，逐渐增加抗阻力训练，增加肩袖肌群力量训练。第 8 周后，增加训练的强度，应用关节松动术，改善关节周围软组织和关节囊的紧张度，恢复其柔韧性、伸张度，恢复正常的关节活动范围。在治疗前，可做肩关节局部热敷治疗，以改善局部的血液循环和紧张度，增加关节松动术的效果。

（2）肱骨髁上骨折术后康复：麻醉恢复后即开始练习握拳、伸指运动及肩关节、腕关节活动，术后 4~6 周开始练习肘关节屈伸，前臂旋转。主要目的是促进骨折愈合，尽快恢复肩肘关节活动范围，预防肌肉萎缩和肌力下降。

术后 1 周，可以做手指的屈、伸，腕关节的掌屈、背伸练习。局部可行蜡疗、紫外线光疗，以促进消炎和切口愈合，消除水肿。第 2~4 周，进行肩关节的前屈、后伸、外展、内收练习，以主动为主，辅以部分抗阻训练；肱二头肌、肱三头肌等长收缩练习，可小幅度主动屈伸肘关节；手和腕关节的伸、展、抗阻练习及旋前圆肌、旋后肌的抗阻练习，辅以物理治疗和作业治疗。第 4~8 周，加大肘关节主动屈伸活动幅度，应避免任何肘关节扭转动作，促进肘关节的功能恢复。

（3）尺骨鹰嘴骨折术后康复：麻醉恢复后即开始握拳做抓空运动，肱二头肌、肱三头肌锻炼，以及腕关节屈伸，逐渐练习肘关节屈伸活动，严禁暴力被动屈肘。主要目的是尽量恢复肘关节、肩关节各个方向的活动度。

术后第 1 周，可小幅度主动屈伸肘关节，避免肩关节内旋、外旋动作，切忌肘关节任何被动活动练习，患肢勿提重物。术后第 2~4 周，可小幅度主动屈伸肘关节，切忌肘关节任何被动活动练习，患肢勿提重物。术后第 4~6 周，加大肘关节主动屈伸活动范围，避免任何肘关节扭转动作。术后第 7~12 周，各关节最大限度主动及被动活动，避免提、推重物，避免过度扭转肘关节。

（4）尺骨、桡骨骨折术后康复：麻醉恢复后即开始练习握拳及伸指运动，肱二头肌、肱三头肌的锻炼，肩关节、腕关节活动，第4~6周开始练习肘关节屈伸，前臂旋转。主要目的是促进骨折愈合，尽快恢复前臂旋前、旋后活动，预防肌肉萎缩和肌力下降，促进上肢功能恢复。

术后第1周，以制动为主，不可负重。注意手指的血液循环及感觉变化，防止骨筋膜室综合征的发生，可进行患肢肱二头肌和肱三头肌的等长收缩，肩关节及手的主动运动，包括屈曲、伸展、内收、外展及内旋、外旋的主动运动。第2~3周，进行肩关节伸、屈、外展、内收功能训练，肘关节、腕关节及手关节的主动功能练习，前臂的旋转练习。第4~6周，逐渐增大肘关节、腕关节活动度，增加肩关节、腕关节和手关节的抗阻训练，自主的前臂内旋、外旋训练可进行作业疗法，增加日常生活能力训练。第7~9周，进行肩关节、肘关节、腕关节、手关节的功能练习，着重训练前臂的内旋、外旋功能，增加作业疗法，如吃饭、梳头、系纽扣等提高日常生活能力。

2. 下肢骨折康复指导

（1）股骨干骨折术后康复：术后第1~2周，指导患者进行患肢足趾及踝关节主动屈伸活动，并进行髌骨被动活动；进行股四头肌等长收缩训练3~5天后，过渡到小范围的膝关节主动屈伸练习。术后第2天开始使用CPM训练，根据患者耐受程度每日增加5°~10°，1周内增加至90°，对侧肢体和躯干应尽可能维持其正常活动；同时进行物理因子治疗（温热疗法、超短波疗法及超声波疗法）。术后第3~4周，进行屈髋肌、伸髋肌和腘绳肌的主动肌力训练，同时进行髋关节、膝关节主动屈伸练习。术后第5~12周，继续进行增强关节活动度和肌力的训练，可进行功率自行车训练和抗阻伸膝训练，还可进行适当的负重和步行训练，患肢从负重1/4开始，逐渐过渡到1/2负重、3/4负重、全负重。术后第3~6个月可增加肌力训练强度，站立行走训练可进行斜板站立练习，跨越障碍物练习，上、下斜坡练习，以及上、下楼练习。

（2）髌骨骨折术后康复：术后第1天，抬高患肢，进行股四头肌和腘绳肌等长收缩锻炼，进行踝泵运动。术后第2天到2周，开始CPM机持续被动活动，由无痛开始，每日增加5°，练习后立即冰敷10~20分钟；进行下肢内收、外展及俯卧位后抬腿练习，仰卧位或坐位垂腿练习。术后第3~6周，进行直腿抬高训练、坐位或仰卧位垂腿训练，逐渐进行患肢不负重、部分负重及充分负重的站立和步行练习，但必须避免摔倒及不正确的过度活动；还可用平衡板或平衡垫行平衡功能训练。术后第4周~3个月，进行俯卧位屈膝牵伸，每次10~15分钟；进行静蹲练习，逐渐增加下蹲角度，最大不超过 90°；进行上、下楼训练，每日 3 次，每次 30 分钟；还可进行功率自行车训练、本体感觉训练、慢跑训练等。

（3）胫骨平台骨折术后康复：术后第 1 天，进行股四头肌等长收缩训练，同时进行足趾和踝关节主动运动；进行 CPM 训练，角度从 30° 开始，每天增加 5°~10°，每日 2 次，每次 1 小时。术后第 1~7 周，进行主动屈曲膝关节练习或由治疗师帮助活动，但动作要轻巧，同时进行股四头肌及髋关节周围肌力训练。术后第 8~14 周，进行患肢负重训练，患肢肿胀消退后即可在双拐的帮助下进行患肢不负重行走。必须严格保持 6~8 周内患肢不负重，6~8 周后，在双拐的帮助下，患肢可逐渐负重 50%，术后 12~14 周可完全负重。

（4）胫骨、腓骨骨折术后康复：术后第 1~2 周，抬高患肢，尽早开始髋关节、膝关节、踝关节主动活动度训练；尽早开始臀肌、股四头肌和腓肠肌的等长收缩，膝关节、踝关节的被动活动，以及足部、跖趾关节和趾间关节的活动。术后第 3~6 周，继续进行膝关节、踝关节的主动活动度训练；进行渐进性负重及步态训练，患侧下肢从 1/4 体重开始，让患肢体会部分负重的感觉；进行股四头肌、腘绳肌渐进性抗阻练习，进行踝跖屈、背伸运动。术后第 7~12 周，根据骨折愈合程度，由渐进性负重逐渐过渡到完全负重；进行渐进性静蹲训练，辅助上、下台阶训练和平衡训练。

（六）康复护理评估

术后病情变化及出院前进行日常生活能力评估（Brathel 指数评分）。

1. 危重及一级护理患者进行压疮评估（Braden 评估量表）。评分 ≤ 18 分者，放置预防压疮标识，并宣教、记录。

2. 术后三日进行跌倒评估，根据跌倒评分分值，给予安全指导及防护措施。

3. 卧床期间患者符合下列情况之一：老年患者、幼儿、脑血管意外后遗症、精神异常、意识障碍者，均应放置防止坠床标识，并宣教、记录。

4. 评估麻醉平面消失情况，检查下肢感觉和运动是否恢复（其他同术前）。

5. 评估预防骨筋膜室综合征（同术前）。

（七）术后健康教育

1. 饮食指导　术后 4~6 小时后可进流食、半流食或普食。饮食应富含蛋白质、维生素及纤维素，以增强抵抗力，促进伤口愈合和软组织修复，防止便秘，预防骨质疏松。

2. 自我观察病情指导　指导患者自我观察病情，特别是观察远端皮肤颜色是否发黑，有无疼痛和感觉异常等，以及外固定装置有无松动、移位，及早发现潜在的并发症。

3. 自我护理指导　患者进行日常生活活动的自我护理，尽早生活独立。皮肤的清洁护理非常重要，以避免局部感染的发生，尤其是带有外固定装置的患者，需注意避免外固定引起的压疮。

4. 做好患者出院指导及随访，嘱患者定期复诊　患者术后 1 个月、3 个月、6 个月到骨科门诊复诊，了解骨痂形成情况；每 1~2 周由医护康专业团队家访，给予功能训练的指导，了解当前的训练状态及功能恢复情况，及时调整训练方案。

四、生活起居

1. 给予安静舒适的环境，保证充足的睡眠。
2. 保持病室环境安静整洁，温、湿度适宜。
3. 抬高患肢，安置舒适体位，注意保暖，防止受凉。

五、饮食指导

根据患者的营养状况和辨证分型的不同，科学合理指导饮食，使患者达到最大程度的康复。在指导患者饮食期间，动态观察患者的胃纳情况和舌苔变化，随时更改饮食计划。

1. 骨折早期饮食宜清淡、高营养、易消化，忌食肥甘油腻之物。
2. 骨折中、后期宜选补益气血之物。
3. 鼓励患者多饮水，多吃富含纤维素的水果、蔬菜，防止便秘。

六、用药护理

1. 用药前，询问患者用药史，有无药物过敏史。
2. 指导患者正确用药。
3. 注意观察患者用药反应，并做好记录。

七、并发症护理

1. 压疮 按压疮护理常规，减少局部受压，使用气垫床，并用安普贴保护受压处，根据压疮分期及时换药。

2. 骨筋膜室综合征 创伤后肢体持续性剧烈疼痛，且进行性加剧，为本病最早期的症状，密切观察，早期确诊，及早进行筋膜切开减压，防止缺血性肌肉挛缩。

3. 周围血管、神经损伤 观察上肢骨折是否有桡神经损伤，下肢骨折是否有腓总神经损伤，可表现为骨折远端麻木、感觉减退等症状。

4. 深静脉血栓形成 骨折患者下肢长期制动，静脉血回流减慢，同时，创伤后血液处于高凝状态，易发生血栓。护理上应注意尽可能减少下肢静脉穿刺，卧床期间多活动非固定关节，及时指导肌肉的等长收缩，促进静脉血的回流，同时防止肌肉萎缩。

5. 坠积性肺炎 常见于老年、体弱或慢性疾病的患者。应鼓励患者咳嗽，及早下床活动。

八、情志护理

1. 护理中应针对患者的不同精神状态和心理因素，给予倾听、安慰和耐心地疏导，解除患者的恐惧心理，帮助患者了解损伤修复过程和治疗措施，同时多介绍本病治愈的病例，鼓励患者充满希望，积极配合治疗，方可痊愈。

2. 疼痛时出现情绪烦躁，使用安神静志法，让患者闭目静心，全身放松，平静呼吸，以达到周身气血流通舒畅。

九、健康教育

1. 向患者宣传锻炼的意义和方法，使患者充分认识功能锻炼的重要性，消除思想顾虑，主动运动锻炼。

2. 随着骨折部位稳定程度的增长及周围损伤软组织的逐步修复，功能锻炼应循序渐进，活动范围由小到大，次数由少渐多，时间由短至长，强度由弱至强。

3. 功能锻炼以患者不感到疲劳，骨折部位不发生疼痛为度。

4. 锻炼时患肢轻度肿胀，经晚间休息后能够消肿的可以坚持锻炼，如果肿胀较重并伴有疼痛，则应减少活动，抬高患肢，待肿胀疼痛消失后再恢复锻炼。

5. 如果疼痛肿胀逐渐加重，经对症治疗无明显好转并伴关节活动范围减小，或骨折部位突发疼痛，均应警惕发生新的损伤，暂时停止锻炼并及时做进一步检查处理。

（刘洪涛、田靖晓、王丹、赵克聪）

第四节　骨质疏松症中医康复护理

一、常见症状施护

（一）腰背部疼痛

1. 评估疼痛的诱因、性质、部位及时间情况。

2. **体位护理**　急性期严格卧床休息，应绝对卧硬板床，保持脊柱平直，合并脊柱压缩性骨折的患者卧床时应保持平躺而不弯曲，仰卧位时腰下可垫一个软枕，并保持轴线翻身，双侧膝关节保持轻度屈曲，选用软枕垫在膝关节之下，以舒适度为宜。恢复期，保持正确姿势，如正确的卧位和坐位姿势，卧位时用硬床垫和较低的枕头，尽量使背部肌肉保持挺直，站立时肩膀要向后伸展，挺直腰部并收腹；坐位时应双足触地，挺腰收颈，椅高及膝为宜。适当进行户外活动，避免过度负重，尽量减少久坐，切勿进行过度腰部用力，读书或工作时不向前弯腰，尽可能避免持重物走路。改变体位时动作宜慢，避免体位突然改变。

3. 注意保暖，防止受凉，避免风寒侵袭。

4. 遵医嘱予局部运用中药湿敷、红外线照射、拔火罐、中药熏蒸和艾灸等治疗，观察治疗后的效果。

5. **分散注意力**　老年患者较孤单，生活乐趣少，会把所有的注意力都集中在病痛上，因此护理人员应多陪老年患者聊天，还可以让他们看电视、读书、听收音机及下棋等，以分散注意力。

6. **药物治疗**　疼痛较重时，遵医嘱给予镇痛药物进行治疗，以缓解患者的疼痛感。

（二）骨折

1. 评估骨折部位、程度及伴随的症状，并做好记录。

2. 做好骨折的整复与固定，必要时患肢制动，抬高患肢，防止肿胀。恢复期加强功能训练，增进患者舒适度，并询问感受。

3. 石膏固定者，保持石膏干净、整洁，防止污染，并观察末梢血供。

4. 遵医嘱给予必要的药物治疗，增加钙与维生素 D 的摄入。

5. 遵医嘱局部予中药熏蒸、中药湿敷与按摩等治疗，注意防止皮肤损伤，观察治疗效果。

6. 遵医嘱适当休息，采取支具与矫形器加以保护，做好体位护理。

（三）身长缩短、驼背

1. 评估患者脊椎椎体前倾程度、驼背曲度大小及身长缩短程度，做好安全防护措施，防止跌倒及其他意外事件发生。

2. 做好健康教育，教会患者正确的起床方式及活动的注意事项，借助辅助工具行走。

3. 对于卧床期间或活动困难患者，教会他们采取正确的卧姿与翻身，指导患者进行四肢关节主动运动，提高肌肉强度和耐力。

4. 保持病室环境安全，物品放置有序，方便患者拿放，协助患者生活料理。

5. 遵医嘱予物理治疗如中频脉冲、红外线照射、日光浴等，或采用中药湿敷、中药熏蒸等治疗。

二、生活起居

1. 平时注意避免跌倒，以防发生骨折，穿合适的鞋子、衣裤，选择地面干燥平整、光线充足的场所进行活动锻炼。上、下楼梯时扶扶手，借助手杖、助步器保持身体平衡。改变体位时动作宜慢，夜间床旁备便器。外出检查、治疗有专人陪伴、搀扶等。

2. 养成良好的饮食及生活习惯，使骨量维持相对稳定。多吃含钙及蛋白质的食物,如牛奶和豆制品,多吃深绿色蔬菜。戒烟限酒,避免饮用过多的咖啡因饮品,应控制服用影响钙质吸收的药物或营养品,如含铝的抑酸药。长期严格素食或低盐饮食者更应注意钙的补充。对于绝经期后妇女可考虑小剂量雌激素治疗。

3. 适当地多晒太阳,使皮肤维生素 D 合成增加,有利于钙质的吸收。避免暴晒,晒太阳时要保护眼睛。

4. 适量运动,要持之以恒,这样可以改善骨骼的血液供应,增加骨密度。患者应避免从事太激烈、负重太大的运动。

5. 保持正确姿势,不要经常采取跪坐的姿势。防止各种意外伤害,尤其是跌倒,容易造成手腕、股骨等处的骨折。

6. 老年人应慎用药物,如利尿剂、四环素、异烟肼、抗癌药、泼尼松等均可影响骨质的代谢。

7. 天气转凉,应注意增加御寒保温措施,还可局部热敷,促进局部血液循环。

8. 定期接受骨质疏松检查,如 X 线检查,检查血钙、尿钙、血磷、吡啶酚和脱氧吡啶酚、骨钙素的水平,还有内分泌检查、甲状腺功能检查和性腺功能检查等。

三、饮食指导

1. 骨质疏松症患者的饮食需均衡,补充足够的蛋白质,多进食富含异黄酮的食物,如大豆等,对保持骨量也有一定作用,老年人还应适当增加含钙丰富食物的摄入,如乳制品、海产品等,增加富含维生素 D、维生素 A、维生素 C 及含铁的食物的摄入,以利于钙的吸收。

2. 根据患者的营养状况和辨证分型的不同,科学合理指导饮食,使患者达到最大程度的康复。在指导患者饮食期间,动态观察患者的胃纳情况和舌苔变化,随时更改饮食计划。

(1)肾虚证:饮食以补肝肾为原则,可逐步增加血肉有情之品及滋补肝肾的食物,如动物肝脏、肾脏及核桃、枸杞等,食谱如枸杞子羊肾粥、杜仲核桃猪腰汤等。

(2)气滞血瘀证:饮食宜清淡、易消化,多吃粗纤维蔬菜及水果,忌辛辣、刺激性食物,食谱如桃仁粥、川芎羊肉汤等。

(3)风寒湿痹证:饮食宜营养丰富,忌生冷油腻食物,多吃丝瓜、生姜、樱桃、五加皮等,食谱如乌头粥、当归生姜羊肉汤等。

四、用药护理

1. 鼓励患者多喝水，多排尿，避免钙剂的大量摄入导致泌尿系结石形成。

2. 提倡尽可能通过膳食补钙，当饮食中钙摄入不足时，给予补充钙质。患者在空腹或睡前服用碳酸钙 D_3 片、骨化三醇，不能与绿色蔬菜同吃，以免减少药物的吸收，勿食油腻食品。补钙需适度，过量补钙易导致肾结石、心血管病等。

3. 双膦酸盐药物建议在起床后空腹口服，同时饮水至少 300mL，服药后的 30 分钟内不要进食和平卧，以免对食管造成刺激。

4. 嘱患者不要咀嚼或吮吸药片，以防发生口咽溃疡。如患者出现吞咽困难、疼痛或胸骨后疼痛的现象，则应当警惕食管炎的发生，应当立刻停药并反馈给医生进行检查和处理。

5. 出现食欲减退、恶心、颜面潮红等症状时，应立即停止用药，并进行对症治疗。

6. 中药汤剂要早晚各饮用 1 次，观察服药后是否有不适。

五、情志调理

1. 患者由于疼痛及害怕骨折，常不敢运动而影响日常生活。当发生骨折时，需限制活动，不仅患者本身需要角色适应，其家属也要调整心态。

2. 作为护理人员需要了解患者的情绪，使用言语开导法做好安慰工作，保持患者情绪平和、神气清净。

3. 用移情疗法转移或改变患者的情绪和意志，舒畅气机，怡养心神，有益于患者的身心健康。

4. 患者疼痛时出现情绪烦躁，使用安神静志法，使患者闭目静心，全身放松，平静呼吸，以达到周身气血流通舒畅。

六、健康教育

1. 均衡饮食　多食用富含钙质的食物，如鱼、虾、牛奶、芝麻酱、坚果和蔬菜水果，忌辛辣食品、烟酒、浓茶、浓咖啡及碳酸饮料等。

2. 适当运动　运动是防治骨质疏松症最有效和最基本的方法。1989 年 WHO 明确提出防治骨质疏松症的三大原则是补钙、运动疗法和饮食调节。运动要量力而行，循序渐进，持之以恒，应设个人的运动处方。如患者正处于疼痛期，应先止痛并向有关医务人员咨询是否可以做运动。

3. 戒烟戒酒　酒精可致骨质疏松，吸烟过多能增加血液酸度，使骨质溶解。

4. 规范治疗，定期体检。

5. 尽早预防　研究表明，骨质疏松症发生与否，取决于个人青年时骨量峰值达到的水平，若骨量峰值比较高，则发生骨质疏松症的危险性就低。人从出生至 20 岁时是骨量随年龄增长而持续增加的时期，30 岁时人体骨量达到峰值，而后又随年龄增加而逐渐丢失。因此强调三级预防：

（1）一级预防：从青少年开始，注意保证合理的饮食，适当的体育锻炼，养成健康的生活方式，注意合理营养，应多食用蛋白质及钙含量丰富的食物，如牛奶、豆制品、蔬菜及水果。钙是提高骨量峰值和防治骨质疏松症的重要营养素，WHO 指出钙剂是骨质疏松症的膳食补充剂，补钙是预防骨质疏松症的基本措施，根据我国营养学会制定的《中国居民膳食营养素摄入量》（2013），成人每日元素钙摄入推荐量是 800mg。避免嗜烟和酗酒，少喝咖啡和碳酸饮料。对骨质疏松症的高危人群，要重点随访，防治影响骨代谢的疾病，限制影响骨代谢药物的应用等。

（2）二级预防：对绝经后的妇女，应及早地采取对策，积极防治与骨质疏松症有关的疾病，如糖尿病、甲状腺功能亢进症、慢性肾炎、甲状旁腺功能亢进症等。

（3）三级预防：对骨质疏松症患者，应预防不恰当地用力和跌倒，对骨折者要及时进行处理。

6. 避免发生骨折　跌倒是骨质疏松症患者发生骨折及软组织创伤的主要因素，因此要注意患者的安全。保证住院环境安全，如楼梯有扶手，梯级有防滑边缘，病房地面干燥，灯光明暗适宜，床椅不可经常变换位置，过道避免有障碍物等。

（1）加强日常生活护理，将日常所需物品如茶杯、开水、呼叫器等尽量放置于床边，以利患者取用。患者的鞋需防滑，鞋底有坑纹、平而富有弹性，对站立不稳的患者，应配置合适的步行器，加强巡视，对住院患者在洗漱及用餐时间，应注意意外的预防。

（2）户外活动、外出、夜间起床应倍加小心，减少和避免受伤，以免发生骨折。

一旦发生骨折，<u>应立即卧床休息</u>，并用夹板或支架妥善固定，及时就医。

七、康复训练

坚持锻炼身体，卧床休息时可以适当地进行一些基本锻炼，如深呼吸或扩胸运动，增加对腰背的锻炼，增强其稳定性。

1. 增加肌力和耐力　可进行握力锻炼或上肢外展等长收缩，用于防止肱骨、桡骨的骨质疏松；进行下肢后伸等长运动，用于防止股骨近端的骨质疏松；采用躯干伸肌等长运动训练，可防止胸腰椎的骨质疏松，即在站立位或俯卧位下进行躯干伸肌群、臀大肌与腰部伸肌群的肌力增强运动，每次 10~30 分钟，每周 3 次。

2. 有氧运动　以慢跑和步行为主要方法，每日慢跑或步行 2000~5000m，防止下肢及脊柱的骨质疏松。

3. 改善平衡能力，增加平衡训练，预防摔倒。

（1）下肢肌力训练：①坐位：足踝屈伸、轮流伸膝；②扶持立位：轮流向前抬腿 45°（膝保持伸直）；③从坐位立起；④立位：原地高提腿踏步。

（2）立位平衡能力训练：摆臂运动，侧体运动，转体运动。

（3）步行训练：在平地上步行，每日多次，每次 50~100m，逐渐增加距离，重点锻炼步行稳定性和耐力，适当矫正步态，不要求走得快。

八、并发症的预防

骨质疏松症的患者尽量避免弯腰、负重等行为，同时要为患者提供安全的生活环境和装束，防止跌倒和损伤。对已发生骨折的患者，应每 2 小时翻身 1 次，保护和按摩受压部位。指导患者进行呼吸和咳嗽训练，做被动和主动的关节活动训练，定期检查，防止并发症出现。

（刘洪涛、王丹、杨交荣）

下　篇
临床康复技术应用

第十章
截瘫康复

第一节　截瘫概述

《灵枢·寒热病》云："身有所伤血出多，及中风寒，若有所堕坠，四肢懈惰不收，名曰体惰。"乃骨、髓、脉等奇恒之腑同病，至阴之体、通真之路、筋络交节之神等均有损伤，形体气血俱伤，脏腑经脉不和，久之则脾肾精气亏虚，成为髓虚寒证。《黄帝内经》（简称《内经》）对"痿证"进行了详细论述，阐述了病因病机，病证分类及治疗原则。将"痿证"分为"皮、脉、筋、骨、肉"五痿，以示病情的深浅轻重及与五脏的关系。《素问·痿论》中指出"热伤五脏""思想无穷""悲哀太甚""有渐于湿""远行劳倦""入房太甚"等均是痿证的发病原因，在《素问·生气通天论》中指出湿热也是痿证成因之一。在治疗上，《素问·痿论》中提出"治痿独取阳明"的基本原则。此后，经由隋唐、北宋、金元、明清，痿证的辨证论治日趋完善。

现代医学逐渐从脊髓解剖、生理病理、发病原因等方面认识到截瘫是脊髓损伤的一种。脊髓损伤是由于外伤、疾病和先天性因素，导致神经损伤平面以下的感觉和运动功能部分或全部障碍，使患者丧失部分或全部活动能力、生活自理能力和工作能力的神经损伤，是康复治疗的主要对象之一。其病因不仅是外伤，也包括炎症、感染、机械性压迫、先天畸形等因素。此病致残率高，伤后遗留截瘫或四肢瘫及各种功能障碍和并发症。

脊髓损伤的原发性功能障碍包括：运动障碍、感觉障碍、排泄障碍、性功能障碍、自主神经系统失调及呼吸障碍；并发症包括：压疮、感染、疼痛、痉挛、挛缩、异位骨化、自主神经过反射、泌尿系统结石、深静脉血栓、心理障碍、发育畸形等。

一、常见病因及临床表现

1. 外伤　骨折、脊髓外力打击、刀伤、枪伤等都可以导致脊髓损伤，我国的主要致病原因为高处坠落、砸伤、交通事故等，国外为车祸、运动损伤。随着我国社会发展，国内主要致病原因正逐渐与国外接近。主要表现为运动障碍、感觉障碍、二便障碍，颈髓高位损伤可伴发呼吸困难。骨折、脱位、压疮为常见并发症。

2. 多发性硬化　一种以中枢神经系统白质脱髓鞘病变为特点，遗传因素与环境因素相互作用发生的 T 细胞介导的慢性自身免疫疾病，好发于 20~40 岁，女性多见。多发性硬化的确切病因仍不清楚，可能与病毒感染、自身免疫反应、遗传因素、环境因素等有关。主要表现为：四肢或面部感觉异常、视力下降或丧失、无力、走路不稳、平衡障碍等，疲劳无力是最常见的症状。其他常见功能障碍表现为：步态异常、膀胱和肠道功能障碍、认知障碍、抑郁、疼痛、痉挛、吞咽障碍、性功能障碍。

3. 非创伤性脊髓炎　由非外伤性因素（如感染和毒素）侵袭所致的非特异性脊髓炎症。本病确切病因尚不明了，大多为病毒感染所引起的自身免疫反应或由中毒、过敏等原因所致的脊髓炎症。青壮年多见，发病前 1~4 周有上呼吸道、消化道感染病史或疫苗接种史，有些患者可有受凉、过劳、负重、扭伤等诱因。起病急，可在数小时至 2 天内出现完全性截瘫或四肢瘫。首发症状常为双下肢麻木、无力，病变部位背痛，束带感，可有排尿困难，2~3 天后病情达到高峰，出现病变脊髓水平以下的完全性瘫痪，感觉消失，少汗或无汗，大小便潴留。

发病早期为弛缓性瘫痪，经 2~4 周逐渐变为痉挛性瘫痪，排尿障碍由尿潴留转为尿失禁。有些患者也可长期表现为弛缓性瘫痪。主要障碍为运动障碍、感觉障碍、自主神经障碍。

4. 脊髓血管病　其发病率比脑血管病低，但由于脊髓内部解剖结构紧密，较小的血管病变就会比同等脑血管病变造成更大危害。脊髓血管病起病急、症状重、诊断难、预后差。可分为脊髓缺血性疾病、脊髓出血性疾病和脊髓血管畸形。

脊髓缺血性疾病多由阶段性动脉闭塞引起，如远端主动脉粥样硬化、斑块脱落、血栓形成等。可有短暂性缺血发作，突然发作的间歇性跛行，可持续数分钟到数小时，可自愈且没有任何后遗症。也可出现下肢远端发作性无力，反复发作自行缓解，使用血管扩张药物可缓解症状，间歇期无症状。脊髓梗死发病时同脑梗死样，症状在数分钟至数小时达到高峰，表现为神经根痛、损伤平面以下软瘫、突发无力、反射消失、痛温觉消失而深感觉存在、括约肌弛缓性瘫痪、无张力膀胱、肠麻痹，脊髓休克期过后出现痉挛性瘫痪、腱反射亢进及病理征阳性。

脊髓出血性疾病包括脊髓蛛网膜下腔出血，硬膜外、硬膜下和脊髓内出血。主要表现为突然发作的严重背痛，可局限于出血水平，后期疼痛可逐渐弥散，可出现脑膜刺激征，病损水平以下发生不同程度的截瘫。

脊髓血管畸形多见于胸腰段动静脉畸形，其次为中胸段，颈段少见。缓慢起病或间歇性病程，突然发作多为畸形的血管破裂所致，急性疼痛为首发症状，表现为脑膜刺激征、截瘫、根性或传导束性感觉障碍、括约肌功能障碍。

5. 脊髓空洞症　慢性进行性脊髓病变性疾病，病变部位多在颈髓和胸髓，也可发生在延髓，称为延髓空洞症。该病病因尚不清楚，病理表现为脊髓灰质内空洞形成或胶质增生。可分为先天性发育异常和继发性脊髓空洞症（脊髓损伤、炎性病变、占位病变）两类。临床可见感觉障碍，包括空洞部位脊髓支配区的节段性分离性感觉障碍、束性感觉障碍。其中节段性分离性感觉障碍为本病最突出的临床症状，常出现皮肤不知冷热、肢体自发性疼痛、麻木等异常感觉；束性感觉障碍为损伤平面以下对侧或双侧束性浅感觉障碍，当损伤达到脊髓后索时出现深感觉障碍。运动障碍表现为相应肌肉瘫痪、萎缩、肌张力减低、肌纤维震颤和反射消失等。自主神经功能障碍可表现为关节挛缩、畸形、肿大，皮肤营养障碍，神经源性膀胱等。本病常合并脊柱侧弯、脊柱裂、扁平颅底、脑积水及先天性延髓下疝等。延髓空洞症很少单独发生，常为脊髓空洞的延伸，常可出现吞咽困难、发音不清、舌肌萎缩及震颤、伸舌困难、步态不稳等症状。

6. 脊髓肿瘤　脊髓肿瘤是脊髓和马尾神经受压的重要原因之一，脊髓肿瘤可发生在脊椎的任何节段，以胸段脊髓发生率最高。广义的脊髓肿瘤包括脊髓、脊神经根、脊膜、脂肪组织、血管、先天性残余组织等发生的肿瘤，以及转移到椎管的恶性肿瘤。按照病理分类可分为：神经鞘瘤、神经纤维瘤、脊膜瘤、脊髓胶质瘤、先天性肿瘤、血管性肿瘤、转移瘤、肉瘤、脂肪瘤等。按照来源分为原发性和继发性两种。按照解剖位置分为硬脊膜外肿瘤、硬脊膜内脊髓外肿瘤、脊髓内肿瘤、哑铃型肿瘤。常见临床表现有酸痛或烧灼样疼痛、感觉异常和感觉缺失、肢体僵硬、活动不利、肌肉萎缩、瘫痪等。

二、检查与评估

（一）中医辨证分型

本病属于中医"痿证""痿躄""瘫痪"等范畴，多因外伤所致，病位在脊柱和脊髓，与肝、脾、肺、肾等脏器有关；也可因湿热浸淫、邪毒内侵所致，本病后期多表现为气血亏虚、肝肾不足、气血瘀滞、痰瘀阻络、肌肉筋骨失于濡养。

截瘫是一种阴阳俱损的疾病，辨证时要注意瘫痪程度、部位和临床症状。截瘫患者的辨证分型主要依据其临床表现，所以要综合运用四诊八纲辨证，全面整体考虑患者情况，对截瘫患者出现的伴发症状也不能忽视，如二便障碍、肢体疼痛、挛缩、骨质疏松等。

痿证初期可见发热、咽痛、咳嗽，热病之后出现肢体软弱不用，病位多在肺；食少便溏，四肢痿软，面目浮肿，肢体肿胀，病位多在脾胃；病久肢体软弱，不能站立，腰膝酸软，头晕耳鸣，遗精阳痿，月经不调，则病位在肝肾。

痿证以虚为主，本虚标实。湿热毒邪致病，发病迅速属实证；内伤积损，久病不愈，则耗伤正气，脾胃肝肾俱虚。一般而言，本病以热证、虚证为主，虚实夹杂也不少见。痿证病变部位在筋脉肌肉，但根在五脏虚损，肺主皮毛，脾主肌肉，肝主筋，肾主骨，心主血脉，五脏病变皆能致痿，且脏腑间相互影响，耗伤精气，致气血津液亏虚。五脏受损，功能失调，气血生化乏源，加重了气血津液不足，因而筋脉失养弛纵，不能束利关节，肌肉无力，消瘦枯萎，发为痿证。

（二）现代评估方法

1. 功能障碍评价

（1）损伤水平：国际脊髓损伤分类学标准是目前使用最广泛的脊髓损伤分类标准，不仅推荐用于评估急性神经系统疾病功能状态，也可记录神经系统随时间的恢复情况。

（2）肌张力：强烈推荐使用改良的 Ashworth 分级评定标准评价肌张力；弱推荐躯干肌肉表面肌电评价躯干肌力。

（3）平衡能力：坐位平衡测试评估患者的静态坐姿稳定、移动和干扰下保持坐姿稳定的能力，内部一致性和可靠性较高。

（4）肢体功能：下肢功能的标准评估包括：临床评估、平衡和稳定、步态分析、辅助器具的依赖性等。但没有一种工具可以用于所有脊髓损伤的评估，有些严重患者的下肢功能难以评估。上肢功能对颈髓损伤患者的生活质量有很大影响，上肢功能取决于很多因素，如肌力、损伤程度、损伤水平。上肢运动功能评分、JTHFT（7项手功能评定）和9HPT（九孔插柱）结果与ASIA残损指数（从A到E）相关，但与病变水平无关。

（5）心血管功能：对于脊髓损伤患者的心血管功能，推荐根据国际脊髓损伤心血管功能基础数据集记录数据采集日期、脊髓损伤前心血管病史、脊髓损伤后的心血管事件和心血管功能、药物对心血管功能的影响；心血管功能的客观测量记录包括检查时间、检查位置、脉搏和血压。弱推荐分别使用RPE6~20（自觉劳累分级表）及WinGate无氧运动试验评价患者的有氧及无氧代谢。

（6）泌尿及生殖功能：推荐使用B超进行泌尿系统检查，推荐尿流动力学检查评估排尿功能。推荐采用问卷调查模式对脊髓损伤患者的性功能进行评价。

（7）肠道功能：需要记录患者肠道系统的重要改变，包括排便习惯、肠蠕动频率、所需辅助水平、便失禁的特征和频率、对社会功能的影响、粪便黏稠度、药物的使用、饮食、液体出入量和既往史。

2. 活动与参与评价

（1）参与活动的水平：对患者参与活动水平的评估较少，可用的量表有患者参与量表、ICF参与和活动量表、WHO残疾评定量表。

（2）日常生活能力：强烈推荐使用功能独立量表评估脊髓损伤患者日常生活能力，推荐根据不同目的，使用脊髓损伤独立性测量表及脊髓损伤能力标尺评估脊髓损伤患者日常生活能力。

（3）预后：磁共振成像检查是目前评估急性脊髓损伤的最佳方法，通过评估脊髓实质的状况，可准确显示损伤的程度，对预后评估非常重要。神经生理学评估可以准确地对创伤性颈髓损伤后的功能进行预测。

利用国际脊髓损伤神经学分类标准量表及其他相关量表进行残余功能的预测。损伤水平、损伤程度、年龄、性别、关节损伤、合并症和从损伤到治疗的时间都是影响脊髓损伤患者出现并发症和死亡的因素。

（4）回归职业及家庭评价

ICF 职业康复核心组合是 WHO 对于 ICF 的一项应用，其目的在于明确职业康复相关的问题和资源。它涵盖了职业康复参与者功能障碍和环境因素的各个方面，可以用来指导综合职业康复评定和干预。职业康复评定包括：①功能性能力评定；②工作模拟评定。专家推荐在脊髓损伤患者康复过程中完成脊髓损伤患者的职业规划和职业训练。

第二节　康复治疗

脊髓损伤患者的康复治疗是个漫长的过程，家庭康复是治疗过程中的重要组成部分，需要患者家属的共同参与。建立脊髓损伤家庭康复计划，采取有效的干预措施，可以改善患者的运动能力、心理状态、社会参与水平，预防并发症的发生。家庭康复内容包括：环境改造、心理护理、运动功能训练、膀胱管理。专家推荐对脊髓损伤患者进行回归家庭的心理宣教，弱推荐对家庭环境进行改造及在家庭环境内进行康复训练。

一、康复介入时机

脊髓损伤患者的康复训练可分为 3 个时期：急性康复期、亚急性康复期和慢性康复期。目前关于各个康复时期尚无统一的定义及时间界限，实际上慢性康复期已超过神经损伤修复的自然时期。急性康复期及亚急性康复期的主要关注点是预防二次损伤和并发症，促进并增强神经修复，实现现有功能的最大化，并为将来漫长的康复及训练打下基础。慢性康复期主要为学习技能、使用代偿和辅助设施。损伤发生到康复之间经过的时间越长，患者的生活质量及日常生活能力（activities of daily living，ADL）的表现越差，这表明延迟启动康复训练是有害的。专家推荐在患者生命体征平稳后，应尽早开展综合康复治疗。

二、中医康复方法

（一）针灸治疗方法

治法：取手足阳明、太阴经穴，兼取足少阴、厥阴经穴。针法用泻法。

处方：肩髃、曲池、合谷、阳溪、髀关、梁丘、足三里、解溪。

配穴：肺热配尺泽、肺俞；胃热配内庭、中脘；湿热配阴陵泉、脾俞；肝肾阴虚配肝俞、肾俞、悬钟、阳陵泉；发热配大椎；多汗配太溪、阴郄。

方义：本方根据《内经》"治痿独取阳明"的治疗原则，取手足阳明经穴诸穴交替选用，以清其热。阳明与太阴互为表里，肺主治节，脾主运化，故取肺俞、尺泽清肺热以生津液，中脘、内庭清泻胃热，脾俞、阴陵泉化湿热以健中州。肝肾两虚，当取肝俞、肾俞，调补二脏精气，肝主筋，故取"筋会"阳陵泉，肾主骨髓，故取"髓会"悬钟，四穴相配，有强筋健骨的功效。

（二）中药治疗方法

1. 中药内服法

（1）气血亏虚型

症状：面色苍白或萎黄，头晕目眩，四肢倦怠，气短懒言，心悸怔忡，食少纳差，舌淡苔薄白，脉细弱或虚大无力。

治法：益气补血。

方药：八珍汤加减，人参、白术、炙甘草、茯苓、熟地、赤芍、川芎、当归等。

（2）湿热浸淫型

症状：起病缓慢，逐渐出现肢体痿弱无力，兼见微肿，手足麻木，扪及微热，喜凉恶热，胸脘痞闷，小便赤涩热痛，舌红苔黄腻，脉濡数或滑数。

治法：清热利湿，通利筋脉。

方药：加味二妙散加减，苍术、黄柏、萆薢、防己、薏苡仁、蚕砂、木瓜、牛膝、龟板、厚朴、茯苓等。

（3）肝肾亏虚型

症状：起病缓慢，逐渐出现肢体痿弱无力，下肢明显，腰膝酸软，不能久立，甚至步履全废，大肉渐脱，眩晕耳鸣，舌咽干燥，遗精遗尿，月经不调，舌红少苔，脉细涩。

治法：补益肝肾，滋阴清热。

方药：虎潜丸加减，虎骨（代用品）、鹿角胶、牛膝、龟板、熟地、知母、黄柏、锁阳、当归、白芍、陈皮、干姜等。

（4）脉络瘀阻型

症状：久病体虚，四肢痿弱，肌肉瘦削，四肢麻木，青筋显露，可有舌痿不能伸缩，舌淡黯有瘀斑，脉细涩。

治法：益气养营，活血行瘀。

方药：圣愈汤合补阳还五汤加减，人参、黄芪、当归、熟地、川芎、白芍、牛膝、地龙、桃仁、红花、鸡血藤等。

2. 中药外用法

外用药物是指应用于伤患局部的药物。早在《神农本草经》《五十二病方》等著作中就有记载。1931 年出土的《居延汉简》还记录了汉代军医以膏药为主治疗各种损伤，可见早在秦汉时代就应用敷贴治伤。

病机：风寒湿邪入侵，瘀阻经络。

症状：肢体酸、麻、胀、痛，活动障碍。

治法：温经通络，消瘀散毒。

方药：万灵膏加减，鹤筋、透骨草、丁香根、当归、自然铜、血竭、没药、川芎、赤芍、红花、牛膝、五加皮、石菖蒲、苍术、木香、秦艽、蛇床子、肉桂、附子、半夏、石斛、草薢、鹿茸、虎骨（代用品）、麝香等。

用法：上药制成膏剂外敷于筋骨疼痛、肿胀处。

（三）推拿治疗方法

1. 经络推拿法：截瘫多以双下肢肌肉萎缩，不能运动为主要表现。这是由于损伤耗损真元，气血亏虚，脾气不振而致瘫。故在治疗原则上根据《内经·痿论》"治痿独取阳明"的理论，取其健脾以调补气血，再加捏脊以强壮筋骨并刺激足太阳膀胱经的背俞穴以调五脏六腑之气而利脉道，长其肉。

2. 神经调节推拿法：按摩可刺激神经，通过手法刺激机体相应的神经节段，可使体内发生应答性反应，从而达到兴奋神经的作用，进而调节机体平衡，使受损的神经从中得以恢复。故采用手法刺激患部的神经主干。

3. 淋巴循环调节推拿法：采用随淋巴回流的方向进行推拿的方法，以加速静脉血和淋巴液的回流，扩张周围血管，给组织营养提供良好的条件。淋巴液回流加快，关节及组织内的水肿得以吸收。中医认为久病而瘫者多夹瘀，此法可以调节淋巴液的循环及加速静脉血的回流，从而起到活血祛瘀之效。

治则：舒筋通络，行气活血。

部位及取穴：以四肢及截瘫部位以下躯干为主，重点点按脾俞、胃俞、肾俞、环跳、足三里、阳陵泉、阴陵泉、委中、承山、三阴交、伏兔、膝眼、解溪等。

手法：推、按、揉、拿捏、点压、弹拨、擦法及被动运动肢体等。

（四）传统体育疗法

在脊椎受伤后的卧床阶段即可进行床上锻炼，以上肢和腰背的肌肉锻炼为主，运动量由小到大，由弱到强。脊椎骨折或脱位痊愈后，可再加起坐、转身等锻炼。上肢锻炼可做高举、平分、屈伸活动，还可做太极拳中云手、倒卷肱等单式，重复练习。必要时可辅以哑铃、拉簧等器械，或双手握住头上横杆做引体向上。上肢肌肉力量增强后，可由上肢活动带动下肢活动，继则可多做坐位练习，练习顺序为被动坐、靠坐、扶坐、自坐，还可做提臀、振腹、全身翻动等训练。由于下肢运动功能丧失，因此下肢一般进行被动运动，除了由医务人员或家属帮助患者做下肢屈伸、抬举活动外，也可在器械协助进行下肢运动，一般每日 2 次，每次 30 分钟。

在上述床上锻炼的基础上，接着进行离床锻炼，其中包括练习站立，按扶床站立、靠斜板站立、靠墙站立、扶双杠站立、扶拐站立、扶人站立、独立站立的顺序进行锻炼。锻炼时应有医务人员照顾保护，以防摔倒，同时可进行上、下轮椅的锻炼。在此基础上可按扶双杠走、扶行走车走、扶双拐走、扶双棍走、扶单棍走、独立行走的顺序锻炼行走功能。在锻炼时也必须有专人保护，防止摔倒。应特别注意膝部和腰部的支持，以防膝软而向前跌倒，部分患者必须穿着特殊的支具并扶拐才能行走。以上锻炼一般每日 1 小时左右，扶拐步行可用"四点步"，即迈左腿出右拐，迈右腿出左拐，也可用"摆动步"，即两拐同时摆前一步，两腿再跟上。

运动锻炼要循序渐进，如出现下肢水肿、皮下出血，可在卧床时抬高下肢，必要时用弹性绷带加压包扎足部小腿后再锻炼。如发现膝关节肿胀有积液，可配合外敷药物和适当休息，加服舒筋活血类药物。此外，可进行衣食住行等生活能力的训练，以帮助患肢功能恢复。

另外，还可进行气功疗法，意守小腹，自然深呼吸，同时可把思想集中于瘫痪部位，由上到下反复想象肌肉放松，并闭目默念"松"字。经过一段时间练习后，思想能随意放松和集中时，再使思想高度集中，心中默念"动"字，从远端拇趾动起，逐渐向上扩大范围，同时也可配合被动运动。后期可练内养功、强壮功、站桩功等。

（五）其他治疗方法

可选用沐浴法，如温水浴，并在水中进行瘫痪肢体的主动和被动运动。有条件者可选用温泉浴、盐浴等。

还可选用娱乐康复方法，要结合个人气质、性格、文化、趣味等各个方面选用琴棋书画等各种方法，怡情修性，同时通过这些活动练习手指精细活动。

三、现代康复方法

脊髓损伤根据损伤的部位（如颈段脊髓损伤、胸腰段脊髓损伤）、程度（完全性脊髓损伤和不完全性脊髓损伤）和并发症不同，脊髓损伤的临床症状和体征也是不同的，主要表现为四肢瘫或截瘫。

脊髓损伤导致的功能障碍主要有运动功能障碍、感觉功能障碍、膀胱控制障碍、直肠控制障碍、自主神经调节功能障碍、性功能和生殖功能障碍、平衡障碍、转移障碍、步行障碍、体温调节障碍、日常生活活动能力受限、社会参与能力受限及心理障碍等。脊髓损伤涉及全身多数系统和器官，合并症较多，常见的合并症有肺部感染、尿路感染、直立性低血压、深静脉血栓、压疮、异位骨化、骨质疏松症、肌肉萎缩、疼痛、关节挛缩、僵硬、迟发性神经功能恶化等。

脊髓损伤程度的评估应该在脊髓休克结束之后进行，早期规范、系统的康复治疗能促进患者功能改善，提高生活质量，回归家庭和社会。

（一）上肢康复技术

1. 关节活动训练

（1）主动运动：截瘫的患者，尤其高位截瘫的患者在残存上肢功能的基础上，进行上肢各个关节的主动运动，主要用于治疗和防止关节周围软组织挛缩与粘连，保持关节活动度。

（2）主动助力运动：常用的主动助力运动有器械练习、滑轮练习、悬吊练习等。

2. 肌肉力量训练　双上肢力量的强化训练尤为重要，尤其是四肢瘫上肢残存肌力的训练，训练常用的技术有辅助助力训练、PNF 技术、沙袋抗阻训练等。

（二）下肢及躯干的康复技术

1. 下肢关节活动训练技术

（1）下肢主动助力运动：通过徒手被动活动双下肢各个关节，或借助悬吊装置、滑板等辅助完成下肢关节的活动等，维持关节正常活动范围。

（2）下肢持续被动运动：持续被动运动（CPM）用于截瘫后双下肢无力，主要用于防治制动引起的关节挛缩，通过持续地牵伸，维持关节活动度，改善局部血液和淋巴循环，防止下肢静脉血栓的形成等。

（3）下肢牵伸技术：采用被动徒手牵伸或自我牵伸技术，对下肢不同关节和肌群进行牵伸，减少代偿，维持肌肉的长度和张力，从而达到维持正常活动范围的目的。

2. 躯干活动技术

（1）体位摆放：患者保持正确体位，不仅能稳定脊柱，避免进一步损伤，而且对预防压疮、关节挛缩及痉挛起到非常重要的作用。例如，仰卧位时髋关节伸展并保持轻度外展，膝关节下可垫毛巾卷防止过伸，踝关节背伸，两腿间可放软枕相隔。双肩下可垫软枕使两肩不致后缩，肩外展 90°，肘伸展，前臂保持旋后位，腕背伸，拇指外展背伸，手指处于微屈位，手心可抓握圆形实心球。

（2）躯干牵拉技术：利用 PNF 技术对患者的颈部和腰骶部进行主动或被动运动，如患者四点跪位，治疗师一手固定患者上方的肩关节，另一只手放在对侧骨盆部位，使肩关节和骨盆向相反的方向旋转并停留数秒钟，以达到充分牵拉外躯干的作用。

3. 下肢及躯干的力量训练　借助辅助器具进行腹内斜肌、腹外斜肌和腹直肌等肌群的力量训练，借助轮滑或绳索等进行下肢残存肌力的主动辅助训练，为坐位及站立等训练提供基础。

（三）平衡转移训练技术

1. 平衡训练　患者通过辅助进行长坐位和短坐位的平衡训练，辅助可以是 SET 悬吊下进行躯干前后左右的控制训练，也可以通过姿势镜反馈和 PNF 技术增加躯干的稳定等方法，达到相应的平衡功能。

C_6 及 C_6 以下完全性脊髓损伤患者上肢具备一定的伸展功能，可以进行上肢的支撑训练，如四点跪位、膝跪位等方式强化躯干和骨盆的控制和力量，从而完成卧跪立位—站立位的转换，进一步利用（双拐或 KAFO）辅助完成站位平衡的训练。

2. 转移训练　脊髓损伤平面及损伤程度不同，患者的体位转移能力也存在较大的差异。高位截瘫（C_4 及 C_4 以上的脊髓损伤）患者的呼吸肌、四肢肌群、躯干肌完全瘫痪，需依赖呼吸机维持生命，这种患者生活完全不能自理，只能依靠被动转移技术（人工或机械搬运方法）完成体位转移活动。C_5 完全性脊髓损伤患者，可自主呼吸，但躯干和下肢完全瘫痪无功能，缺乏伸肘功能及前臂、腕、手的所有功能，此类患者生活基本上不能自理，不能独立完成翻身、坐起、从床到轮椅等各项转移活动，但是可以在辅助下完成上述活动。

（1）床上翻身活动

①C_6 完全性脊髓损伤患者从仰卧位到侧卧位的独立翻身，可利用双上肢摆动的惯性，将头、颈、肩胛带的旋转力通过躯干、骨盆传到下肢完成翻身动作。

②胸、腰段脊髓损伤截瘫患者的翻身训练同 C_6 完全性脊髓损伤患者的翻身方法，或直接利用肘和手支撑向一侧翻身。

（2）卧—坐转移训练

①C_6 完全性脊髓损伤患者，可利用惯性把上肢甩到身后由单肘支撑变成双肘支撑，完成卧—坐的转移过程，也可利用上肢屈肘钩住系于头上方的吊环帮助坐起。

②胸、腰段脊髓损伤截瘫患者上肢完全正常，躯干部分麻痹或正常，下肢完全麻痹。患者利用向两侧翻身，完成双肘支撑，再将身体重心左、右交替变换，同时变成手支撑，完成坐起动作。

（3）床—椅、椅—椅等不同平面之间转移训练

①$C_3 \sim T_2$ 完全性脊髓损伤患者上肢肘关节屈伸活动良好，患者进行转移时可以将身体靠近待转移的平面，利用上肢的支撑和躯干的摆动来完成不同平面间的转移，也可以利用滑板、吊环等辅助方式完成转移活动。例如，利用滑板由轮椅向床的侧方转移：患者驱动轮椅与床平行靠近，关闭手闸，卸下轮椅靠床侧扶手，将双下肢抬下，将滑板架在轮椅和床之间，滑板的一端插入患者臀下；患者一手支撑于置于轮椅坐垫上的滑板端，另一手支撑于置于床垫上的滑板端，抬起上身，将臀部通过滑板移至床上，然后撤去滑板。由床返回轮椅的步骤与上述相反。

②T_3 以下完全性脊髓损伤患者上肢功能完全正常，此类患者生活能自理，能够较容易地独立完成各项功能性活动。

3. 轮椅的选择

大部分 L_3 以上完全性脊髓损伤患者需要长时间依赖轮椅，因此，配置一把个性化的轮椅对他们而言极为重要，并且可以有效避免脊髓损伤并发症的发生。

（1）座位高度：患者坐位时足跟至腘窝的距离，增加 4~5cm 为宜。通常轮椅座位前缘比后缘高 2cm，座位角度为 3° 左右。

（2）座位宽度：患者坐位时两腿并拢最宽处，增加 0~5cm。

（3）座深深度：患者坐位时腰骶部紧贴靠背，靠背至腘窝距离减去 2.5cm，座深的合适深度一定是座位前缘不能压迫腘窝。

（4）靠背高度：对于一般脊髓损伤患者而言，轮椅的靠背高度大致为腋窝下 5~10cm，高位脊髓损伤一般配置高靠背或颈托式轮椅。

（5）脚踏板高度：一般脚放在脚踏板上时，大腿与座位前缘之间有 2.5cm 左右的空隙，脚踏板应可以升降。

（6）扶手高度：扶手合适的高度为肩部放松的状态下，肘屈曲 90°，扶手比肘高 2.5cm 左右。

（7）大轮轴位置：一般来说大轮轴的位置在背管的垂直下方，可稍靠前或靠后，可以根据患者损伤的平面和身体条件选择，理想的大轮轴的位置是，患者正确坐姿坐于轮椅，后背紧贴靠背，上肢自然下垂，双手中指尖正好落于大轮轴的轴心。

（8）手握把的高度：正确的手握把高度应与操作者的脐平齐。

（9）轮椅坐垫：长期使用轮椅的脊髓损伤患者必须要加坐垫，起到减震通气、稳定和防压疮等作用。

（四）日常生活活动技术

需要针对不同脊髓节段损伤者进行充分全面的评估，设定切合实际的康复目标。

1. C_4 及以上损伤的患者，在进食、修饰、穿衣、洗澡和大小便处理上依赖他人，但是能清楚表达自己的日常生活所需。

2. C_5 损伤的患者具有屈肘功能，可以通过特定的辅助工具及调节轮椅的方式进行日常进食、修饰、穿衣和洗澡等。C_6 及以下损伤的患者存在部分的腕功能，可以借助辅助器具完成功能性的活动。

3. 截瘫患者的上肢功能完好，但是损伤的水平会影响躯干的运动和平衡，因此，上胸段损伤患者完成日常功能性活动仍可能需要额外的支持和平衡技术。

（1）日常自我管理技巧

①皮肤的管理：C_5 及以上损伤的患者需要依赖他人，C_6 及以下损伤者可以通过万能套或改良固定抓握等进行皮肤检查。保持正确的轮椅坐姿，利用减压技能等防止皮肤破损和压疮的形成。

②二便的管理：脊髓损伤后，膀胱通常受损，需要对患者进行特定的评估，如独立的坐位平衡，手功能等；同时进行针对性的改造，如裤子等。脊髓损伤的患者可以通过留置导尿、膀胱充盈训练、一次性导尿等帮助建立反射性膀胱，患者也可以学习自我清洁导尿，增加负压和皮肤—膀胱的反射作用，即刺激大腿内侧和阴茎等方式引起排尿，防止尿路感染。

（2）家庭社区的参与技巧：写字、打字、打电话、上网及传话等都是与外界交流的方式。脊髓损伤的患者可通过改良的设备、电脑及环境控制重新获得该项技能。高位脊髓损伤的患者可以通过口腔或口腔操作杆进行翻书、打字等，有些患者需要借助托盘使用口腔操作杆或支撑上肢，例如，使用魔术贴贴在托盘和设备上，包括电话、电视遥控器或个人的电子辅助具，防止在重心转移时，物品滑落。这些方式都可以帮助患者和周围环境充分沟通交流。

（五）心肺功能康复技术

1. 呼吸功能训练

呼吸训练的目标：改善通气，增加咳嗽的效率，改善呼吸肌的肌力、耐力及协调性，保持或改善胸廓活动度，建立有效的呼吸方式，促进放松，增强患者呼吸功能。

（1）呼吸训练方法

①腹式呼吸训练：主要是鼓励患者建立膈肌呼吸模式，训练使用膈肌吸气来增加通气。具体方法为：首先将患者膝部抬起放松腹肌，减少胸廓运动，使腹部隆起；治疗师一手放在患者上腹部（剑突下）并略向下施加压力，嘱咐患者经鼻腔做深吸气，同时鼓起腹部向上顶治疗师的手或逐步在腹部放置沙袋，起始重量 0.5kg，每 2 天增加 0.5kg，增加到 2kg，重复动作 5~10 次，每天训练 2~3 组，每组 20~30 分钟。

②其他呼吸训练方法包括：胸式呼吸、缩唇呼吸、屏气呼吸、舌咽式呼吸等。在进行呼吸功能训练前应先协助患者翻身、叩背、咳嗽、排痰，保持呼吸道通畅。治疗师手法要与患者呼吸配合，并将患者呼吸频率控制在每分钟 12~16 次，每次训练 10~20 分钟，每天 2 次。

（2）呼吸肌肌力训练：改善呼吸肌肌力和耐力的训练主要是膈肌、腹肌、辅助呼吸肌的肌力训练。呼吸功能障碍的患者常有腹肌无力，使腹腔失去有效的压力，从而减少膈肌的支托及外展下胸廓的能力。腹部放置沙袋做挺腹练习，沙袋重量初始为 1.5~2.5kg，以后可以逐步增加。也可在直立床上进行仰卧起坐练习，开始时由于脊髓损伤患者腹肌较弱，可把直立床的角度调得较大，使患者较易坐起，以后可以不断减少直立床的角度来增加腹肌训练的难度，以适应患者腹肌的渐进性增加。还可以采用吹蜡烛法、吹瓶法、上胸段辅助呼吸训练和上肢手摇车训练等提高辅助呼吸肌的肌力，牵拉和松动胸腔筋膜，维持和改善胸壁活动，增强呼吸肌的运动控制。

（3）呼吸医疗体操：在熟练地掌握以上方法的同时，也可以进行扩胸、伸展等呼吸医疗体操。

2. 排痰训练

排痰训练目的是促进呼吸道分泌物排出，减少支气管和肺的感染。具体方法见第八章第三节"呼吸道分泌物排出训练"。

3. 咳嗽训练

正确的咳嗽方法有助于脊髓损伤患者气道内的分泌物排出，降低肺部感染的概率。具体方法见第八章第三节"呼吸道分泌物排出训练"。

实施有效的咳嗽训练，通过手法协助诱发咳嗽等行之有效的方法可以协助脊髓损伤的患者感觉废用肌的收缩。手法压迫腹部可协助产生较大的腹内压，进行强有力的咳嗽。使用雾化剂吸入法后鼓励患者咳嗽，治疗后立即进行体位引流排痰效果更好。

（六）矫形器应用

矫形器也称支具，是由经过专业训练的矫形师制作的用于代替和补偿神经、肌肉和骨骼系统功能的体外装置。它的基本作用有稳定支持、固定保护、预防矫正畸形、减轻肢体局部承重等。脊髓损伤下肢肌肉麻痹者使用的膝踝足矫形器用于稳定膝踝关节，以利于站立和步行。对矫形器的要求是治疗效果好、结构简单、轻便、耐用、安全可靠、无压痛或其他不良反应、透气性好、易保持清洁，其中以治疗效果最为重要。

常见上肢矫形器包括腕手矫形器（WHO）、肘腕矫形器（EWO）。

常见脊柱矫形器包括颈部矫形器（CO）、颈胸矫形器（CT）、腰骶矫形器（LSO）和胸腰骶矫形器（TLSO）。

常见下肢矫形器包括踝足矫形器（AFO）、膝踝足矫形器（KAFO）和髋膝踝足矫形器（HKAFO）。

（七）心理康复

脊髓损伤的患者通常会产生严重的应激反应，包括生理反应和心理反应。机体应激过程中两者常相伴出现，表现为认知偏差、情绪激动、行为刻板等。在应激过程中患者常出现应激障碍包括急性应激障碍和创伤性应激障碍，无论何种障碍都应该进行心理评估，针对评估结果进行心理引导和治疗。

（八）物理因子应用

1. 可运用光、声、电等物理治疗，局部可进行紫外线、红外线、微波等治疗，改善局部血液循环，促进组织生长。如截瘫的患者出现压疮、磕伤等皮肤问题，局部物理因子治疗可以起到消炎、促进循环、加快局部组织和皮肤愈合的作用。

2. 超短波及超声雾化治疗具有消炎、化痰、稀释痰液的作用，有助于痰液的排出。

3. 功能性电刺激（FES）是使用低频刺激电流作用于失神经肌肉或麻痹肌肉，促进其功能改善的治疗方式，在脊髓损伤患者中广泛应用。FES 可以用于脊髓损伤患者的心血管系统训练、呼吸训练、上肢功能训练、步行训练、转移训练、站立训练、直肠和膀胱功能训练。

（王颖、周利红）

第十一章

偏瘫康复

第一节　偏瘫概述

在《内经》和《金匮要略》就有"卒中""中风""偏枯"的记载。古代文字记载、病名都与现代相同。病因、病理上传统医学受科学技术的限制，只能从宏观上认识，如《灵枢·刺节真邪》云"虚邪偏客于身半，其入深，内居营卫，营卫稍衰，则真气去，邪气独留，发为偏枯"，此处的"虚邪""邪气"与血栓、脑出血，"营卫"与脑血管功能的变化极其相似。《金匮要略·中风历节病脉症并治第五》"夫风之为病，当半身不遂""贼邪不泻，或左或右，邪气反缓，正气即急，正气引邪，喝僻不遂。邪在于络，肌肤不仁；邪在于经；即重不胜；邪入于腑，即不识人；邪入于脏，舌即难言，口吐涎"是对"中风"病症状及发病机制的详细描述。《素问·通许虚实论》云"仆击，偏枯……甘肥贵人，则高粱之疾也"，此正同于高血压、高脂血症、动脉粥样硬化是患病内因一样。中医在重视内因的同时也重视外因（季节）、情志致病。《素问·玉机真脏论》云"春脉如弦……其气来实而强，此谓太过"，春季多发脑卒中。《素问·生气通天论》云："阳气者，大怒则形气绝，而血菀于上，使人薄厥。"在病因、病理上，两千年前中医已注重从心理、生物、社会因素方面认识脑卒中的发病。

治疗上，唐代《备急千金要方》《外台秘要》记载了几十首治疗偏瘫的方剂，大大丰富了中医治疗偏瘫的内容。刘完素认为"中风有瘫痪者，非谓肝木之风实甚而卒中之也，亦非外中于风""偏枯者，由经络一侧得通，左右痹而成瘫痪也"；朱丹溪认为"半身不遂，大率多痰，在左属死血，无血，在右属痰，有热并气虚"。《证治准绳》驳之，以左右辨痰血"亦是无本杜稽之谈，不必拘之"。但朱丹溪明确提出痰积、瘀血致瘫的病机，与现代病因十分相似。近代名医张锡纯，集前人各说，参现代医理提出："夫外受之风为真中风，内生之风为类中风，其病因悬殊，治法自难从同。……以祛风之药发表之，……则脑中充血必益甚，或至于血管破裂，不可救药。"

偏瘫不仅见于脑血管意外，也常见于头部外伤和脑外科手术后遗症，此外，多发性硬化症等许多神经系统疾病都可发生偏瘫。

进行康复治疗的内科患者中，脑血管意外占一多半，其中有脑出血、脑梗塞、蛛网膜下腔出血、动静脉畸形等，如今因有 CT 扫描已很容易做出鉴别诊断。在这些疾病的初期，康复方法与偏瘫完全相同，只是康复进程有所区别，所以本章节主要讨论脑卒中引发的偏瘫康复。

一、常见病因及临床表现

脑卒中又称脑血管意外，是一组由各种不同病因引起的脑部血管性疾病的总称，分为出血性（脑出血、蛛网膜下腔出血）和缺血性（短暂脑缺血发作、脑血栓形成和脑栓塞）两大类，临床上以起病急骤与出现局灶性神经功能缺失为特征，无论是脑出血或脑缺血，其临床表现与病变的脑血管部位密切相关。许多全身性血管病变、局部脑血管病变、血液系统病变均与脑卒中的发生有关，其病因可以是一种，也可以是数种。部分脑卒中患者病因不明。

（一）常见病因

1. 血管壁病变　以高血压性动脉硬化和动脉粥样硬化所致的血管损害最常见，其次为结核、梅毒、结缔组织病变、钩端螺旋体病等多种原因所致的动脉炎，先天性血管病（如动脉瘤、血管畸形、血管先天性狭窄），各种原因所致的血管损伤（如外伤、颅脑手术、导管插入、穿刺等），药物、毒物、恶性肿瘤等所致的血管病损等。

2. 心脏病和血流动力学改变　风湿性或非风湿性瓣膜病、心肌病、心功能不全等心脏病，心律失常、心房纤颤、传导阻滞、高血压、低血压、血压的骤然波动等血流动力学改变。

3. 血液成分和血液流变学改变　各种原因所致的高黏滞综合征（如脱水、红细胞增多症、高纤维蛋白原血症、白血病等），凝血机制异常（应用抗凝剂、服用避孕药、弥散性血管内凝血等）。

4. 其他病因　空气、脂肪、癌细胞、寄生虫等栓子，脑血管受压、痉挛（温度、情绪等）。

（二）临床表现

脑卒中患者一般可有肢体麻木或无力、头痛、头晕、恶心、言语困难、呛咳、癫痫发作等，重症患者可出现颅内压增高、脑疝、意识改变、呼吸困难等。脑栓塞可发生于任何年龄，青壮年多见；脑血栓形成和脑出血以中老年多见，随年龄渐增。

1. 运动障碍 最常见的是病变半球对侧肢体的中枢性偏瘫，包括肌张力降低或增高、腱反射减弱或亢进、病理反射阳性及可能的阵挛，肢体运动时出现病理模式或协同运动，表现为上肢以屈肌张力增高为主，下肢以伸肌张力增高为主。

2. 感知觉障碍 包括偏身感觉障碍，一侧偏盲和感知觉障碍，实体感缺失，失认症，失用症等。

3. 认知障碍 主要表现在记忆、注意、定向、思维、解决问题等能力方面的功能障碍。

4. 言语障碍 失语症，构音障碍。

5. 吞咽障碍 属于功能性吞咽障碍或神经性吞咽障碍。

6. 心理情绪障碍 主要为抑郁症或焦虑症。

7. 日常生活活动能力障碍 表现在穿衣、梳洗、进食、洗澡及大小便处理等方面的能力减退。

8. 脑神经麻痹

（1）面神经麻痹：眶以下的面肌瘫痪，常伴有偏瘫及舌肌瘫痪。

（2）假性延髓（球）麻痹：由双侧运动皮质及其发出的皮质脑干束受损引起，属于上运动神经元病变。

二、检查与评估

（一）临床检查

临床评估主要依据详细准确的病史和全面的体格检查、神经系统检查，病史需直接向患者或目睹发病的家属采集。

1. 实验室检查 应常规检查尿液分析，包括尿糖定性，通常还需进行血液生化检查，并加作血沉、血细胞比容、血小板计数，对出血、凝血时间不正常者增加有关凝血因子和其他血液学、血液流变学检查。

2. 电生理学检查 常规脑电图、肌电图检查对脑卒中的诊断并非必需。

3. 心血管系统检查 对脑血管病患者和卒中患者，只要病情允许，都应当进行标准的心电图和 X 线胸片检查。

4. 脑成像检查 随着 CT、MRI 的发明和逐渐推广，脑成像检查也已成为脑血管病和卒中患者最有效、安全而精确的特殊检查方法。脑成像检查对颅内的出血、梗死病灶能直接、精确地显示其部位、范围、数量。

5. 血管检查 超声技术的精湛进步，使颈部和颅脑血管的非损伤检查成为脑血管病诊断的重要特殊检查法之一。

（二）康复评估

1. 脑损害严重程度的评定 格拉斯哥昏迷量表，用以评定患者有无昏迷及昏迷严重程度。

2. 运动功能评定 脑卒中运动功能评定包括肌力、关节活动度、肌张力、痉挛、步态分析、平衡功能等，常用的方法有 Brunnstrom 运动恢复 6 期分期、Bobath 方法、上田敏评定法、Fugl-Meyer 运动功能评定量表、改良的 Ashworth 分级评定量表、运动功能评估量表（motor assessment scale，MAS）等。这些评定方法各有侧重，可根据临床需要选用。

3. 日常生活能力评定 日常生活活动（activities of daily living，ADL）能力评定是脑卒中临床康复常用的功能评定方法，主要有 Barthel 指数和功能独立性评定（functional independence measure，FIM）。

4. 言语功能评定 脑卒中后易发生言语功能障碍，尤其是大脑优势半球（多为左侧）损害易发生失语症。失语症严重程度的评定通常采用波士顿诊断性失语检查中的 BDAE 失语症严重程度分级标准进行评定，该方法兼顾了临床特点和病灶定位，临床较常用。

5. 认知功能评定 认知是大脑高级神经功能活动，是大脑获取和理解信息，并进行判断和决策的过程，包括注意、记忆、逻辑思维、判断和执行等功能。评定时应注意以下功能：听从简单或复杂指导的能力，完成任务的能力，理解因果关系的能力，解决问题的能力，继续学习的能力，进行心算和笔算的能力等。常用的评定方法有简易精神状态检查量表（Mini-Mental State Examination, MMSE），洛文斯顿作业疗法认知评定成套量表（Loewenstein Occupational Therapy Cognitive Assessment, LOTCA）。

6. 吞咽功能评定 脑卒中患者易出现吞咽障碍，双侧大脑半球发生脑卒中损害，双侧皮质脑干束出现假性球麻痹，脑干卒中损害疑核易出现真性球麻痹，两者均可出现吞咽障碍。在进行吞咽功能训练前应进行吞咽功能评定。

7. 心理评定 脑卒中发生后，患者常表现为抑郁或焦虑，常用的评定方法有汉密尔顿抑郁评定量表和汉密尔顿焦虑评定量表。

8. 生活质量评定 生活质量（quality of life, QOL）越来越受到人们的关注，生活质量的提高是社会进步和医学发展的标志。生活质量评定分为主观取向的 QOL、客观取向的 QOL 和疾病相关的 QOL 三种，常用的量表为生活满意度量表。

第二节 康复治疗

一、康复介入时机

大量临床实践表明，早期康复有助于改善脑卒中患者受损的功能，减轻残疾的程度，提高其生活质量。通常主张在生命体征稳定 48 小时后，原发神经病学疾患无加重或有改善的情况下开始进行康复治疗（脑出血患者脑水肿程度相对较重，一般主张发病后 1~2 周，病情稳定后开始康复治疗）。对伴有严重并发症的，如血压过高、严重的精神障碍、重度感染、急性心肌梗死或心功能不全、严重肝肾功能损害或糖尿病酮症酸中毒等，应在治疗原发病的同时，积极治疗并发症，待患者病情稳定 48 小时后方可逐步进行康复治疗。

二、康复目标

脑卒中的康复目标是采用一切有效的措施预防脑卒中后可能发生的残疾和并发症（如压疮、坠积性或吸入性肺炎、泌尿系感染、深静脉血栓形成等），改善受损的功能（如感觉、运动、语言、认知和心理等），提高患者的日常生活活动能力和适应社会生活的能力，提高脑卒中患者的生活质量。

三、康复原则

1. 选择合适的康复时机。

2. 康复评定贯穿于脑卒中治疗的全过程，包括急性期、恢复早期（亚急性期）、恢复中后期和后遗症期。

3. 康复治疗计划是建立在康复评定的基础上，由康复治疗小组共同制订，并在治疗方案实施过程中逐步加以修正和完善。

4. 康复治疗注意循序渐进，要有脑卒中患者的主动参与及其家属的配合，并与日常生活和健康教育相结合。

5. 采用综合康复治疗，包括物理治疗、作业治疗、言语治疗、心理治疗、传统康复治疗和康复工程等。

6. 常规的药物治疗和必要的手术治疗。

四、中医康复方法

（一）病因病机

常因郁怒伤肝，肝阳上亢，风火上行，气血瘀阻，或肝肾阴虚，筋脉失养，肝风内动，风阳上扰，或痰浊瘀血，痹阻经络，或痰热内盛，风痰上扰，或气虚血瘀，脉络阻滞，造成机体阴阳偏盛偏衰，气血逆乱，痰瘀壅滞经络，而致中风。

（二）针灸治疗方法

治法：调和气血，通经活络。

处方：取手足阳明、厥阴、太阳、少阳经穴为主，如肩髃、曲池、内关、合谷、环跳、足三里、丰隆、阳陵泉、太冲等。

方解：阴主静，阳主动，肢体运动障碍，病在阳经，故多取手足三阳经和以血为主的厥阴经、少阳经穴，内关、太冲、阳陵泉，其中又取多气多血之阳明经穴，肩髃、曲池、合谷、足三里、丰隆，诸穴相配，可达益气补血，化瘀通络，促进康复的作用。

辨证配穴：肝阳上亢加风池、四神聪、行间、十二井穴等穴，以疏肝解郁，平肝潜阳；肝肾阴虚加神门、大陵、曲泉、太溪、涌泉、肾俞、肝俞等穴以滋阴清热，调补肝肾；气虚血瘀加气海、关元、脾俞、膈俞、血海、三阴交等穴以益气补血；痰浊瘀血阻滞，加中脘、膈俞、脾俞、血海、太渊、三阴交以涤痰化瘀；痰热内盛加中脘、建里、气海、天枢、合谷、内庭、劳宫、涌泉等以清热化痰。

随症配穴：失语加廉泉、哑门、通里、照海、金津、玉液；口眼㖞斜加地仓、颊车、下关、翳风；上肢瘫痪加缺盆、极泉、大椎、肩髃、外关、中渚、后溪等；下肢瘫痪加腰阳关、风市、悬钟、三阴交等穴。

操作方法：实证用泻法，虚证用补法，并灸。初病可针灸单侧，久病可针灸双侧。每次留针 10~20 分钟，每日或隔日 1 次，20 次为一个疗程。

（三）中药治疗方法

1. 急性期中脏腑的中药治疗

（1）阳闭

辨证要点：突然晕倒，不省人事，牙关紧闭，口噤不开，两手握固，大小便闭，肢体强痉，此属闭证的一般症状，兼见有面赤身热，气粗口臭，躁扰不宁，苔黄腻，脉弦滑而数等。

治法：辛凉开窍，清肝息风。

方药：安宫牛黄丸鼻饲，每日 2 粒，分 2 次鼻饲。连用 1 周，1 周后视病情变化减量。

（2）阴闭

辨证要点：除有闭症的一般症状外，还有面白唇黯，静卧不烦，四肢不温，痰涎壅盛，苔白腻，脉沉滑。

治法：辛温开窍，除痰息风。

方药：苏合香丸，鼻饲，每次 1 粒，每日 2 次。

（3）脱证

辨证要点：突然昏倒，不省人事，目合口张，鼻鼾息微，手撒肢冷，汗多，二便自遗，肢体瘫软，舌痿，脉微欲绝。

治法：回阳救逆。

方药：独参汤。

注意：急性期使用中药鼻饲，治疗前必须和患者家属协商，并经急诊医生同意方能配合急救应用，避免各种意外发生。

2. 急性期中经络的中药治疗

（1）风中经络，风痰上扰证

辨证要点：突然半身不遂，半身麻木，口角㖞斜，大便干，头晕，舌苔黄或黄腻，脉弦滑大。

治法：祛风通络，化痰清热。

方药：防风、防己、石菖蒲、地龙、竹茹、钩藤、石决明、牛膝、胆南星、瓜蒌仁、大黄、枳实等。

若痰热内盛，烦躁不眠者，加黄芩、夜交藤、合欢皮；半身麻木，口眼㖞斜重者，加鸡血藤、丹参、川芎增强活血通络之功效。

（2）气虚血瘀，风痰痹阻证

辨证要点：半身不遂，手足麻木，肌肤不仁，口角㖞斜，语言不利，口角流涎，关节酸痛，舌苔薄白，脉弦细。

治法：益气活血，祛痰通络。

方药：黄芪、党参、山药、丹参、地龙、川芎、牛膝、木瓜、独活、桃仁、当归、威灵仙、法半夏、茯苓、陈皮等。

痰湿重者，加胆南星、皂角刺；瘀血重者，加鸡血藤、三七。

（3）肝肾阴虚，肝阳上扰证

辨证要点：平素头晕乏力，耳鸣耳聋，失眠多梦，形体偏瘦，腰膝酸软，突发一侧肢体沉重麻木，口角㖞斜，言语蹇涩，口干，五心烦热，舌质红，苔薄黄，脉弦滑或弦细数。

治法：滋补肝肾，平息内风。

方药：代赭石、龙骨、牡蛎、川牛膝、钩藤、白芍、玄参、茵陈、川楝子、龟板、麦冬等。

耳鸣多梦重者，加黄芩、酸枣仁、夜交藤、菊花；形瘦乏力，腰膝酸软重者，加杜仲、熟地。

3. 后遗症期的中药治疗

后遗症期多以患者主要表现症状为治疗方向，治疗时应明辨主次，分型论治。

（1）偏瘫，气虚血瘀，脉络痹阻证

治法：活血化瘀通络。

方药：补阳还五汤加减。当归尾、川芎、丹参、地龙、桑枝、甘草、黄芪等。

言语不利者，加远志、石菖蒲；下肢瘫软无力者，加桑寄生、牛膝、杜仲；形寒心悸、心阳不足者，加桂枝、炙甘草。中成药如大活络丹、小活络丹、人参再造丸、华佗再造丸等都可辨证结合选用。

（2）言语不清、风痰阻络证

治法：祛风除痰，宣窍通络。

方药：解语丹加减。白附子、石菖蒲、远志、胆南星、天麻、全蝎、竹茹、郁金。

脾胃虚弱，食少纳差，加苍术、法半夏、茯苓；心神不宁，失眠多梦，加珍珠母、酸枣仁；肾虚合用地黄饮子加减。

（3）口角㖞斜，风痰瘀血阻络证

治法：祛风化痰，化瘀通络。

方药：牵正散加减。白附子、全蝎、僵蚕、赤芍、地龙、细辛、羌活。

口眼颤动者加天麻、钩藤。

（4）痴呆，痰阻血瘀证

治法：涤痰开窍，化瘀通络。

方药：竹茹、枳实、法半夏、陈皮、茯苓、丹参、桃仁、茵陈、石菖蒲、郁金。

（5）肾精亏虚证

治法：滋补肾阴，涤痰开窍。

方药：石菖蒲、郁金、黄精、熟地、山茱萸、淮山药、泽泻、茯苓、丹皮、川牛膝、淫羊藿。

（四）推拿治疗

1. 明确诊断，注意生命体征稳定

对于偏瘫而言，首先要明确致瘫的原因，即诊断要清楚，未明确诊断之前不应轻易使用推拿疗法，以免延误甚至加重病情。明确诊断后，必须在患者生命体征（呼吸、脉搏、心率、血压）稳定后再针对病情选用合适的手法、合适的剂量，防止并发症和意外事故发生。治疗过程中要注意观察生命体征的变化，以便对手法进行调整，防止手法强度过大，使病情加重。

2. 辨证施治

针对肌张力低下，表现为软瘫的患者，可对肢体选用揉、推、捏、滚、搓、拍、击等手法，操作时节奏可稍快，力量可稍重，目的在于促进肌肉的血液循环，防止肌肉萎缩，提高肌张力。针对肌张力高，出现痉挛的硬瘫患者，可对肢体选用揉、捏、摩、擦、牵伸等手法，操作时节奏要慢，力量由轻渐重，以降低肌张力，减轻肢体痉挛，不可盲目操作造成不良后果。瘫痪时间较长的患者，开始推拿时手法应轻，节奏要慢，推、压、抖、摇、扳等使肢体产生运动的手法不宜使用，防止引起长期卧床形成的深静脉血栓脱落。长期卧床患者骨质疏松严重，因手法用力不当造成骨折的现象时有发生，必须引起推拿人员重视！

3. 被动治疗和主动参与相结合

瘫痪患者早期以传统推拿被动治疗为主，一旦瘫痪的肢体恢复到有一定力量时，就应由完全的被动推拿治疗转为主动参与的运动训练和推拿疗法相结合的治疗模式，此时的推拿作用是巩固肌力，解除运动训练后的疲劳。运动训练则以增强患者的肌力，恢复患者肢体运动功能为主。病情不同时期，治疗方法主次不同。

五、现代康复方法

（一）偏瘫的肢体运动功能训练

运动功能的恢复，自发病后数日开始，1~3 个月进步最明显，6 个月仍有一定的恢复。因此，康复治疗时机的选择对降低偏瘫患者的致残率是至关重要的。对于脑出血的患者，一旦病情稳定，即生命体征基本平稳，无明显颅内高压症状和严重并发症，即可进行康复治疗。采取康复治疗措施时要按个体化原则进行，同时密切注意观察患者的神志、呼吸、血压、脉搏及有无并发症的发生。脑卒中患者，一般在发病半个月以内，偏瘫表现为弛缓性瘫痪（弛缓期）；在半个月后，偏瘫逐渐表现为痉挛性瘫痪（痉挛期）；此后为恢复期，即分离阶段的康复。因此脑卒中偏瘫各期的肢体康复治疗方法各不相同，具体方法如下。

1. 弛缓期的康复治疗　通常脑卒中后可立即出现弛缓性瘫痪，表现为肌张力极度降低，无随意运动。此阶段为发病后的 1~2 周，相当于 Brunnstrom 的 I 期，因而在治疗上应注重体位摆放、被动运动和床上的主动参与训练。

（1）体位摆放

①仰卧位：为了防止患侧肩胛骨和骨盆后缩，应在患侧肩胛骨和骨盆下分别垫一个薄枕。患侧肩关节稍外展，肘关节、腕关节、掌指关节及指间关节呈伸展状态，掌心朝上。患侧下肢外侧放置枕头或沙袋，防止髋关节外旋；腘窝处放置枕头，使膝关节轻度屈曲，防止股二头肌、半腱肌、半膜肌的肌腱受到长时间的过度牵拉；足与小腿成 90°，足尖朝上，防止足下垂。

②健侧卧位：健侧在下，患侧在上。健侧上、下肢自然放置，胸前放置枕头，患侧上肢放于枕头上，肩关节前屈，肘关节、腕关节、掌指关节及指间关节伸直，掌心朝下。患侧下肢轻度屈曲，两膝内侧间垫一个薄枕，减轻局部皮肤受压。

③患侧卧位：患侧肩部和上肢前伸，避免肩胛骨后缩；肘关节、腕关节、掌指关节及指间关节伸直，前臂旋后，掌心朝上；患侧髋关节伸展，膝关节轻度屈曲，踝背伸，健侧上、下肢自然放置。为了保持充分侧卧，可在躯干后侧放置枕头。患侧卧位，有利于增加患侧的感觉刺激，抑制肢体痉挛，防止挛缩和畸形。

（2）被动运动

①肩关节：肩关节外展 90°，肘关节屈曲 90°，做肩关节内旋、外旋运动，并对肩关节做前屈、后伸运动，运动幅度以患者不出现疼痛为度。如有痛感，运动幅度应在患者能够耐受的范围内。

②肘、前臂：给予肘关节屈伸训练，然后将肘关节屈曲 90°，靠于体侧，治疗师一手扶持肘关节，另一手握持患者手部，做前臂旋前、旋后训练。

③腕关节、指间关节：一手握持患者前臂，一手握持手指，做腕关节屈、伸、尺侧偏、桡侧偏运动，或由内向外、由外向内做腕关节环转运动，屈、伸手指运动，并注意拇指各方向的被动运动。

④髋关节：仰卧位时，嘱患者屈曲健侧髋关节和膝关节，一手推动健侧膝关节，使髋关节、膝关节充分屈曲，另一手向下按压患侧大腿，使患侧髋关节充分伸展。健侧卧位时，治疗师一手固定患侧髋部，一手拉动患侧膝部向后移动，使患侧髋关

节伸展。仰卧位时，患侧髋关节屈曲，治疗师一手扶持膝部，另一手握持足部向外移动，内旋髋关节。

⑤膝关节：仰卧位时，做膝关节屈、伸运动。

⑥踝关节：治疗者用一手托起腘窝，使膝关节屈曲，另一手握住足跟，并用前臂将足底压向踝背伸方向，牵拉跟腱。

⑦髋、膝、踝三关节被动挤压：患者仰卧位，治疗者用一手托起腘窝，使膝关节、髋关节屈曲，另一手握住足跟，并用该侧前臂将足压向头部方向，使髋关节、膝关节充分屈曲，踝关节充分背伸，并保持一定的挤压力。髋、膝、踝三关节受到充分挤压，增加本体感觉冲动，预防下肢痉挛。

（3）床上运动

①上肢自主被动运动：做 Bobath 握手动作，即双手指叉握，患侧拇指置于健侧拇指之上，用健侧上肢带动患侧上肢做被动运动，使双侧肘关节伸展，肩关节前屈，并可上举。此运动可防止或减轻患侧上肢出现失用性肌萎缩，维持肩关节、肘关节活动度，抑制上肢痉挛。

②翻身训练：首先采用向健侧翻身，然后再进行向患侧翻身。在做每一个动作的时候，患者独立完成，治疗师要给予适当的帮助。向健侧翻身时，做 Bobath 握手动作，伸直肘关节，肩关节屈曲 90°，头转向健侧，由健侧上肢、躯干带动患侧上肢及躯干翻向健侧，同时，健侧踝关节背伸，勾住患侧小腿，在健侧下肢的带动下，使骨盆和患侧下肢转向健侧。向患侧翻身时，做 Bobath 握手，伸直肘关节，肩关节屈曲 90°，头转向患侧，健侧下肢屈曲，脚蹬踏床面，着力点在外侧，向患侧用力，在躯干和上肢手配合下，翻向患侧。

③桥式运动：仰卧位，双上肢放于体侧，双下肢屈髋屈膝，双脚蹬踏在床面上，做抬臀挺腹动作，使臀部抬离床面，并保持该动作，此为双桥式运动，一般可持续 5~10s。在做患侧髋关节、膝关节屈曲动作时，患者不能独立完成，治疗师应给予适当的帮助。抬臀挺腹时，患侧下肢不稳，可帮助稳定患膝。若患侧下肢屈曲，患脚独立蹬踏床面，做抬臀挺腹动作，使臀部抬离床面，为单桥运动。做双桥、单桥运动达到一定程度后，治疗师在患者臀部施加阻力，让患者做抬臀挺腹动作，此为阻桥运动。

④床上移动：能够完成 Bobath 握手桥式运动后，要重点训练床上移动动作。首

先进行左、右侧移动，然后再进行上、下移动。每次做移动时，先做双桥运动，将臀部放置在移动侧，然后再将肩部、头部移动至移动侧，最后调整全身姿势。

2．痉挛期的康复治疗 此阶段一般发生于脑卒中 3 周以后，相当于 Brunnstrom Ⅲ期，出现共同运动、联合反应。上肢多表现为屈曲痉挛，下肢表现为伸性痉挛，故此期以抗痉挛治疗为主。

（1）床上与床边训练

①床上活动：加强肩胛带和躯干的主动运动，因为躯干受双侧皮质脊髓束支配（对侧皮质脊髓束和同侧 15% 的皮质脊髓束），所以躯干的瘫痪是不完全的，肩胛带又是躯干的一部分，进行肩胛带和躯干的训练有利于上肢功能的恢复。仰卧位可进行耸肩训练，患侧上肢越过身体中线向对侧伸展。若不能完成这一动作，健侧上肢可给予帮助。健侧卧位时，患侧肩胛带可尽力向前伸，促进上肢运动，并防止肩胛骨后缩。下肢做屈伸运动或髋关节内收、内旋运动。

②床边活动：在治疗师的帮助下，可在床边坐。双手置于臀部两侧，患侧肘关节伸直，腕关节背屈，尺侧偏，手指伸开，拇指外展，掌心朝下放在床面上，借身体重力挤压上肢，抑制上肢的屈曲痉挛。双下肢不能悬空，双足应平踏在适当高度的木凳上，足与小腿成90°，踝关节呈 0° 位，防止患足下垂及内翻。坐位稳定后，指导患者一侧上肢及躯干向对侧骨盆倾斜、挤压，先向健侧挤压，然后再向患侧挤压。进行训练时，治疗师可给予必要的帮助。

（2）坐位训练

①坐位平衡训练：当患者自己已完全能坐后，可做坐位平衡训练，通过躯干重心向前、后、左、右移动进行躯干控制能力训练。治疗师应站在患侧，如向患侧移动重心不稳时，治疗师应给予最小力量的帮助，直至训练能够坐稳为准。

②上肢训练：指导患侧手向对侧运动，先触及对侧髋部，再向上触及对侧肩部。如不能完成，可在健侧手的帮助下，完成训练动作。也可双手越过中线，分别触及对侧髋部，双上肢交叉时患侧上肢在上，向上移动时健侧上肢对患侧上肢的移动会起到助力运动。

③下肢训练：坐在床边，双足悬空，患侧下肢做前后摆动动作，如患侧下肢不能独立完成，健侧下肢可帮助患侧下肢完成动作，然后，双足平踏在木凳上，踝关节背伸，每次动作保持 5~10s。

（3）站立训练

①起立床训练：可以使患者适应站立，避免出现直立性低血压。通过站立，使患肢受到负重，关节受到挤压，通过反射机制诱发肌张力。患足平放在起立床的脚踏板上，通过重力牵拉跟腱，纠正患侧足下垂和足内翻。

②站立平衡训练：当患者自己能够站稳后，开始进行站立平衡训练。通过重心转移进行下肢和躯干运动控制能力的训练。双下肢应同时负重，治疗师站在患侧，如向患侧移动重心站立不稳时，治疗师应对患侧髋部、膝部给予适当保护。

③上、下台阶训练：健手扶持台阶扶手，健足踏在台阶下，患足踏在台阶上，健足上一个台阶，使健足与患足在同一台阶上。双下肢站稳后健足下一个台阶，回到起始位。通过反复训练，增加下肢站立及站立活动的能力。上、下台阶时，治疗师应注意保护患侧膝部。

④平行杠内行走训练：健手扶持平行杠，先小步幅行走。每走一步，患足要注意放稳、放平。治疗师应站在患侧，指导其步行姿势。如患者步态不稳，治疗师可一手保护髋部，一手保护膝部。小步幅行走较稳时可适当加大步幅。如果患足有足下垂和足内翻倾向，可穿戴踝足矫形器予以纠正，防止或减轻偏瘫步态。

⑤步行训练：步行周期包括站立相和摆动相。脑卒中患者患侧下肢负重能力差，站立相缩短，迈步时因足下垂、足内翻，导致划圈步态，使步行缓慢，步态不稳。指导训练时，治疗师应帮助患侧骨盆向前下方运动，纠正患侧迈步时髋关节外旋的状态。患者完成平行杠内行走训练后可拄拐杖行走，先拄四脚杖，再过渡到单脚拐行走，最后至徒步行走。步行训练可采用向后迈步的方式，向后迈步时屈膝、伸髋，踝关节背伸，这对纠正下肢的偏瘫步态是有益的。向后迈步行走时治疗师应在患侧进行保护，或指导患者拄拐向后迈步行走。

3. 分离期的康复治疗　分离阶段相当于 Brunnstrom V 期，患者已出现分离运动，上肢各关节在屈曲痉挛状态下已有伸展动作，下肢在伸性痉挛的状态下出现屈曲动作。分离运动的出现，使患者能够完成某些动作。

（1）上肢功能训练

①肩胛带训练：患者取坐位，患侧上肢放在治疗台上，肩关节屈曲，肘关节、腕关节、指间关节伸展，治疗师用一手扶持前臂，另一手握持患侧手掌，使腕关节背屈至最大限度，向后推，指导患者用患侧肩胛部发力，抵抗治疗师的推力，起到

训练肩胛骨前伸的作用，提高肩胛部位肌肉的控制能力。

②上肢分离运动训练：患者取坐位，治疗师一手固定肘关节，另一手扶持患手的手指，指导患者做屈肩、屈肘动作，用患侧手触摸健侧肩关节，完成肩关节屈曲、内收、内旋动作，肘关节上抬触头，然后肘关节放下触胸，如此反复操作，使肩关节在内收、内旋状态下做屈伸运动，即分离运动。站立位，双手推墙壁，肩关节前屈90°，肘关节、指间关节伸直，腕关节背屈70°，训练肩关节屈曲，肘关节、腕关节、掌指关节及指间关节的伸展运动。

（2）行走训练：行走训练前可先进行坐位的骨盆前、后倾斜和左、右倾斜训练，起到缓解下肢伸肌痉挛的作用。

①控制双肩行走训练：患者取站立位，治疗师站在患者身后，双手扶持患者双肩。当患侧下肢处于支撑相，健侧下肢迈出时，在足跟着地前健侧肩胛骨向后方旋转，可防止患侧足外旋。当患侧下肢处于摆动相时，治疗师诱发患者双上肢呈对角线摆动，双侧上肢有节奏地摆动，可导致躯干旋转，对诱发正常步态有明显的效果，可改善步行的协调性。

②控制骨盆行走训练：患者站立位，治疗师站立在患者身后，双手扶持患者骨盆两侧。当健侧下肢处于摆动相时，治疗师协助将重心移到患足，并维持患肢支撑相的稳定，同时协助患者将重心缓慢地向前方移动。当患侧下肢处于摆动相时，髋关节、膝关节放松，髋关节外旋，足跟向内侧倾斜，治疗师将患侧骨盆向前下方加压，防止骨盆上抬，并协助其向前方旋转。

③减重步行训练：偏瘫发生后，患侧下肢站立困难，不能行走。减重状态下可使肌力2级以上的患者完成行走动作。操作时用吊带将患者身体悬吊，使患者步行时下肢负重减少，步行能力提高。

④上、下楼梯训练：正确的方法是上楼先抬健侧下肢，下楼先抬患侧下肢。如患者独立上、下楼梯训练有困难，治疗师可站在患侧，一手扶持臀部，一手扶持膝部，防止髋关节后倾，膝关节屈曲。

（二）言语障碍的康复

首选目标应放在恢复口语上，以生活中必不可少的口语表达内容作为重点，如洗脸、刷牙、服药、看书、吃饭、喝水、看电视等。语速比平常讲话要慢，要重复，用正常语调说话，当理解困难时，用动作、手势、图片、文字表示。在口语训练的同时，与同一字词的听辨认、朗读和书写三方面的训练同时进行，可以协同强化训练。训练内容要适合患者的文化水平、生活情趣，选用的训练材料要使患者有兴趣，先易后难，循序渐进。随时掌握患者的情趣变化，调整治疗时间的长短和治疗项目的难度，并且有目的地、及时地、经常地将信息反馈给患者，成绩与缺点的信息反馈有助于自我纠偏和自我训练。可使用言语矫治录音磁带和各种言语训练用的图片、字词卡片或矫治手册进行言语训练。言语治疗师可定期随访，指导训练，并进行评定。言语康复训练的方法可采用听觉言语刺激法、程序学习法。有构音障碍者还要进行发音器官的训练。

（三）日常生活活动能力的康复

日常生活活动（ADL）能力训练主要运用作业疗法，是康复治疗在日常生活环境中的实际应用，有助于提高患者生活质量。

1．日常生活活动训练

（1）穿脱衣活动：穿脱衣服、鞋袜等，穿脱衣时要按先穿患肢，先脱健肢的顺序练习，同时反复练习拉上裤子和脱下裤子动作，以便独立如厕。

（2）进食活动：利用握筷或匙进食，手持杯子饮水，削苹果皮后食用。

（3）居住活动：利用房间设备训练，如床、车、浴缸、厕所、轮椅等，整理房间物品的摆放，移动物品。

（4）行动变化：改变体位、移动身体、翻身、坐起、躺下、坐位移动、站立、坐下、步行或利用轮椅。

（5）个人卫生：应用自助具刷牙、洗脸、洗手、洗毛巾、修剪指甲、剃须等整容动作，练习自己洗浴、如厕等基本技能，可以带支具或利用特殊工具进行，逐渐练习到生活自理。

2．职业技巧训练　进行适当的基本劳动或逐渐掌握工作技巧的训练，使患者达到重新就业的目的。

（1）肩、肘、腕训练：应用肩关节、腕关节训练器训练肩关节和腕关节活动，用锤钉训练肘关节屈伸功能。

（2）前臂旋前、旋后训练：拧水龙头、拧螺帽。

（3）手指精细活动：打字、刺绣、拼图、编织。

（4）改善协调平衡训练：磨砂板、拉锯、脚踏缝纫机等。

3. 结构性作业训练 按照要求完成一件成品，如进行编织毛衣、泥塑、制陶、雕刻等作业训练。

4. 文体训练 组织患者参加棋牌、音乐、舞蹈、游戏、观看书画或球赛，以及力所能及的文艺、体育活动。

（四）知觉障碍的康复

知觉障碍包括实体感缺失、视觉障碍、触觉障碍、失用等。知觉功能训练是认知和运动训练同时进行的，这种知觉功能不全的再训练有四种方法。

1. 神经发育或感觉运动法 可以提高患者的感知技能和控制自己身体的能力。利用前庭感觉和触觉的综合输入，训练患者的控制姿势和平衡，鼓励他们应用两侧的身体。

2. 训练转移法 假定重复练习一种训练知觉的作业，以影响患者将来类似的行为。

3. 行为法 行为方法是知觉训练中不可缺少的部分。在患脑血管疾病时，会引起一些行为障碍的因素有忧郁、疲劳、不易耐受的挫折环境、认识过程有缺陷、持续动作、记忆力不佳和缺乏洞察力等，用条件反射的方法进行刺激。

4. 功能治疗法 主要是反复练习与日常功能活动有密切关系的活动，如轮椅上转移、烹调食物等以训练患者的知觉功能。上述方法中，依据患者的反应情况，选用最适合于患者的方法更为有利，具体如下。

（1）实体觉训练：实体觉与本体感觉、两点辨别觉之间有密切的联系。

（2）视觉训练：视觉障碍有很多类型，如视觉单侧忽略，视觉空间失认，视觉失认等。

（3）触觉训练：触觉障碍也是体觉障碍，体觉包括实体觉和体像觉。

（五）失用症的康复训练

失用症是患者在无运动障碍和感觉障碍时，不能完成某些有意识的活动。治疗往往较难，在训练时主要注意以下原则。

1. 选用分解动作教给患者，然后再逐步地把分解的动作结合为一个整体。

2. 应用柔和缓慢、简单的句子指导患者，如用口头命令不生效，可用示范和视觉暗示患者，完成肢体所需的活动，用触觉和本体感觉暗示患者。

3. 选用平面图形或立体构造作业，在训练中要用暗示和提醒。可以让患者复制治疗师事先示范的平面图形，如布置家庭用的家具图形或裁衣的纸样，或立体构造，如常用物品的排列、堆放和有次序的堆积。患者在复制时起初要给予较多暗示和提醒，有进步后逐渐减少和提醒。

4. 对于运动性失用，在训练时给予暗示、提醒或治疗师手教患者进行，如向患者演示拼积木，然后要求患者按其排列顺序拼积木，有进步后再减少暗示、提醒及手教患者等，并逐渐加大难度。

（六）其他疗法

1. 物理因子治疗

（1）弛缓期应用功能性电刺激、肌电生物反馈治疗，可以提高神经、肌肉的兴奋性，促进肌肉收缩和恢复肌肉张力。

（2）痉挛期采用功能性电刺激的方法，将电极置于上肢的伸肌（肱三头肌、前臂的指伸肌），提高伸肘、伸腕和伸指能力；将电极置于下肢的屈肌（股二头肌、半腱肌、半膜肌、胫前肌），改善屈膝和踝背伸的功能。这种电极的摆放方式可以对抗上肢的屈肌痉挛和下肢的伸肌痉挛。

2. 辅助用具使用训练　助行器、轮椅可帮助患者出行，增加患者的活动范围，有利于患者接触社会，参与社会活动。

3. 矫形器　可以矫正痉挛和畸形，如矫正腕关节、指间关节的屈曲畸形，足下垂和足内翻畸形等。

（王颖、芦明明）

第十二章
四肢骨折康复

第一节　概述

　　骨折是指骨的完整性和连续性中断。骨折后的康复，是骨折治疗过程中的重要组成部分。正确和及时的康复治疗可以促进骨折愈合，防止或减少后遗症、并发症的发生。中国传统医学对骨折的诊疗历史悠久，有独特的理论体系，丰富的实践经验。

　　公元前 16 世纪，甲骨文记录了骨折名称和小腿、肘、手等部位的损伤。西周时代，"疡医"已成为当时医学四大分科之一，并主张对创伤骨折进行内、外用药，包扎固定治疗。《吕氏春秋》中关于"形不动则精不流"的论述，可谓功能体育疗法思想萌芽。《礼记》把骨折和一般软组织创伤进行鉴别诊断。《五十二病方》中记录用酒、用有消毒作用的药物煮水处理伤口。这时期的一些文献还描写了股骨骨折、小腿骨折和肱骨骨折，指出肱骨再次骨折不易治愈。《内经》记述了全身主要的骨骼和关节，初步奠定骨学的基础。这些理论，成为以后两千多年治疗骨折的基本理论。《内经》还总结性地提出对创伤骨折应用按摩（复位）、包扎固定、内外用药及功能活动治疗。

　　与现代康复相比，中医康复学中"康复"的概念更注重如何顺应自然，并且在整个康复过程中注意调神与康体相结合，药物调理与食物、气候、起居及患者情况相结合，标本结合，动静结合，内治与外治相结合，医疗与自然相结合等等。中医康复学中"康复"的范围包含了预防养生与疾病养生两方面，几乎包括了预防医学、临床医学、保健医学、康复医学四大医学中的所有内容，其中疾病养生包含了现代康复医学的康复宗旨，即使残疾者、老年病者、慢性病者更好地回归社会。中医康复学的发展是迅速的，尤其在骨伤科方面的成就是突出的。中医康复学的发展必将在整体观念和辨证论治的指导下，借鉴现代康复医学的新思维、新技术、新成果，走中西医结合的康复医学发展道路。相信在医务工作者的共同努力下，中西医结合康复医学必将不断达到更高的水平。

一、骨折分类及临床表现

（一）骨折分类

1. 根据骨折的原因，可分为创伤性骨折、疲劳性骨折和病理性骨折。

2. 根据骨折的程度，可分为不完全性骨折，包括裂纹骨折、青枝骨折和完全性骨折，包括横行骨折、斜行骨折、螺旋骨折、粉碎骨折、嵌插骨折、压缩骨折、凹陷骨折及骨骺分离等。

3. 根据骨折处是否与外界相通，可分为闭合性骨折和开放性骨折。

4. 根据骨折端稳定程度，可分为稳定性骨折和不稳定性骨折。

（二）临床表现

1. 全身表现　骨盆骨折、股骨骨折及多发性骨折可因大量出血、剧烈疼痛导致休克。严重的开放性骨折或并发胸部、腹部、骨盆内重要脏器损伤时也会引起休克。

2. 局部表现　骨折的专有体征有畸形、异常活动和骨擦音或骨擦感。骨折的其他表现包括疼痛和压痛、肿胀及功能障碍等。

（三）并发症

1. 早期并发症　包括休克、脂肪栓塞综合征、内脏器官损伤、重要血管损伤、周围神经损伤及骨筋膜室综合征等。

2. 晚期并发症　包括压疮、下肢深静脉血栓形成、坠积性肺炎、感染、骨化性肌炎（损伤性骨化）、关节僵硬、急性骨萎缩、缺血性骨坏死及创伤性关节炎等。

二、检查与评估

（一）检查

1. X线检查　X线检查是骨折诊断的可靠方法。对于大多数患者，根据X线表现能确定有无骨折，明确骨折的类型、骨折的程度、骨折断端移位情况、骨折的性质、是否合并关节脱位、有无感染等。

2. CT 检查 对于大部分骨折常规 X 线检查基本都能满足临床需要，但对于骨盆、脊柱等结构复杂、重叠较多的部位，常规 X 线检查不能满意地显示骨折。CT 可以清楚地显示这些结构复杂部位的解剖关系，发现常规 X 线检查不能显示或显示不清的骨折，并能观察骨折与关节、肌肉、神经和血管的空间关系。由于 CT 具有高精密度分辨率，可在横断面上观察组织结构，从而避免了影像重叠或肠内容物等遮盖的影响，可弥补平片显示不清的不足。CT 诊断脊柱、骨盆、髋关节、肩关节等部位的骨折，目前已被广泛应用。

3. 磁共振检查 磁共振检查对骨损伤、关节软骨、韧带、半月板等具有灵敏度高、分辨率好的特点，对难以确诊的骨科疾患有较高的应用价值。

（二）评估

1. 关节活动度 关节活动度又称关节活动范围，是指关节运动时达到的最大弧度。关节活动度检查可分为被动检查和主动检查两种。两者的不同点在于：主动关节活动度检查是指依靠关节的肌肉主动收缩，而被动关节活动度检查则是指通过外力的作用使关节运动达到最大的弧度。许多病理因素可使关节活动度发生改变，因此关节活动度检查是肢体运动功能检查中最常用、最基本的项目之一。

（1）评定目的

①确定有无关节活动受限及其原因。

②确定关节受限的程度。

③确定治疗目标。

④为选择治疗方案提供依据。

⑤进行疗效评估。

（2）评定标准

采用目前国际通用的以关节中立位作为 0° 测量各方向的活动度的方法。通常解剖位即是中立位，也是关节活动的起点。

上、下肢大关节活动度的测量见表 12-1：

表 12-1 正常关节活动度表

关节	运动	检查体位	量角器轴心	固定臂	移动臂	正常活动度
肩	屈、伸	坐位或立位，上肢置于体侧，肘伸直	肩峰	与腋中线平行	与肱骨纵轴平行	屈 0°~180° 伸 0°~50°
	外展	坐位或立位，上肢置于体侧，肘伸直	肩峰	与身体中线（脊柱）平行	与肱骨纵轴平行	0°~180°
	内旋、外旋	仰卧位，肩外展 90°，肘屈 90°	尺骨鹰嘴	与腋中线平行	与前臂纵轴平行	各 0°~90°
肘	屈、伸	仰卧位、坐位或立位，上肢取解剖位	肱骨外上髁	与肱骨纵轴平行	与桡骨纵轴平行	0°~150°
	桡、尺旋前、旋后	坐位，上臂置于体侧，屈肘 90°	尺骨茎突	与地面垂直	腕关节背面（测旋前）或掌面（测旋后）	各 0°~90°
腕	屈、伸	坐位或站位，前臂完全旋前	尺骨茎突	与前臂纵轴平行	与第二掌骨纵轴平行	屈 0°~90° 伸 0°~70°
	侧偏	坐位，屈肘，前臂旋前，腕中立位	腕背侧中点	前臂背侧中线	第三掌骨纵轴	桡偏 0°~25° 尺偏 0°~55°
髋	屈	仰卧位或侧卧位，对侧下肢伸直	股骨大转子	与身体纵轴平行	与股骨纵轴平行	0°~125°
	伸	侧卧位，被测下肢在上	股骨大转子	与身体纵轴平行	与股骨纵轴平行	0°~15°
	内收、外展	仰卧位	髂前上棘	左、右髂前上棘连线的垂直线	髂前上棘至髌骨中心的连线	各 0°~45°
	内旋、外旋	仰卧位，两小腿垂于床沿外	髌骨下端	与地面垂直	与胫骨纵轴平行	各 0°~45°
膝	屈、伸	俯卧位、仰卧位或坐位	股骨外髁	与股骨纵轴平行	与胫骨纵轴平行	屈 0°~150° 伸 0°
踝	背伸跖屈	仰卧位、踝中立位	腓骨纵轴线与足外缘交叉处	与腓骨纵轴平行	与第五跖骨纵轴平行	背伸 0°~20° 跖屈 0°~45°

（3）影响因素：包括关节活动的方式（主动或被动运动）、患者或检查者的不良体位、测量工具放置不当、骨性标志（参考点）未找准、软组织过多、关节活动时患者感觉疼痛、随意或不随意的阻力、患者配合程度、手术伤口、限制性支具，以及患者年龄、性别、职业等。检查者在测量关节活动度时应尽可能排除或减少影响测量的因素，保持测量时相关条件的一致性。

（4）测量意义：引起关节活动度异常的常见原因有肌肉痉挛、软组织缩短与挛缩、关节积液、关节周围软组织瘢痕与粘连、关节内游离体的存在、关节结构异常、神经与肌肉疾病引起的肌肉瘫痪或无力等。关节被动运动正常，但主动运动受限，应考虑为神经麻痹、肌肉无力或肌肉、肌腱断裂。关节被动运动与主动运动同时部分受限称为关节僵硬，可能是关节内粘连，肌肉、肌腱、韧带挛缩，长时间制动所致。关节不能主动与被动运动称为关节强直，提示关节内存在牢固性的骨性连接。

2. 肌力评定　肌力是指肌肉收缩时产生的最大力量。肌力评定是测定受试者在主动运动时肌肉或肌群的力量，以此评定肌肉的功能状态。肌力评定对肌肉骨骼系统疾病、神经系统疾病，尤其对周围神经病的功能评定十分重要。肌力评定的主要目的是评价各种原因引起的肌肉功能损害的范围及程度，评定康复治疗的效果。

（1）肌力评定

徒手肌力检查的结果分为 0~5 级，共 6 级，见表 12-2。每级的指标是依据受试肌肉收缩时产生的肌肉活动、带动的关节活动范围、抵抗重力和阻力的情况而判定。

表 12-2　肌力分级标准

级别	标准	相当正常肌力百分比（%）
0	无可测知的肌肉收缩	0
1	有轻微收缩，但不能引起关节活动	10
2	在除重力状态下能做关节全范围运动	25
3	能抗重力做关节全范围运动，但不能抗阻力	50
4	能抗重力、抗一定阻力运动	75
5	能抗重力、抗充分阻力运动	100

实际使用时如测试结果并不符合6级标准，这时就可以使用更详细的分级标准，见表12-3。

表 12-3　肌力详细分级标准

级别	运动	级别	运动
0	无肌肉收缩，完全瘫痪	3+	抗重力、抗最小阻力时有完全活动范围
1	有轻度关节收缩，但不产生关节运动	4-	抗中度阻力，但活动范围<100%，>50%
2-	不抗重力时只有运动的起始动作	4	抗中度阻力时有完全活动范围
2	不抗重力时有完全活动范围	4+	初、中期能对抗的阻力同4级，末期对抗阻力同5级
2+	抗重力时活动范围<0%	5-	抗最大阻力，但活动范围<100%，>50%
3-	抗重力时活动范围<100%，>50%	5	抗最大阻力时有完全活动范围
3	抗重力时有完全活动范围		

上肢及下肢主要肌肉的手法检查方法见表12-4、表12-5。

表 12-4　上肢主要肌肉的手法检查方法

肌肉	检查与评定		
	1级	2级	3、4、5级
三角肌前部 喙肱肌	仰卧，试图屈肩时可触及三角肌前部收缩	向对侧侧卧，上侧上肢放滑板上，肩可主动屈曲	坐位，肩内旋，肘屈，掌心向下，肩屈曲，阻力加于上臂远端
三角肌后部 三角肌中部 大圆肌 背阔肌 冈上肌	俯卧，试图伸肩时可触及大圆肌、背阔肌收缩 仰卧，试图肩外展时可触及三角肌收缩	向对侧侧卧，上侧上肢放滑板上，肩可主动伸展 仰卧，上肢放滑板上，肩可主动外展	俯卧，肩伸展30°~40°阻力加于上臂远端 坐位，肘屈，肩外展至90°，阻力加于上臂远端
冈下肌 小圆肌	俯卧，上肢在床沿外下垂，试图肩外旋时在肩胛骨外缘可触及肌肉收缩	俯卧，肩可主动外旋	俯卧，肩外展，肘屈曲，前臂在床沿外下垂，肩外旋，阻力加于前臂远端
肩胛下肌 大圆肌 胸大肌 背阔肌	俯卧，上肢在床沿外下垂，试图肩内旋时在腋窝前、后壁可触及相应肌肉收缩	俯卧，肩可主动内旋	俯卧，肩外展，肘屈曲，前臂在床沿外下垂，肩内旋，阻力加于前臂远端

续表

肌肉	检查与评定		
	1 级	2 级	3、4、5 级
肱二头肌 肱肌 肱桡肌	坐位，肩外展，上肢放滑板上，试图肘屈曲时可触及相应肌肉收缩	坐位，肘可主动屈曲	坐位，上肢下垂，前臂旋后（测肱二头肌），或旋前（测肱肌），或中立位（测肱桡肌），肘屈曲，阻力加于前臂远端
肱三头肌 肘肌	坐位，肩外展，上肢放滑板上，试图肘伸展时可触及肱三头肌收缩	坐位，肘可主动伸展	俯卧，肩外展，肘屈曲，前臂在床沿外下垂，肘伸展，阻力加于前臂远端
肱二头肌 旋后肌	俯卧，肩外展，前臂在床外下垂，试图前臂旋后时可于前臂上端桡侧触及肌肉收缩	俯卧，前臂可主动旋后	坐位，肘屈曲 90°，前臂旋前位，前臂旋后，握住腕部施加反方向阻力
旋前圆肌 旋前方肌	俯卧，肩外展，前臂在床外下垂，试图前臂旋前时可在肘下、腕上触及肌肉收缩	前臂可主动旋前	坐位，肘屈曲 90°，前臂旋后位，前臂旋前，捏住腕部施加反向阻力
尺侧腕屈肌	向同侧侧卧，前臂旋后 45°，试图腕掌屈及尺侧偏时可触及其止点活动	前臂旋后 45°，可见大幅度腕掌屈及尺侧偏	同左，肘屈曲，前臂旋后，腕向掌侧屈并向尺侧偏，阻力加于小鱼际
桡侧腕屈肌	坐位，前臂旋前 45°，试图腕掌屈及桡侧偏时可触及其止点活动	前臂旋前 45°，可见大幅度腕掌屈及桡侧偏	同左，前臂旋前 45°，腕向掌侧屈并向桡侧偏，阻力加于大鱼际
尺侧腕伸肌	坐位，前臂旋前 45°，试图腕背伸及尺侧偏时可触及其止点活动	同左，前臂旋前 45°，可见大幅度腕背伸及尺侧偏	同左，前臂旋前 45°，腕背伸并向尺侧偏，阻力加于掌背尺侧
桡侧腕长伸肌 桡侧腕短伸肌	坐位，前臂旋前 45°，试图腕背伸及桡侧偏时可触及其止点活动	同左，前臂旋前 45°，可见大幅度腕背伸及桡侧偏	同左，前臂旋前 45°，腕背伸并向桡侧偏，阻力加于掌背桡侧
指总伸肌	试图伸掌指关节时可触及掌背肌腱活动	前臂中立位，手掌垂直于地面，掌指关节可主动伸展	伸掌指关节并维持指间关节屈曲，阻力加于手指近节背面
指浅屈肌	屈曲近端指间关节时可在手指近节掌侧触及肌腱活动	有一定的近端指间关节屈曲活动	屈曲近端指间关节，阻力加于手指中节掌侧
指深屈肌	屈曲远端指间关节时可在手指近节掌侧触及肌腱活动	有一定的远端指间关节屈曲活动	固定近端指间关节，屈曲远端指间关节，阻力加于手指末节指腹

续表

肌肉	检查与评定		
	1级	2级	3、4、5级
拇收肌	内收拇指时可于1、2掌骨间触及肌肉活动	有一定的拇指内收动作	拇指伸直，从外展位内收，阻力加于拇指尺侧
拇长展肌 拇短展肌	外展拇指时可于桡骨茎突远端触及肌腱活动	有一定的拇指外展动作	拇指伸直，从内收位外展，阻力加于第一掌骨桡侧
拇长屈肌	屈拇指时于拇指近节掌侧触及肌腱活动	有一定的拇指屈曲动作	手心向上，固定拇指近节，屈指间关节，阻力加于拇指远节指腹
拇短屈肌	屈拇指时于第一掌骨掌侧触及肌肉活动	有一定的拇指屈曲动作	手心向上，拇指掌指关节屈曲，阻力加于拇指近节掌侧
拇长伸肌	伸拇指时于拇指近节背侧触及肌腱活动	有一定的拇指伸展动作	手心向下，固定拇指近节，伸指间关节，阻力加于拇指远节指腹
拇短伸肌	伸拇指时于第一掌骨背侧触及肌腱活动	有一定的拇指伸展动作	手心向下，拇指掌指关节伸展，阻力加于拇指近节背侧

表12-5　下肢主要肌肉的手法检查方法

肌肉	检查与评定		
	1级	2级	3、4、5级
髂腰肌	仰卧，试图屈髋时于腹股沟上缘可触及肌肉活动	向同侧侧卧，托住对侧下肢，可主动屈髋	仰卧，小腿悬于床沿外，屈髋，阻力加于大腿远端前面
臀大肌 腘绳肌	俯卧，试图伸髋时于臀部及坐骨结节下方可触及肌肉活动	向同侧侧卧，托住对侧下肢，可主动伸髋	俯卧，屈膝（测臀大肌）或伸膝（测腘绳肌），髋伸10~15°，阻力加于大腿远端后面
大收短 长收肌 短收肌 股薄肌 耻骨肌	仰卧，分腿30°，试图髋内收时于大腿内侧可触及肌肉活动	下肢放滑板上可主动内收髋	向同侧侧卧，两腿伸直，托住对侧下肢，髋内收，阻力加于大腿远端内侧
臀中肌 臀小肌 阔筋膜张肌	仰卧，试图髋外展时于大转子上方可触及肌肉活动	下肢放滑板上可主动外展髋	向对侧侧卧，对侧下肢半屈，髋外展，阻力加于大腿远端外侧

续表

肌肉	检查与评定		
	1级	2级	3、4、5级
股方肌 梨状肌 臀大肌 上孖肌 下孖肌 闭孔内肌 闭孔外肌	仰卧，腿伸直，试图髋外旋时于大转子上方可触及肌肉活动	可主动外旋髋	仰卧，小腿在床沿外下垂，髋外旋，阻力加于小腿下端内侧
臀小肌 阔筋膜张肌	仰卧，腿伸直，试图髋内旋时于大转子上方可触及肌肉活动	可主动内旋髋	仰卧，小腿在床沿外下垂，髋内旋，阻力加于小腿下端外侧
腘绳肌	俯卧，试图屈膝时可于腘窝两侧触及肌腱活动	向同侧侧卧，托住对侧下肢，可主动屈膝	俯卧，膝从伸直位屈曲，阻力加于小腿下端后侧
股四头肌	仰卧，试图伸膝时可触及髌韧带活动	向同侧侧卧，托住对侧下肢，可主动伸膝	仰卧，小腿在床沿边下垂，伸膝，阻力加于小腿下端前侧
腓肠肌 比目鱼肌	侧卧，试图踝跖屈时可触及跟腱活动	踝可主动跖屈	俯卧，膝伸（测腓肠肌）或膝屈（测比目鱼肌），踝跖屈，阻力加于足跟
胫前肌	仰卧，试图踝背伸及内翻时可触及肌腱活动	侧卧，可主动踝背伸、足内翻	坐位，小腿下垂，踝背屈并足内翻，阻力加于足背内缘
胫后肌	仰卧，试图足内翻时于内踝后方可触及肌腱活动	可主动踝跖屈、足内翻	向同侧侧卧，足在床沿外，足内翻并踝跖屈，阻力加于足内缘
腓骨长肌 腓骨短肌	仰卧，试图足外翻时于外踝后方可触及肌腱活动	可主动踝跖屈、足外翻	向对侧侧卧，使跖屈的足外翻，阻力加于足外缘
趾长屈肌 趾短屈肌	屈趾时于趾近节跖面可触及肌腱活动	有主动屈趾活动	仰卧，屈趾，阻力加于足趾近节跖面
趾长伸肌 趾短伸肌	仰卧，伸趾时于足背可触及肌腱活动	同左，有主动伸趾活动	同左，伸足趾，阻力加于足趾近节跖面
拇长伸肌	坐位，伸趾时于趾近节背侧可触及肌腱活动	同左，有主动伸趾活动	同左，固定趾近节，伸趾，阻力加于趾远节背面

（2）评定原则

行徒手肌力检查时应尽量排除主观性、片面性及一些干扰因素，并应遵循以下的原则。

①徒手肌力检查前，先检查患者的被动关节活动度。

②采取正确的测试姿势，对3级以下不能抗重力者，测试时应将被测肢体置于除重体位，如在被测肢体下垫滑板等，以减少肢体活动时的阻力。

③测试时应做左、右两侧对比，尤其4级和5级肌力难以鉴别，更应做两侧对比观察。

④测试动作应标准，方向正确，近端肢体应固定于适当体位，防止替代动作的发生。

⑤若受检肌肉伴有痉挛或挛缩时，应做标记，痉挛以 s（spasm）表示，挛缩以 c（contracture）表示，严重者可标记 ss 或 cc。

⑥对于具有4级以上肌力的受检肌肉，在检查时施加的阻力应为持续性，且施加力的方向要与肌肉用力方向相反。

⑦需用手触摸被检肌肉，确定肌肉有无收缩。

⑧多次重复检查，保证检查的可靠性和准确性。

（3）评定方法

①等长肌力检查：在标准姿势下用特制测力器测定一块或一组肌肉等长收缩能产生的最大力量。肌肉收缩产生张力但不产生关节明显的屈伸运动，称为肌肉的等长收缩。此检查在肌力较强（超过3级）时，为了进一步较准确地测量，可用专用的器械进行。

②等张肌力检查：测定肌肉等张收缩使关节做全范围运动时能克服的最大阻力。它只适用于3级以上的肌力。只能完成1次运动的阻力称为1次最大阻力，能完成10次连续运动的阻力称为10次最大阻力。

③等速肌力检查：等速运动是在整个运动过程中运动速度（角速度）保持不变的一种肌肉收缩的运动方式。等速肌力检查是用等速运动的方法对肌肉的运动功能进行动态评定。这种肌力评定方法是通过等速肌力测试仪来进行的。通过仪器内部特制的结构使运动的角速度保持恒定。运动时受试者用力越大，仪器提供的阻力也越大；用力越小，仪器提供的阻力也越小，这样使运动时的角速度保持不变。等速肌力检查时肌肉对抗的阻力是可变的，关节呈圆弧运动，所以它不同于等张和等长肌力检查。

（4）评定意义：①肌肉本身的病变，如肌炎等；②神经源性病变，如中枢神经病变或周围神经病变所致的肌力下降；③失用性肌萎缩，如制动所致的肌肉失用，肌力下降。肌力评定可发现肌力下降的部位和程度，为制订治疗方案提供依据，并可评定治疗效果。

3. 肢体长度和周径的测定　在进行肢体长度和周径测量时需注意要健侧和患侧对比测量，即双侧肢体均需测量并记录。测量肢体长度时要找到体表解剖标志，测量肢体周径时要每次均在肢体的相同位置测量。

（1）肢体长度的测量：上肢总长度，测量从肩峰外侧端至桡骨茎突或中指指尖的距离；下肢总长度，测量从髂前上棘至内踝的最短距离或从股骨大转子到外踝的距离。

（2）肢体周径的测量：上肢周径测量，上臂可在上臂中部，肱二头肌最膨隆部测量，前臂可分别在前臂近端最膨隆部和远端最细部位测量；下肢周径测量，大腿可在髌骨上缘起向大腿中段每隔 6cm、8cm、10cm、12cm 处测量，小腿可分别在小腿最粗的部位和内、外踝最细的部位测量。

4. 骨折相关评定　需评定骨折对位对线情况、骨痂形成情况、有无假关节、有无畸形愈合、有无感染、有无骨化性肌炎、神经血管损伤情况等。

5. 日常生活活动（ADL）能力评定　日常生活活动能力评定的内容包括床上活动、轮椅使用、自理活动、阅读、书写、电灯电话的使用、钱币的使用、上下楼梯、行走、交通工具使用。目前临床上用于 ADL 能力评定的方法有 Katz 指数分级法、Barthel 指数分级法、Kenny 自理评估法、PULSES 量表等，其中评定日常生活活动的 Barthel 指数分级法最常用。

6. 疼痛评定　一般采用视觉模拟评分法（VAS），还有压痛积分法、数字等级疼痛评分等。

第二节　骨折愈合及康复治疗

一、骨折愈合

骨折的愈合分为三个阶段，即血肿机化演进期、原始骨痂形成期和骨痂改造塑型期。愈合过程中，各阶段之间是相互交织演进的。当骨折达到临床愈合时，可以拆除外固定，进行功能锻炼，逐渐恢复患肢功能。

判断骨折临床愈合的标准：

①局部无压痛及纵向叩击痛。

②局部无异常活动。

③X线显示骨折处有连续性骨痂，骨折线已模糊。

④拆除外固定后，上肢能向前平举1kg重物持续达1分钟。

⑤下肢能不扶拐在平地连续步行3分钟，并不少于30步。

⑥连续观察2周骨折处不变形。

临床愈合时间为最后一次复位至观察达到临床愈合所需的时间。检查肢体异常活动和肢体负重情况时应慎重，不宜在解除固定后立即进行。

骨折的骨性愈合标准：①具备临床愈合标准的3项条件；②X线显示骨小梁通过骨折线。

二、骨折治疗原则

复位、固定和功能锻炼是治疗骨折的三大原则。

骨折的复位在临床上分为解剖复位和功能复位。复位方法分为手法复位（闭合复位）和切开复位两种方法。

骨折的固定分为外固定及内固定。常用的外固定方法有小夹板、石膏绷带、外展架、持续牵引和外固定器等。内固定主要用于切开复位后，采用金属内固定物，如接骨板、螺丝钉、髓内钉和加压钢板等将骨折端于复位的解剖位置予以固定。

功能锻炼是骨折后康复治疗的主要手段，应鼓励患者早期进行功能锻炼，以促进骨折愈合，防止或减少后遗症、并发症的发生。

三、康复治疗

当采用石膏等非手术外固定措施时，在不影响骨折固定的前提下，应早期进行软组织的收缩活动，防止肌肉萎缩、肌腱挛缩和骨质疏松等的发生。未经固定的关节应早期活动，以维持其正常功能，应注意局部处理，消除肿胀、控制疼痛、减少肌肉痉挛。在复位固定稳妥的前提下，尽早进行功能训练，以恢复功能。当采用手术治疗并获得稳妥的固定后，不需再用石膏等外固定措施，一般在术后数天，手术疼痛有所缓解后，即应开始功能训练，手术的好处在于提供了早期锻炼的机会，避免骨折的发生，从而最大限度地促进肢体功能的尽早恢复。也有一些骨折必须手术，但又不能获得足够稳固的内固定，术后仍需辅以外固定，也应视具体情况尽早锻炼。可见，骨折康复治疗的总原则是在确保内外固定稳妥的同时，强调一个"早"字。

（一）骨折术后康复

骨折的康复治疗必须围绕功能恢复这一主题，根据不同的临床处理情况，制订相应的康复程序。其康复目的是缓解疼痛，消除肿胀，维持和扩大关节活动度，增强肌力和肌耐力，改善功能受限状态，下肢骨折可以不受限地负重行走，上肢骨折无手部功能受限，促进骨折愈合，预防或减少并发症的发生，提高患者生活质量，回归家庭和社会。骨折后康复干预基本分三个阶段：前期康复、中期康复和后期康复。

1. 前期康复（外伤炎症期，第 1~4 周）

康复目标是缓解疼痛和肿胀，促进患肢血液循环，减轻炎症反应，维持一定肌肉收缩和关节活动度，促进骨折愈合，防止肌肉萎缩和关节挛缩。

康复计划：

（1）物理因子疗法

①温热疗法：如蜡疗和红外线疗法可改善患肢血液循环，促进愈合，松解组织粘连，注意温热疗法只能在伤口无明显渗出之后才开始；超短波疗法可加快骨折断端愈合，注意有金属内固定物应禁用此法；直流电离子导入疗法也可加快骨折愈合；超声波疗法可消炎消肿，促进骨痂生长；紫外线疗法可消炎杀菌，减少渗出。

②激光照射穴位疗法：有研究报告在穴位上用激光束照射治疗的桡骨远端骨折患者较未经照射治疗的患者疼痛减轻 44%，手腕功能状态改善 33%，显示激光束在穴位上的应用结合主动康复训练对桡骨远端骨折患者的康复有益。

③压迫疗法：研究报告称压迫疗法对踝关节骨折患者水肿减少有益，并且可能对疼痛和踝关节活动性产生积极影响。

（2）运动疗法

术后第 1 天抬高患肢，稍高于心脏水平，以减轻肢体肿胀，进行肌肉等长收缩练习、骨折部位近端和远端关节活动训练、呼吸训练。

对于下肢骨折，在术后早期进行下肢康复体操（分为 6 节，包括平卧放松、双腿按摩、踝泵运动、膝盖按压、直腿下压、膝盖和臀部同时弯曲等），可明显加快老年股骨干骨折患者患肢功能的恢复，并且降低深静脉血栓和肌肉萎缩的发生率，提高患者满意度。

2. 中期康复（骨痂形成期，第 5~12 周）

康复目标是防止瘢痕形成及组织粘连，促进骨痂形成，增加关节活动度，增强肌力，增加功能活动。

康复计划：

（1）物理因子疗法：基本同外伤炎症期，可同时配合矫形器的应用。

（2）运动疗法

①持续被动运动：继续维持和增加关节活动度，对粘连组织采取关节松动术，在活动范围终末端进行适当牵伸，增强肌力和肌肉耐力，进行抗阻运动。下肢骨折患者应在固定稳妥的情况下，带支具、扶拐开始部分负重活动，进行站立训练和重心转移训练。

②渐进性阻力运动：髋部骨折手术后的渐进性阻力运动可以改善活动能力、日常生活活动、平衡、下肢力量及表现任务结果。

3. 后期康复（骨痂成熟期，第 12 周以后）

康复目标是防止并发症，并最大限度地恢复关节活动度和强化肌力，提高患者日常生活活动能力和工作能力。

康复计划：

（1）物理因子疗法：紫外线照射可以消炎镇痛；蜡疗、红外线、超短波疗法可以改善血液循环，软化瘢痕，松解粘连，改善关节活动度。

（2）运动疗法：下肢骨折患者可以进行渐进性负重练习，平衡功能训练，上、下斜坡训练。髋部骨折术后的平衡训练可以改善整体身体功能，对平衡、步态、下肢力量、表现任务、日常生活活动和与健康相关的生活质量的积极影响是显而易见的。平衡任务特异性训练优于一般运动，可以改善髋部骨折后内固定的老年患者的身体功能、疼痛、平衡、ADL 和生活质量。

（3）作业训练：包括定位和姿势护理、床上移动、床上和床外转移、坐、站、走、穿衣、洗澡、家居环境和家具建议、防止跌倒的技巧，这些措施可帮助功能恢复，缩短住院时间。作业训练可以使髋部骨折术后患者日常生活活动、身体功能和跌倒发生的趋势有所改善，但是这些变化并不显著，但可以显著改善健康感知和患者情绪。

（4）矫形器及辅具：桡骨远端骨折患者接受动态矫形器治疗，4 周可显著改善掌侧屈曲的活动度，可以提高舒适度和卫生满意度。

（5）药物治疗：患者骨折后出现局部疼痛、肿胀不适等情况，给予一定的药物治疗有利于进一步康复治疗。髋关节骨折术后前三周预防性给予镇痛药（曲马多、对乙酰氨基酚）可以有效提高患肢的功能；鹿瓜多肽注射液能有效促进骨折早期局部内源性生长因子的合成。

（二）非手术治疗的分期及康复

在非手术外固定情况下，骨折的康复治疗分期及其训练内容与骨折愈合的过程密切相关，根据骨折愈合的时期不同，可将骨折康复分为三个阶段。

1. 第一阶段（骨折后 1~2 周）

此期骨折已经进行了适当的手法或牵引复位，并已实施了石膏等外固定措施，受伤局部肿胀正逐渐消退，骨折端血肿逐渐吸收。但是，肿胀和血肿吸收的过程也正是纤维瘢痕和粘连形成的过程，同时，肢体的消肿也会影响外固定的稳定性，容易导致骨折的再移位，需要及时更换外固定，必要时还需要进行再次复位。

这一阶段康复的主要目的是在不影响骨折复位的前提下，通过康复治疗增加局部血液循环，促进肿胀消退，预防肌肉萎缩，减少或防止粘连和纤维化的形成。具体方式主要有抬高患肢、冰敷、骨折远端的向心性按摩和主动运动。

主动运动是极其重要的康复治疗措施，一般可采用被固定区域肌肉的等长收缩活动，即肌肉收缩不会引起肢体的运动，骨折部位的上、下关节应固定不动。肌肉收缩应有节奏地缓慢进行，可从轻度收缩开始，无痛时逐渐增加用力程度，直至最大力量收缩，每次收缩持续数秒钟，然后放松，再重复训练，每小时可训练 5~10 分钟。有些患者在刚开始锻炼时，难以掌握练习动作，可以先在健侧肢体进行试练，待熟练后在健侧的帮助下对患侧进行试练。主动运动的具体动作，根据骨折部位而异，上肢骨折可做握拳、伸指和提肩举臂动作，但不能进行前臂的旋转活动，并且需同时保持腕关节和肘关节不动；当手部骨折被固定时，必须加强手掌和手指各关节的屈伸活动，并做两手虎口对掌动作，以防虎口挛缩；股骨骨折只进行股四头肌的收缩和踝关节的跖屈、背伸活动，髋关节和膝关节保持不动。中老年人关节挛缩倾向很大，更应特别加强主动运动。

2. 第二阶段（骨折后 2 周至骨折临床愈合约骨折后 2~3 个月）

此期局部肿胀已经消退，疼痛消失，软组织的损伤已逐步趋于修复，骨折端日趋稳定，而外固定仍未拆除。

这一阶段康复的目的首先是巩固第一阶段的成效，其次是减轻肌肉的进一步萎缩，并增加血液循环，促进骨折愈合。训练方式除继续进行患肢肌肉的等长收缩和未固定关节的屈伸活动外，还可在健肢或治疗师的帮助下，逐步开始骨折局部上、下关节的石膏内活动，以及与骨折移位方向相反的活动，并可编制体操，开始体育疗法。对于上肢骨折，若全身情况许可，原则上不应卧床；下肢骨折必须卧床休息时，应尽量缩短卧床时间。卧床期间应加强护理，并做床上保健操，以防止全身性并发症的发生。

另外，也可采用红外线或各种透热疗法促进消肿，采用断续直流电或中频电流刺激预防肌肉萎缩等。

3. 第三阶段（从骨折临床愈合至骨痂改造塑形完毕，一般从骨折后 2~3 个月至 1 年以上）

此阶段骨折端已稳定，能耐受一定的应力，外固定已拆除，患肢的肌肉和关节得以进行更大范围的训练。训练目的是增加关节各方向的活动度，恢复肌力，增加肢体运动功能，促进生活和工作能力最大程度地恢复。训练方式以抗阻活动和增加关节活动度为主，再加上肌力恢复训练，其中运动疗法是最重要的方法，辅以适当的理疗，也可装配支具、扶拐、手杖、轮椅等作为必要的功能替代。上肢骨折辅以力所能及的轻微工作，下肢骨折训练弃拐步行。训练中增加阻力不宜过大，以免造成损伤，以患者健肢供给阻力为佳，易于掌握阻力大小，且简便易行。增加关节活动度以主动运动为主，必要时可辅以适当的被动运动或关节活动器。

（1）关节活动度练习：恢复伤区关节的活动度通常是患者的首要要求。长骨干骨折经石膏固定邻近关节后导致的关节活动障碍一般程度较轻，经过主动、助力及被动运动练习，可以逐步消除。关节内骨折经长期的石膏固定后会后遗较牢固的关节挛缩粘连，可做关节功能牵引，特别是加热牵引。关节活动度练习前做适当的热疗也可增强练习的效果。疗效进步不明显时需考虑改进治疗方法。练习至一定程度如出现进步停顿时，应根据实际功能恢复程度采取相应对策，如对日常生活及工作无明显妨碍时，可结束康复疗程，如仍有明显影响则应考虑施行关节松动术，然后术后早期开始关节活动度练习，以防止再次粘连。有时可在麻醉下使用手法松动关节，但有很大的风险，一般需由有经验的医生施行，以防造成骨折。

（2）肌力训练：当不伴有周围神经损伤或特别严重的肌肉损伤，而仅有骨折损伤时，骨折损伤区的肌力常在3级以上，并按渐进抗阻练习原则进行。等张、等速练习的运动幅度应随关节活动度的恢复而加大。受累的肌肉应按关节运动方向依次进行练习，达到肌力与健侧相近或相等时为止。肌力的恢复为运动功能的恢复提供了必要条件，同时亦可恢复关节的稳定性，防止关节继发退行性改变，这对下肢负重关节尤为重要。

（3）平衡及协调功能练习：多发骨折和复杂骨折长期固定后受累肌肉范围较广，老年人的平衡力和协调能力比较差，此时应特别加强这方面的训练，以降低再次摔跤的可能性。

（三）中医康复疗法

中医骨折三期治疗是中医学治疗骨伤的基本原则，组方特点分别是前期活血化瘀、中期和血生新、后期固本培元。

1. 中药外治法　将药物通过局部孔窍经穴渗透、吸收、扩散以达病所，起到活血化瘀、抗炎消肿的功效，同时避免了肠胃、静脉等途径吸收产生药物毒副作用，临床中常用中药贴敷和熏洗的方法。

2. 针灸治疗方法　针刺可解除肌肉痉挛，降低损伤处交感神经紧张性，并反射性扩张血管，促进该区血管网重建，恢复血管壁弹性功能，从而使组织代谢旺盛，血流增加，减轻炎性物质的淤滞，从而减轻肢体肿胀、疼痛。灸法能降低促炎症细胞因子含量，产生抗炎、纠正免疫紊乱和自由基代谢失衡等多种综合效应，通过神经—内分泌—免疫网络的途径调整机体内环境的平衡。

3. 练功　又称功能锻炼，古称导引。临床实践证明，伤肢关节活动与全身功能锻炼对损伤部位有推动气血流通和加速祛瘀生新的作用，可改善血液与淋巴液循环，促进血肿、水肿的吸收和消散，防止筋肉萎缩、关节僵硬、骨质疏松，有利于功能恢复。

4. 营养治疗　蛋白质的摄入在骨折后康复中具有重要意义。对于髋部骨折手术后的老年人，补充维生素 D 是一种安全且低成本的方法，可提高维生素 D 水平，减少跌倒，降低疼痛水平；口服营养补充剂可以帮助预防肌肉减少性肥胖的发作；术后早期摄入乳清蛋白，并结合康复治疗，可以增加膝关节伸展强度，帮助髋部骨折患者转移、行走和使用厕所；使用 β – 羟基 – β – 甲基丁酸钙（HMB–Ca）、维生素 D 和蛋白质营养组合可加速老年患者的伤口愈合，缩短固定期，增加肌肉力量而不改变体重指数；桡骨远端骨折的老年患者中，益生菌的使用可以大大加速愈合过程。

（王颖）

第十三章

骨质疏松症康复

第一节　概述

一、定义

查阅相关古籍，中医学无"骨质疏松"这一名词，其症状及临床表现与"骨痿""骨痹""骨枯""骨痛""虚劳"等类似。因年代久远及环境等相关因素的影响，古代医家对其并无统一的认识，并且存在一定争议。争议较大的是骨质疏松是应该归结为"骨痹"还是"骨痿"，目前多数医家认为本病当属"骨痿"。2008年，骨质疏松症（osteoporosis，OP）被定义为以骨量减少、骨组织微细结构遭到破坏，导致骨脆性和骨折危险性增加为特征的一种系统性、全身性的骨骼疾病。骨质疏松症可发生于任何年龄，但多见于绝经后女性和老年男性。

二、流行病学

骨质疏松症是一种与增龄相关的骨骼疾病。目前我国60岁以上人口已超过2.1亿（约占总人口的15.5%），65岁以上人口近1.4亿（约占总人口的10.1%），是世界上老年人口绝对数最大的国家。随着人口老龄化日趋严重，骨质疏松症已成为我国面临的重要公共健康问题。早期流行病学调查显示，我国50岁以上人群骨质疏松症患病率为女性20.7%，男性14.4%；60岁以上人群骨质疏松症患病率明显增高，女性尤为突出。据估算2006年我国骨质疏松症患者近7000万，骨量减少者已超过2亿。尽管缺乏新近的流行病学数据，但估测我国骨质疏松症和骨量减少人数已远超过以上数字。

三、中医分型

（一）中医辨证分型

中医辨证论治可以从肾精亏耗、脾胃虚弱、肝气郁滞、瘀血阻络分析。

1. 肾精亏耗　祖国医学认为，肾为先天之本，受五脏六腑之精气而藏之；"肾脏衰，形体皆极，则齿发去"，记载了骨骼与年龄及肾精盛衰的关系，说明骨与髓均为肾之所主，肾之精气的盛衰与骨髓、骨骼的生长代谢密切相关。现代研究表明，肾虚证者骨密度明显低于无肾虚证者。许志奇等研究显示，肾虚证患者骨矿含量普遍低于正常人。李泉玉等研究提示，肾主骨，肾功能低下者，骨矿含量普遍降低。目前，肾虚型骨质疏松症主要分为肾阳虚和肾阴虚两型。

2. 脾胃虚弱　肾为先天之本，脾胃为后天之本，若脾失健运，脾精不足，则肾精乏源，骨骼失养。唐建明等对肾与脾胃的关系作了精辟的阐述："人之始生，先成于精，精气旺而后有脾胃，即所谓先天生后天。人之衰老，肾精先枯，累及诸脏，此时全赖脾胃运化、吸收精微，使五脏滋荣，元气得继……。"《素问·生气通天论》中有关于饮食因素与骨健康关系的论述："是故谨和五味，则骨正筋柔，气血以流，腠理以密，如是则骨气以精，谨道如法，长有天命。"许雪梅等认为脾胃虚弱，水谷精微不化，气血生化乏源，后天之精不能滋养，精亏髓空而百骸痿废，最终导致骨质疏松，因而主张益气健脾之法应贯穿骨质疏松症治疗的始终。

3. 肝气郁滞　《素问·灵兰秘典论》曰："肝者，将军之官，谋虑出焉。"《素问·阴阳应象大论》提出"肾生骨髓，髓生肝"，"肝肾同源"。肝脏具有阳刚之性，易亢易逆，常可涉及其他脏腑，导致五脏六腑之病变，再者肝脏在志为怒，气急动怒则伤肝，而肝和肾共同起源于生殖之精，肝藏血，肾藏精，在后天都依赖于水谷精微，肾精肝血，荣则俱荣，损则俱损。付士武等研究发现肝脏受到损害之后机体吸收钙、维生素D、磷的能力有所降低，对代谢的紊乱有一定的影响，并且随着肝功能损害的加重而加重，影响骨骼的发育，进而导致骨质疏松。

4. 瘀血阻络　《灵枢·营卫生会》曰："老者之气血衰，其肌肉枯，气道涩。"这里的"脉不通""气道涩"均指血脉运行不畅。老年人冲任虚衰，精血亏虚，肾精不足，或肾阳衰败，温煦失职，寒凝成瘀，或肾阴不足，虚火灼津，津液凝聚，脉道不通而成血瘀，故老年人多脾肾皆虚并伴血瘀。骨痛是骨质疏松症最常见的症状之一，以腰背痛最为多见，疼痛持久，痛处固定不移，是血瘀的结果之一。《灵枢·本藏》论述经脉功能，"经脉者，所以行气血而营阴阳，濡筋骨，利关节者也"，可见骨骼也必须依靠经脉之气血以获得营养，若气血瘀滞，脉络瘀阻，可致筋骨关节失养而出现疼痛、痿废。

（二）中医体质分型

体质一词最早可追溯到古籍《黄帝内经》中的"素""质"。《灵枢·通天》曰："盖有太阴之人，少阴之人，太阳之人，少阳之人，阴阳和平之人，凡五人者，其态不同，其筋骨气血各不等。"《灵枢·阴阳二十五人》曰："先立五形金木水火土，别其五色，异其五形之人……。"《素问·痹论》曰："其寒者，阳气少，阴气多，与病相益，故寒也。其热者，阳气多，阴气少，病气胜，阳遭阴，故为痹热。"《灵枢·五变》曰："一时遇风，同时得病，其病各异，愿闻其故。……凡此五者，各有所伤，……肉不坚，腠理疏，则善病风。"

现代常见的体质分型有四、五、六、七、九及十二分法。王琦等将机体分为平和质、气虚质、阳虚质、阴虚质、血瘀质、痰湿质、湿热质、气郁质、特禀质九种体质，并发现不同体质女性在围绝经期骨质疏松的程度是不一样的。孙益等调查了100余例绝经后骨质疏松症的患者，发现阳虚质、气虚质、阴虚质、血瘀质的患者人数居多。

四、发病机制

中医理论认为，骨质疏松症为本虚标实之疾，以肾虚为主，脾虚为要，血瘀为害，"虚""瘀"互相影响，互为因果，是本病的病机，也是指导临床辨证论治的关键认识。白玟认为骨质疏松症的中医发病机制是以"虚"为本，以"瘀"为标，"多虚多瘀"为主要病机。"虚"为肾、脾胃等脏腑亏虚，肾精、骨髓、气血等生化乏源，"瘀"乃气血紊乱、阴阳失衡、瘀血阻络，二者相互影响，使骨骼失养，脆性增加，发为本病。

中医学方面对于骨质疏松症的病因病机，历代医家没有统一的观点，但大多认为，骨质疏松症是一个涉及多脏腑的复杂病变，主要与脾、肾、肝三脏相关。其中肾亏为主，肝失疏泄为关键，脾虚为辅，血瘀是促进因素。

第二节 骨质疏松症的临床表现、诊断、鉴别诊断、评估

一、临床表现

骨质疏松症初期通常没有明显的临床表现，因而被称为"寂静的疾病"或"静悄悄的流行病"。但随着病情进展，骨量不断丢失，骨微结构破坏，患者会出现骨痛，脊柱变形，甚至发生骨质疏松性骨折等并发症。部分患者可没有临床症状，仅在发生骨质疏松性骨折等严重并发症后才被诊断为骨质疏松症。

1. 疼痛 骨质疏松症患者可出现腰背疼痛或全身骨痛。

2. 脊柱变形 严重骨质疏松症患者因椎体压缩性骨折，可出现身高变矮或驼背等脊柱畸形。

3. 骨折 骨质疏松性骨折属于脆性骨折，通常指在日常生活中受到轻微外力时发生的骨折。

4. 对心理状态及生活质量的影响 老年患者自主生活能力下降，且骨折后缺少与外界接触和交流，会产生巨大的心理负担。应重视和关注骨质疏松症患者的心理异常，并给予必要的治疗。

二、骨质疏松症诊断

骨质疏松症的诊断基于全面的病史采集、体格检查、骨密度测定、影像学检查及必要的生化测定。临床上诊断原发性骨质疏松症应包括两方面：确定是否为骨质疏松症和排除继发性骨质疏松症。

1. 骨密度测定方法 骨密度是指单位体积（体积密度）或单位面积（面积密度）所含的骨量。骨密度及骨测定方法较多，目前临床和科研常用的骨密度测定方法有双能 X 线吸收检测法（dual energy X-ray absorptiometry，DXA）、定量计算机断层照相术（quantitative computed tomography，QCT）、外周 QCT（peripheral quantita-tive computed tomography，pQCT）和定量超声（quantitative ultrasound，QUS）等。目前公认的骨质疏松症的诊断是基于 DXA 测定的结果。

2. 胸腰椎侧位 X 线影像及其骨折判定 椎体骨折常因无明显临床症状被漏诊，需要在骨质疏松性骨折的危险人群中开展椎体骨折的筛查。胸腰椎侧位 X 线影像可

作为判定骨质疏松性椎体压缩性骨折首选的检查方法。

3. 骨转换标志物 骨转换标志物（bone turnover markers，BTMs）是骨组织本身的代谢（分解与合成）产物，简称骨标志物。骨转换标志物分为骨形成标志物和骨吸收标志物（表 13-1）。

表 13-1 骨转换标志物

骨形成标志	骨吸收标志物
血清碱性磷酸酶 （alkaline phosphatase，ALP）	空腹 2 h 尿钙 / 肌酐比值 （ratio of urinary calcium to crealinine，UCa/Cr）
血清骨钙素 （osteocalcin，OCN）	血清抗酒石酸酸性磷酸酶 （tartrate-resistant acid phosphatase，TRACP）
血清骨特异性碱性磷酸酶 （bone alkaline phosphatase，BALP）	血清 I 型胶原 C- 末端肽交联 （serum C-terminal telopeptide of type l collagen，S-CTX）
血清 I 型原胶原 C- 端前肽 （procollagen type I C-peptide，PICP）	尿吡啶啉 （urinary pyridinoline，Pyr）
血清 I 型原胶原 N- 端前肽 （proeollagen type I N-peptide，PINP）	尿脱氧吡啶啉 （urinary deoxypyddinoline，D-Pyr）
	尿 I 型胶原 C- 末端肽交联 （urinary C-terminal telopeptide of type I collagen，U-CTX）
	尿 I 型胶原 N- 末端肽交联 （urinary N-terminal telopeptide of type I collagen，U-NTX）

4. 诊断标准 骨质疏松症的诊断主要基于 DXA 骨密度测定结果和 / 或脆性骨折。

（1）基于骨密度测定的诊断：DXA 测定的骨密度是目前通用的骨质疏松症诊断指标。对于绝经后女性、50 岁及以上男性，建议参照 WHO 推荐的基于 DXA 测定骨密度分类标准（表 13-2）。

表 13-2 基于 DXA 测定骨密度分类标准

分类	T 值
正常	T 值 ≥ -1.0SD
低骨量	-2.5SD ＜ T ＜ -1.0SD
骨质疏松	T 值 ≤ -2.5SD
严重骨质疏松	T 值 ≤ -2.5SD，合并脆性骨折

注：T 值 =（实测值 - 同种族同性别正常青年人峰值骨密度）/ 同种族同性别正常青年人峰值骨密度的标准差

对于儿童、绝经前女性和50岁以下男性，其骨密度水平的判断建议用同种族的Z值表示。Z值是与正常同龄人的骨密度的标准差。

（2）基于脆性骨折的诊断：脆性骨折是指受到轻微创伤或在日常活动中即发生的骨折。如髋部或椎体发生脆性骨折，不依赖于骨密度测定，临床上即可诊断为骨质疏松症。而在肱骨近端、骨盆或前臂远端发生脆性骨折，即使骨密度测定显示低骨量（–2.5SD ＜ T值＜ –1.0SD），也可诊断为骨质疏松症。

三、骨质疏松症鉴别诊断及基本检查

（一）骨质疏松症鉴别诊断

临床工作中，骨密度测定存在一定的局限性，难以鉴别骨质疏松症是原发性还是继发性，如果患者有其他代谢性骨病、肿瘤相关性骨病或遗传性骨病，骨密度测定值也可能低于正常范围，因此，一定要重视骨质疏松症的鉴别诊断。通过详细的病史采集、细致的体格检查、必要的实验室及影像学检查，排除继发性骨质疏松症的可能。继发性骨质疏松症中，糖皮质激素诱发的骨质疏松症是最常见的，肿瘤导致的骨质疏松症是最危险的。只有明确骨质疏松症的病因，给予正确的针对病因的治疗，才能够避免延误病情，取得较好的临床疗效，因此，完善骨质疏松症的鉴别诊断具有重要的临床价值。

多种疾病可以引起继发性骨质疏松症，需要鉴别的病因主要包括影响骨代谢的内分泌疾病（甲状旁腺疾病、性腺疾病、肾上腺疾病和甲状腺疾病等），类风湿关节炎等免疫性疾病，影响钙和维生素D吸收和代谢的消化系统和肾脏疾病，神经肌肉疾病，多发性骨髓瘤等恶性疾病，多种先天性和获得性骨代谢异常疾病，长期服用糖皮质激素或其他影响骨代谢药物等。

（二）基本检查项目

对已诊断和临床怀疑骨质疏松症的患者至少应做以下几项基本检查，以助诊断和鉴别诊断。

1. 基本实验室检查　血常规，尿常规，肝、肾功能，血钙、磷和碱性磷酸酶水平，血清蛋白电泳，尿钙、钠、肌酐水平和骨转换标志物等。

2. 骨骼 X 线检查　虽可根据常规 X 线影像的骨结构稀疏情况评估骨质疏松，但骨质疏松的 X 线阳性征象出现较晚，骨骼中钙盐丢失大约 30%～50%时，X 线才能显示出阳性改变。胸腰椎侧位 X 线影像可作为骨质疏松性椎体压缩性骨折诊断及其程度判定的首选方法。

3. 酌情检查项目　为进一步鉴别诊断的需要，可酌情选择性进行以下检查，如血沉、C-反应蛋白、性腺激素、血清泌乳素、25-羟维生素 D（25-hydroxy-vitamin D，25-OH-VD）、甲状旁腺激素、甲状腺功能、尿游离皮质醇或小剂量地塞米松抑制试验、血气分析、尿本周蛋白、血轻链、尿轻链，必要时可进行放射性核素骨扫描、骨髓穿刺或骨髓活检等检查。

四、骨质疏松症的评估

（一）骨质疏松症的危险因素

骨质疏松症是一种受多重危险因素影响的复杂疾病，危险因素包括遗传因素和环境因素等多个方面。骨质疏松症的危险因素分为不可控因素与可控因素。

不可控因素主要有种族、老龄化、女性绝经、脆性骨折家族史。

可控因素主要有不健康的生活方式、影响骨代谢的疾病、影响骨代谢的药物等。

（二）骨质疏松症风险评估工具

对个体进行骨质疏松症风险评估，能为疾病早期防治提供有益帮助。临床上评估骨质疏松症风险的方法较多，推荐国际骨质疏松基金会（International Osteoporosis Foundation，IOF）的骨质疏松症风险一分钟测试题和亚洲人骨质疏松自我筛查工具（osteoporosis self-assessment tool for Asians，OSTA）作为疾病风险的初筛工具。

1. IOF 骨质疏松症风险一分钟测试题　IOF 骨质疏松症风险一分钟测试题是根据患者简单病史，从中选择与骨质疏松症相关的问题，由患者判断是与否，从而初步筛选出可能具有骨质疏松症风险的患者。该测试题简单快速，易于操作，但仅能作为疾病风险初步筛查，不能用于骨质疏松症的诊断，具体测试题见表 13-3。

表 13-3　国际骨质疏松基金会（IOF）骨质疏松症风险一分钟测试题

编号	问题	回答
不可控因素		
1	父母曾被诊断有骨质疏松症或曾在轻摔后骨折？	是□ 否□
2	父母中一人有驼背？	是□ 否□
3	实际年龄超过 40 岁？	是□ 否□
4	是否成年后因为轻摔发生骨折？	是□ 否□
5	是否经常摔倒（去年超过一次），或因为身体较虚弱而担心摔倒？	是□ 否□
6	40 岁后的身高是否减少超过 3cm 以上？	是□ 否□
7	是否体重过轻？（BMI 值 < 19kg/m^2）	是□ 否□
8	是否曾服用类固醇激素（如可的松，泼尼松）连续超过 3 个月？（可的松通常用于治疗哮喘、类风湿关节炎和某些炎性疾病）	是□ 否□
9	是否患有类风湿关节炎？	是□ 否□
10	是否被诊断出有甲状腺功能亢进症或甲状旁腺功能亢进症、1 型糖尿病、克罗恩病或乳糜泻等胃肠疾病或营养不良？	是□ 否□
11	女士回答：是否在 45 岁或以前就停经？	是□ 否□
12	女士回答：除了怀孕、绝经或子宫切除外，是否曾停经超过 12 个月？	是□ 否□
13	女士回答：是否在 50 岁前切除卵巢又没有服用雌 / 孕激素补充剂？	是□ 否□
14	男性回答：是否出现过阳痿、性欲减退或其他雄激素过低的相关症状？	是□ 否□
生活方式（可控因素）		
15	是否经常大量饮酒（每天饮用超过两单位的乙醇，相当于啤酒 500mL、葡萄酒 150mL 或烈性酒 50mL）？	是□ 否□
16	目前习惯吸烟，或曾经吸烟？	是□ 否□
17	每天运动量少于 30min（包括做家务、走路和跑步等）？	是□ 否□
18	是否不能食用乳制品，又没有服用钙片？	是□ 否□
19	每天从事户外活动时间是否少于 10min，又没有服用维生素 D?	是□ 否□
结果判断	上述问题，只要其中有一题回答结果为"是"，即为阳性，提示存在骨质疏松症的风险，并建议进行骨密度检查或 FRAX® 风险评估	是□ 否□

注：BMI，体质指数；FRAX®，骨折风险预测工具

2. 亚洲人骨质疏松自我筛查工具（OSTA） OSTA 基于对亚洲 8 个国家和地区绝经后妇女的研究，收集多项骨质疏松危险因素，并进行骨密度测定，从中筛选出 11 项与骨密度显著相关的危险因素，再经多变量回归模型分析，得出能较好体现敏感度和特异度的两项简易筛查指标，即年龄和体重。计算方法是：

OSTA 指数 =[体重（kg）– 年龄（岁）]×0.2

OSTA 主要是根据年龄和体重筛查骨质疏松症的风险，但需要指出，OSTA 所选用的指标过少，其特异性不高，需结合其他危险因素进行判断，且仅适用于绝经后妇女。结果评定见表 13–4。

表 13–4　OSTA 指数评价骨质疏松症风险级别

风险级别	OSTA 指数
低	> –1
中	–1～–4
高	< –4

3. 跌倒及其危险因素 跌倒是骨质疏松性骨折的独立危险因素，跌倒的危险因素包括环境因素和自身因素等，应重视对下列跌倒相关危险因素的评估及干预。

（1）环境因素：包括光线昏暗、路面湿滑、地面有障碍物、地毯松动、卫生间未安装扶手等。

（2）自身因素：包括年龄老化、肌少症、视觉异常、感觉迟钝、神经肌肉疾病、缺乏运动、平衡能力差、步态异常、既往跌倒史、维生素 D 不足、营养不良、心脏疾病、直立性低血压、抑郁症、精神和认知疾患、应对能力差、体重超重、吸烟和酗酒等不良嗜好、类风湿关节炎及服用药物（如安眠药、抗癫痫药及治疗精神疾病药物）等。

4. 康复评定

（1）步态分析：包括步行节律、稳定性、流畅性、对称性、重心偏移、手臂摆动及矫形器和助行器的作用等。

（2）周围环境的安全因素：包括公共厕所及居家环境的人行道、过道、楼梯、厕所、厨房等，是否具备无障碍及预防其他意外事故发生的安全措施。

第三节　骨质疏松症康复治疗

骨骼强壮是维持人体健康的关键，骨质疏松症的防治应贯穿于生命全过程，骨质疏松性骨折会增加致残率或致死率，因此骨质疏松症的预防与治疗同等重要。骨质疏松症的主要防治目标包括改善骨骼生长发育，促进成年期达到理想的峰值骨量；维持骨量和骨质量，预防增龄性骨丢失；避免跌倒和骨折。

一、骨质疏松症的防治

（一）基础措施

包括调整生活方式和服用骨健康基本补充剂。

1．调整生活方式

（1）加强营养，均衡膳食。

（2）充足日照，规律运动。

（3）戒烟，限酒，避免过量饮用咖啡、碳酸饮料，尽量避免或少用影响骨代谢的药物。

2．骨健康基本补充剂

（1）钙剂：成人每日钙推荐摄入量为 800mg（元素钙），50 岁及以上人群每日钙推荐摄入量为 1000mg~1200mg。

（2）维生素 D：充足的维生素 D 可增加肠道对钙吸收、促进骨骼矿化、保持肌力、改善平衡能力和降低跌倒风险。同时补充钙剂和维生素 D 可降低骨质疏松性骨折风险。

（二）抗骨质疏松症药物

有效的抗骨质疏松症药物可以增加骨密度，改善骨质量，显著降低骨折的发生风险，《原发性骨质疏松症诊疗指南》（2017 版）推荐抗骨质疏松症药物治疗的适应证主要包括经骨密度检查确诊为骨质疏松症，已经发生过椎体和髋部等部位脆性骨折，骨量减少但具有高骨折风险。

抗骨质疏松症药物按作用机制可分为骨吸收抑制剂、骨形成促进剂、其他机制类药物及传统中药（表 13-5）。中药具有改善临床症状等作用，但降低骨质疏松性骨折的证据尚不足。

表 13-5　防治骨质疏松症主要药物

骨吸收抑制剂	骨形成促进剂	其他机制类药物	中药
双膦酸盐	甲状旁腺激素类似物	活性维生素 D 及其类似物	骨碎补总黄酮制剂
降钙素		维生素 K_2 类	淫羊藿苷类制剂
雌激素		锶盐	人工虎骨粉制剂
选择性雌激素受体调节剂			
RANKL 抑制剂（国内尚未上市）			

注：RANKL，核因子 - κB 受体活化体配体

（三）中医疗法

1. 针灸　针灸治疗骨质疏松症一般选用以下穴位：阿是穴、肾俞、命门、关元、气海、腰阳关、脾俞、足三里、三阴交等。临床上除用主穴外，亦从病因病机入手，根据不同证型加减选穴。如肾虚者可加用太溪、照海等穴；肝肾阴虚者可选用肝俞、太冲等穴；脾肾两虚者可取太白、中脘、大肠俞等穴；血瘀气滞者可加用膈俞、肝俞等穴。

研究发现，针刺、艾灸或电针大鼠的肾俞、脾俞、关元、足三里、三阴交等穴能显著提高去卵巢模型大鼠的骨矿物含量及骨密度，增加骨小梁面积百分比、厚度、数目，降低骨小梁分离值。

热敏灸通过补肾健脾可改善骨质疏松症患者肾功能，促进肠道对钙的吸收，改善骨组织内环境，对骨吸收进行抑制，促进骨密度的提升及骨破坏的减少，使骨代谢趋于平衡状态。

2. 推拿疗法　推拿功法易筋经属于中医推拿疗法范畴，其以"调身、调息、调心"为演练原则。褚宇帆等研究发现，易筋经锻炼能改善老年人骨骼微循环障碍和掌腕骨部骨皮质指数。

3. 中药治疗　中医学文献中无骨质疏松之名，按骨质疏松症主要临床表现，中医学中相近的病证有骨痿。根据中医"肾主骨""脾主肌肉"及"气血不通则痛"的理论，治疗骨质疏松症以补肾益精、健脾益气、活血祛瘀为基本治法。中药治疗骨质

疏松症多以改善症状为主，经临床证明有效的中成药可按病情选用。可能改善本病症状的，且药物有效成分较明确的中成药成分主要包括骨碎补总黄酮，淫羊藿苷和人工虎骨粉。

（1）中成药：中成药物有仙灵骨葆胶囊、壮腰健肾丸等。研究显示，仙灵骨葆胶囊治疗骨质疏松症、骨折、骨关节炎、骨无菌性坏死等效果确切。近年来，有关服用含有补骨脂成分的中药制剂导致肝损伤的报告较多，故建议有肝病的骨质疏松症患者禁用该类制剂。

（2）中药熏蒸：项颖等研究发现，温经助阳中药熏蒸疗法对治疗老年原发性骨质疏松症有显著疗效。

4. 太极拳　我国传统健身方法太极拳等可增加髋部及腰椎骨骨密度，增强肌肉力量，改善韧带、肌肉及肌腱的柔韧性，提高本体感觉，加强平衡能力，降低跌倒风险。亦有研究表明长期坚持太极拳运动可以显著提高受试者的锻炼积极性，产生良好的锻炼情绪，增加跟骨骨密度，降低血压，增强老年人的平衡能力，对预防老年跌倒性骨折，延缓骨质疏松症进展有益。

5. 八段锦　八段锦属于传统养生运动，其动作简便易学，安全稳定，适合老年患者进行运动训练。熊兴娟等经研究认为，八段锦可从生理、心理方面调节患者的身心健康，改善患者疼痛及生活质量，并且简便易学，安全稳定，适合老年患者，值得临床推广。

二、骨质疏松症的康复治疗

针对骨质疏松症的康复治疗主要包括运动疗法、物理因子治疗、作业疗法及康复工程等。

1. 运动治疗　运动疗法简单实用，不仅可增强肌力与肌耐力，改善平衡、协调性与步行能力，还可改善骨密度，维持骨结构，降低跌倒与脆性骨折风险等，发挥综合防治作用。运动疗法需遵循个体化、循序渐进、长期坚持的原则。

（1）运动方式：只要骨骼肌受到足够的拉力和张力，就是有效的运动。中老年人应以全身有氧运动为主，如行走、慢跑、登山、中老年健美操、太极拳、广播操、登楼梯、游泳、骑自行车、网球、羽毛球等，也可做跳跃、短跑等专项肌力训练。

选择运动项目要有目的性，如登楼梯可预防股骨和髋部骨质疏松症造成的骨折，体操训练可预防腰椎骨质疏松症造成的骨折。渐进性抗阻练习是促进骨质疏松症逐渐恢复的重要方法。

（2）运动量：以次日不感疲劳为度，一般每周 3~5 次为宜。坚持长期有计划、有规律地运动，建立良好的生活习惯，对延缓骨质丢失有一定作用。锻炼要适当，任何过量的、不适当的活动或轻微损伤均可引起骨折。

2. 物理因子治疗　脉冲电磁场、体外冲击波、全身振动、紫外线等物理因子治疗可增加骨量；超短波、微波、经皮神经电刺激、中频脉冲等治疗可减轻疼痛；对骨质疏松性骨折或骨折延迟愈合可选择低强度脉冲超声波、体外冲击波等治疗以促进骨折愈合；神经肌肉电刺激、针灸等治疗可增强肌力，促进神经修复，改善肢体功能。联合治疗方式与治疗剂量需依据患者病情与自身耐受程度选择。

（1）脉冲电磁场疗法：低频脉冲电磁场可提高全身骨密度，治疗骨质疏松症。不同的电磁场强度和频率有不同的生物效应，Antonsson、Manm 等人认为从步态频率（1~5Hz）到肌肉收缩动力频率（10~100Hz）为骨骼系统的内生性活动频率范围，Mcleod 等认为最有效电磁场的频率应与正常功能活动频率相近。

（2）紫外线疗法：采用无红斑量紫外线全身照射或经常接受阳光照射，可以预防及治疗骨质疏松症。近年也有报道，井下作业人员腰椎退行性变和骨质疏松症的发病率较井上人员高，这都与长期缺乏阳光照射有关。

（3）直流电钙离子导入疗法：2%~5% 氯化钙全身直流电钙离子导入可以增加钙的补充。

3. 作业疗法　作业疗法以针对骨质疏松症患者的康复宣教为主，包括指导患者正确的姿势，改变不良生活习惯，提高安全性。作业疗法还可分散患者注意力，减少对疼痛的关注，缓解由骨质疏松症引起的焦虑、抑郁等不利情绪。

4. 康复工程　行动不便者可选用拐杖、助行器等辅助器具，以提高行动能力，减少跌倒发生。此外，可适当进行环境改造，如将楼梯改为坡道，浴室增加扶手等，以增加安全性。骨质疏松性骨折患者可佩戴矫形器，以缓解疼痛，矫正姿势，预防再次骨折等。

总之，骨质疏松症是慢性病，涉及骨骼、肌肉等多种组织、器官，需要综合防治。在常规药物、手术等治疗的同时，积极、规范、综合的康复治疗除可改善骨强度、减少骨折发生外，还可促进患者生活、工作能力的恢复。

第四节　骨质疏松症并发症的康复治疗

骨质疏松症常见的并发症是骨质疏松性骨折，是骨质疏松症的严重后果。骨质疏松性骨折的常见部位是椎体、髋部、前臂远端、肱骨近端和骨盆等，其中最常见的是椎体骨折。髋部骨折是最严重的骨质疏松性骨折。

骨质疏松性骨折的治疗原则为整复、固定、功能锻炼和必要的药物治疗。

骨折的整复和固定在施行上有两种方法，即手术治疗和非手术治疗，应根据骨折部位和损伤情况具体而定。

一、髋部骨折的处理

（一）骨折类型

随着老龄化的到来，髋部骨折的发生率有所上升，髋部骨折分为囊外骨折和囊内骨折两种类型。囊外骨折主要指股骨粗隆间骨折、股骨粗隆下骨折；囊内骨折主要指股骨颈骨折。囊内骨折在所有髋部骨折中占 50% 左右。

1. 股骨粗隆间骨折　股骨粗隆间骨折主要有髓外固定、髓内固定，内固定是首选方案。

2. 股骨粗隆下骨折　手术治疗是股骨粗隆下骨折的首选方案，仅在手术风险极高或预期寿命有限时才考虑非手术治疗。在各类内置物中，髓内钉依然是首选方案。

3. 股骨颈骨折　除了明显手术禁忌外，多数推荐手术为首选治疗方法。股骨颈骨折手术治疗主要有内固定和关节置换。

（二）康复治疗

1. 术前训练

（1）健康宣教。

（2）功能锻炼：患肢股四头肌的等长收缩锻炼。

（3）体位指导：患肢置于外展 10°~15° 中立位，拇趾朝上，注意保护足跟部。避免侧卧、盘腿、负重及主动抬腿。

（4）非手术治疗一般需要持续牵引 8 周或 8 周以上。

2. 术后康复

（1）髋部骨折内固定术后

根据骨折愈合的过程，康复可分为前期和后期两个阶段。

①骨折固定期（前期）：疼痛和肿胀是骨折复位固定后最主要的症状和体征，持续性肿胀是骨折后致残的最主要原因，因此要及时开始康复治疗。康复治疗主要包括主动运动、患肢抬高、物理因子治疗。

②骨折愈合期（后期）：此期的主要康复目标是消除残余的肿胀，软化和牵伸挛缩的纤维组织，增加关节活动度和肌力，重新训练肌肉的协调性和灵巧性。治疗方法主要是通过运动疗法促进肢体运动功能的恢复。若基本运动功能恢复不全，影响日常生活活动能力时需进行 ADL 训练和步行功能训练，以适当的物理因子疗法作辅助，装配矫形器、拐杖、手杖、轮椅等作为必要的功能替代工具。

（2）关节置换术后

①物理治疗：包括冰疗、经皮神经电刺激疗法。

②体位摆放：对于髋关节置换术，有四种应避免的危险体位，分别是：患侧髋关节屈曲超过 90°；患肢内收超过身体中线；患肢伸髋外旋；患肢屈髋内旋。

根据手术入路不同，体位限制有所不同。后外侧入路手术应避免患侧髋关节屈曲超过 90°、过度旋转和内收；前外侧入路手术后应避免患肢外旋。用枕头使髋关节外展是为了防止患肢内收、内旋，可在患者术后睡眠或休息时使用。

③预防并发症的练习：为预防手术后伤口感染、肺部感染、深静脉血栓形成等并发症，患者应在术后尽早开始深呼吸训练、咳嗽练习、踝关节泵式往返练习和床上活动。

④增强肌力的训练：关节置换手术方法的不同会对各肌群的力量出现不同程度的影响，所以需要了解手术方法，以便有针对性地给予肌力训练。对于外侧入路的髋关节置换术，臀部外展肌是力量训练的主要对象。对于后方入路的髋关节置换术，髋部伸肌和外旋肌是训练的主要对象。

⑤关节活动范围的训练：持续被动运动、关节助力的主动和被动运动、牵伸练习。

⑥转移能力的训练：卧位—起坐转移、长腿坐—床旁坐位转移、翻身活动、坐—

站转移。

⑦负重练习和步态训练：当患者具备一定的肌力和平衡能力时，可进行负重练习。获得一定步行能力后，开始对患者进行上、下楼梯的训练。

⑧功能性独立能力的训练：术后鼓励患者立即进行床上功能性活动，应尽早从卧位转为坐位。鼓励患者独自进行穿衣，如厕，行走，练习上、下楼梯，骑自行车和乘车等功能性活动。

⑨常见并发症及处理

a.下肢深静脉血栓形成：多数研究认为，髋关节置换术后深静脉血栓的发生率为50%以上。预防深静脉血栓的方法主要包括穿戴弹力袜、术后尽早进行被动运动和主动运动、尽早下床练习，药物预防包括应用华法林、肝素和阿司匹林。一旦发现患者不明原因的下肢肿胀，局部疼痛，可立即行下肢B超或静脉血流图检查，及早确诊并处理。

b.脱位：主要强调术后的预防。一旦发生，可考虑手术治疗，并立即制动。

c.异位骨化：高发病种有活动期强直性脊柱炎和类风湿关节炎、短期内迅速进展的骨关节炎和特发性骨骼肥厚症，这些患者活动时应尤为注意。

二、脊柱骨折

（一）治疗方法

脊柱压缩性骨折是老年人最常见的骨折，多发生于胸腰段，为非暴力性骨折。治疗方法主要包括以下几种。

1. 保守治疗　采用抗骨质疏松、卧床休息和支具保护等保守治疗。

2. 椎体成形术　经皮穿刺椎体成形术（percutaneous vertebroplasty，PVP）最初由Galibert等用于椎体血管瘤的治疗，取得了良好的效果，经过不断地发展，逐渐成为骨质疏松性骨折的有效治疗手段。

3. 椎弓根螺钉内固定结合椎体强化术　后路椎弓根螺钉固定术是目前治疗胸腰椎爆裂骨折最常用的方法。

4. 减压植骨融合内固定术结合椎体强化术　骨质疏松性骨折伴有神经症状的患者常合并脊髓神经损伤及椎管内占位，因此手术减压非常必要。

（二）脊柱骨折后康复治疗

1. 单纯脊柱压缩性骨折　让患者躺在硬板床上，骨折部位垫高约 10cm 的软垫，3~5 天后开始仰卧位躯干肌肌力训练，训练中避免脊柱前屈和旋转。2 周后让患者做仰卧位腰部过伸和翻身练习，翻身时，腰部保持伸展位，躯干同时翻转，避免脊柱扭转。6 周后可起床活动，并进行脊柱后伸、侧弯和旋转练习，避免脊柱前屈的动作。待骨折愈合后加强脊柱活动度和腰背肌肌力训练。

2. 伴有脊髓损伤的脊柱骨折　伤后应及时手术，彻底减压，消除脊髓致压物，内固定牢靠，使患者能获得早期翻身活动的机会，从而减少局部的再损伤。损伤早期应予以脱水治疗，积极预防各种并发症，其中尤应注意呼吸道感染、泌尿系感染、压疮及深静脉血栓形成。各损伤平面患者应用辅助器械和自助具，如轮椅、ADL 用具等。

三、桡骨远端骨折

（一）分型

桡骨远端骨折是指桡骨远端 3cm 内的松质骨骨折，分为伸直型、屈曲型和桡骨远端关节面骨折伴腕关节脱位三种类型，也分别称为 Colles 骨折、Smith 骨折和Barton 骨折。

无论哪种类型的骨折，一般均采用手法复位、夹板或石膏固定，而无须手术治疗。对于不稳定或再移位的 Barton 骨折应考虑手术治疗，以螺钉或克氏针固定。

（二）术后康复治疗

1. 石膏或夹板外固定术　骨折经手法整复后予以石膏或夹板外固定，近端至前臂近端，远端至掌横纹的近侧，以便手指能完全主动运动。石膏或夹板外固定 2 周后改为中立位固定，骨折后固定 4~6 周拆除外固定。治疗过程中应鼓励患者主动进行手部、肘部及肩部的功能练习。

2. 桡骨远端骨折术后　术后用石膏或夹板固定腕关节和前臂 2 周，进行轻柔的主动功能练习。术后 4 周去除外固定，逐渐增加练习强度，直至骨折愈合。

骨质疏松性骨折后应重视积极给予抗骨质疏松药物治疗，包括骨吸收抑制剂或骨形成促进剂等。迄今很多证据表明使用常规剂量的抗骨吸收药物，包括口服或静脉使用双膦酸类药物，对骨折愈合无明显不良影响。骨质疏松性骨折后，应促进多学科联合诊治骨质疏松性骨折，及时合理使用治疗骨质疏松症的药物，以降低再发骨折的风险。

第五节　骨质疏松症的预防

骨质疏松症一旦发生，目前尚无有效方法使之恢复到病前状态，因此预防重于治疗，可以说"预防是最好的治疗"。

骨质疏松症初级预防的对象是未发生骨折但有骨质疏松症的危险因素，或已有骨量减少（$-2.5SD < T$ 值 $< -1.0SD$）者，应预防其发展为骨质疏松症。预防的最终目的是避免发生第一次骨折。骨质疏松的二级预防和治疗对象是已有骨质疏松症（T 值 $\leqslant -2.5SD$）或已发生骨折者，其预防和治疗的目的是避免发生骨折和再次骨折。

骨质疏松症的较完整的预防方案如下：

1. 高钙、低盐和适当蛋白质的均衡饮食。

2. 戒烟、限酒、晒太阳。

3. 步行或跑步等能够起到提高骨强度的作用。

4. 适当负重练习。

5. 预防跌倒。

6. 早发现、早诊断、早治疗。

（宋作新）

参考文献

[1] 侯晓晖，王珅. 水中运动疗法手册 [M]. 北京：华夏出版社，2017.

[2] 燕铁斌. 物理治疗学 [M]. 北京：人民卫生出版社，2018.

[3] 唐丹. 实用水疗技术 [M]. 北京：人民卫生出版社，2018.

[4] Bruce E Becker，Andrew J Cole. 综合水疗学 [M]. 北京：金盾出版社，2015

[5] 励建安，许光旭. 实用脊髓损伤康复学 [M]. 北京：人民军医出版社，2013.

[6] 中华医学会物理医学与康复学分会. 物理医学与康复学指南与共识 [M]. 北京：人民卫生出版社，2019.

[7] 胡幼平. 中医康复学 [M]. 上海：上海科学技术出版社，2008.

[8] 燕铁斌，窦祖林，冉春风. 实用瘫痪康复 [M]. 北京：人民卫生出版社，2010.

[9] 唐赤蓉. 针灸康复学 [M]. 西安：山西人民出版社，2005.

[10] 倪朝明. 神经康复学 [M]. 北京：人民卫生出版社，2008.

[11] 卓大宏. 中国康复医学 [M]. 北京：华夏出版社，2003.

[12] 吕传真，周良辅. 实用神经病学 [M]. 上海：上海科学技术出版社，2014.

[13] 纪树荣. 康复医学 [M]. 北京：高等教育出版社，2004.

[14] 李庆涛，徐东潭，徐光辉. 临床骨科康复治疗学 [M]. 北京：科学技术文献出版社，2009.

[15] 韦以宗. 现代中医骨科学 [M]. 北京：中国中医药出版社，2004.

[16] 陆廷仁. 骨科康复学 [M]. 北京：人民卫生出版社，2007.

[17] 中华人民共和国国家统计局. 中国统计年鉴 [M]. 北京：中国统计出版社，2015.

[18] 程士德.内经讲义[M].上海：上海科学技术出版社，1984：176.

[19] 王琦.中医体质学[M].北京：人民卫生出版社，2005：83-86.

[20] 曹来宾.实用骨关节影像诊断学[M].济南：山东科学技术出版社，1998：138-139.

[21] 中国营养学会.中国居民膳食营养素参考摄入量速查手册[M].北京：中国标准出版社，2014.

[22] 王俊，王建强，王轶钊，等.水疗康复技术专家共识[J].中国康复医学杂志，2019，34（07）：756-760.

[23] 崔尧，丛芳，李建军，等.Alyn水中适应性测试量表2的汉化及在脊髓损伤患者中的信度与效度[J].中国康复理论与实践，2018，24（11）：1302-1308.

[24] 刘晓广，杨学民，龚雷，等.水中步行训练对脊髓损伤患者下肢表面肌电和神经功能的效果[J].中国康复理论与实践，2017，23（05）：599-602.

[25] 李高.肌力训练联合水中步行训练对脑卒中偏瘫患者下肢功能恢复的影响[J].中华物理医学与康复杂志，2015，37（12）：942-944.

[26] 崔尧，丛芳，金龙.Halliwick理念及其在水疗康复中的应用[J].中国康复理论与实践，2013，19（03）：239-245.

[27] 温秀云，符文彬.《内经》针灸镇痛特殊思维探讨[J].河北中医，2013，35（10）：1562-1563.

[28] 高清廉，张建，林逸儒.传统中医疗法治疗骨质疏松症的研究概括[J].世界最新医学信息文摘，2019，19（93）：123+133.

[29] 周德生，谢清.基于督脉理论辨治脊髓疾病——中医脑病理论与临床实证研究（八）[J].湖南中医药大学学报，2019，39（08）：929-936.

[30] 元小红，李春根.脊髓损伤后神经源性膀胱的中医治疗进展[J].中国医药导报，2017，14（02）：54-57.

[31] 董利薇，张静.脊髓损伤后神经源性异位骨化[J].中国脊柱脊髓杂志，2013，23（11）：1025-1029.

[32] 李昭.褥疮的中医外治法治疗现状[J].世界最新医学信息文摘，2016，16（89）：133-134.

[33] 刘高，孙善斌.神经源性膀胱中医临床治疗概况[J].中医药临床杂志，2016，

28（07）：1045–1047.

[34] 张玉芹.谈针灸镇痛 [J].光明中医，2006（12）：20–22.

[35] 王凤英，宋青凤，尤莉莉.益气活血方对颈髓损伤合并呼吸衰竭患者呼吸系统的影响 [J].广州中医药大学学报，2019，36（01）：36–40.

[36] 郑娟霞，郑娟芬，郑娟丽，等.中风后遗症功能性便秘病人使用中医适宜技术的干预效果研究 [J].护理研究，2014，28（34）：4300–4301.

[37] 于明江·木拉提，李和平.中医治疗脑卒中后肢体痉挛性偏瘫研究进展 [J].亚太传统医药，2015，11（20）：47–49.

[38] 白玮婧，张春红，孟丽娜，等.卒中后痉挛性瘫痪中医治疗研究进展 [J].天津中医药，2016，33（08）：508–512.

[39] 甘艺荣.肱骨近端骨折术后中医骨折三期治疗的疗效 [J].中国卫生标准管理，2019，10（23）：99–102.

[40] 王小伟.中医骨折三期治疗对肱骨近端骨折患者术后早期局部肿胀、肩关节功能的影响 [J].中国民康医学，2019，31（10）：108–109.

[41] 赵崇智，徐志强，潘海文，等.中医治疗骨折早期肿胀的研究进展 [J].中国中医急症，2016，25（08）：1564–1567.

[42] 李强，钱萍，周燕，等.中医综合非手术疗法治疗肱骨干骨折疗效观察 [J].中医临床研究，2018，10（18）：142–144.

[43] 冯世纶.骨质疏松症的中医病名刍议 [J].中国骨质疏松杂志，2001（01）：95.

[44] 赵红霞，毛颖秋，汪文来，等.论中医对"骨痿"的认识 [J].中国医药导刊，2011，13（08）：1390–1391.

[45] Kanis JA, Burlet N, Cooper C，et al.European guidance for the diagnosis and management of osteoporosis in postmenopausal women[J]. Osteoporosis International，2008，19（4）：399–428.

[46] 中国健康促进基金会骨质疏松防治中国白皮书编委会.骨质疏松症中国白皮书 [J].中华健康管理学杂志，2009（03）：148–154.

[47] 赵玉堂，刘凯军，李金花，等.骨矿含量与肾虚、肾主骨关系的研究 [J].中国骨质疏松杂志，1996（03）：19–21.

[48] 许志奇，郭素华，杨定焯，等.肾虚证骨矿物质含量的初步研究 [J]. 中西医结合杂志，1991（04）：222.

[49] 李泉玉，阎长安，赵树华，等.肾虚者骨矿含量测定的意义 [J]. 白求恩医科大学学报，1992（03）：296-297.

[50] 唐建明，吴兆黎，彭玲湘，等.原发性骨质疏松症证候演变规律及其与性激素、骨密度变化关系的研究 [J]. 湖南中医杂志，2008（06）：24-26.

[51] 许雪梅，宋晓光.补肾健脾法治疗绝经后骨质疏松腰腿痛 60 例临床观察 [J]. 中国中医基础医学杂志，2010，16（03）：261-262.

[52] 万全增，汪煌，段斌斌，等.雌激素及其受体与绝经后骨质疏松症的研究进展 [J]. 中华中医药学刊，2011，29（07）：1591-1593.

[53] 朱晓峰，张荣华.血瘀与原发性骨质疏松的关系 [J]. 中医药研究，2002（05）：10-11.

[54] 王琦.中医体质学说研究现状与展望 [J]. 中国中医基础医学杂志，2002（02）：6-15.

[55] 孙益，童培建，肖鲁伟.绝经后骨质疏松症与中医体质的相关性 [J]. 中医杂志，2009，50（08）：696-698.

[56] 张亚军.绝经后骨质疏松症及其影响因素与中医体质相关性研究 [D]. 北京中医药大学，2009.

[57] 盛朝辉，林晓生，孙东平，等.刘庆思教授防治骨质疏松症经验述要 [J]. 新中医，2012，44（12）：177-178.

[58] 白玟.从《内经》看骨质疏松症的中医发病机制 [J]. 北京中医药，2010，29（08）：606-607.

[59] Borgstrom F，Lekander I，Ivergard M，et al. The International Costs and Utilities Related to Osteoporotic Fractures Study (ICUROS)—quality of life during the first 4months after fracture[J]. Osteoporosis International，2013，24（3）：811-823.

[60] Peasgood T，Herrmann K，Kanis JA，et al.An updated systematic review of Health State Utility Values for osteoporosis related conditions[J]. Osteoporosis International，2009，20（6）：853-868.

[61] Marques A，Lourenco O，Da SJ. The burden of osteoporotic hip fractures in

Portugal：costs，health related quality of life and mortality[J]. Osteoporosis International，2015，74(Suppl 2)：2623-2630.

[62] International Osteoporosis Foundation. IOF One-minute osteoporosis risk test [EB/OL]. [2017-08-25] .https：//www.iofbonehealth.org/iof-one-minute-osteoporosis-risk-test.

[63] Myers AH，Young Y，Langlois JA. Prevention of falls in the elderly [J].Bone，1996，18（1）：87S-101S.

[64] Li F，Eckstrom E，Harmer P，et al.Exercise and Fall Prevention：Narrowing the Research-to-Practice Gap and Enhancing Integration of Clinical and Community Practice[J]. Wiley-Blackwell Online Open，2016，64（2）：425-431.

[65] 中华医学会骨质疏松和骨矿盐疾病分会.原发性骨质疏松症诊治指南（2011年）[J].中华骨质疏松和骨矿盐疾病杂志，2011，4（01）：2-17.

[66] Larsen ER，Mosekilde L，Foldspang A.Vitamin D and calcium supplementation prevents osteoporotic fractures in elderly community dwelling residents：a pragmatic population-based 3-year intervention study[J].J Bone Miner Res，2004，19：370-378.

[67] 王珊玺，谢菊英，谢玉英，等.针灸治疗原发性骨质疏松症腧穴选取的研究[J].中医研究，2017，30（03）：57-58.

[68] 姚鑫，罗琳，洪邦辉，等.太极拳运动对老年男性骨质疏松患者锻炼情绪及骨密度和生理指标的影响[J].贵州师范大学学报（自然科学版），2016，34（03）：32-36.

[69] 陈燕，熊兴娟，刘浩，等.八段锦对原发性骨质疏松症患者疼痛及生活质量的影响[J].中国民间疗法，2017，25（03）：18-19.

[70] 刘晓丹，金宏柱.健身气功易筋经对老年女性血脂和自由基代谢的影响[J].中华中医药杂志，2010，25（09）：1480-1482.

[71] 林飞，郭丽丽，王阶.基于线粒体的功能阐释中医"气"的作用[J].中国中西医结合杂志，2014，34（08）：903-906.

[72] 赵振，项颗，李秀玲，等.温经助阳中药熏蒸疗法治疗老年性骨质疏松症24例[J].中国中医药现代远程教育，2014，12（12）：15-16.

[73] Shi XL，Li CW，Wan QZ，et al.Drynaria total flavonoids decrease cathepsin K expression in ovariectomized rats[J].Genet Mol Res，2014，13：4311-4319.

[74] Ang ES, Yang X, Chen H, et al.Naringin abrogates osteoclastogenesis and bone resorption via the inhibition of RANKL-induced NF-κB and ERK activation[J].Febs Letters, 2011, 585 (17): 2755-2762.

[75] Tong X, Lu W, You T, et al.The Function of Naringin in Inducing Secretion of Osteoprotegerin and Inhibiting Formation of Osteoclasts[J]. Evidence-Based Complementray and Alternative Medicine, 2016, (2016-1-14), 2016, 2016: 8981650.

[76] Mok SK, Chen WF, Lai WP, et al.Icar Ⅱ n protects against bone loss induced by oestrogen deficiency and activates oestrogen receptor-dependent osteoblastic functions in UMR 106 cells[J].Br J Pharmacol, 2010, 159: 939-949.

[77] Zhu HM, Qin L, Garnero P, et al. The first multicenter and randomized clinical trial of herbal Fufang for treatment of postmenopausal osteoporosis[J].Osteoporos Int, 2012, 23: 1317-1327.

[78] Liu M, Zhong C, He RX, et al.Icar Ⅱ n associated with exercise therapy is an effective treatment for postmenopausal osteoporosis[J]. Chin Med J (Engl), 2012, 125: 1784-1789.

[79] Ouyang L, Zhang Q, Ruan X, et al.Treatment effect of Bushen Huayu extract on postmenopausal osleoporosis in vivo [J].Exp Ther Med.2014, 7: 1687-1690.

[80] Chen G, Wang C, Wang J, et al. Antiosteoporotic effect of icar Ⅱ n in ovariectomized rats is mediated via the Wnt/betacatenin pathway[J]. Exp Ther Med, 2016, 12: 279-287.

[81] 彭冉东, 邓强, 李中锋, 等. 仙灵骨葆胶囊联合八段锦治疗绝经后 2 型糖尿病性骨质疏松症临床观察 [J]. 河南中医, 2018, 38 (05): 769-773.

[82] Rubin CT, Donahue HJ, Rubin JE, et al. Optimization of electric field parameters for the control of bone remodeling: exploitation of an indigenous mechanism for the prevention of osteopenia[J].J Bone Miner Res, 1993, 8: S573-S581.

[83] Saggini R, Di Stefano A, Saggini A, et al.Clinical application of shock wave therapy in musculoskeletal disorders: part 1[J].J Biol Regul Homeost Agents, 2015, 29: 533-545.

[84] Oliveira LC, Oliveira RG, Pires-Oliveira DA. Effects of whole body vibration on

bone mineral density in postmenopausal women: a systematic review and meta-analysis[J]. Osteoporos Int, 2016, 27: 2913–2933.

[85] Schandelmaier S, Kaushal A, Lytvyn L, et al.Low intensity pulsed ultrasound for bone healing: systematic review of randomized controlled trials[J].BMJ, 2017, 356: j656.

[86] Antonsson EK, Mann RW.The frequency content of gait[J].Journal of Biomechanics, 1985, 18（1）: 39–47.

[87] Mcleod KJ, Rubin CT, Brook S.The effect of low frequency electrical fields on osteogenesis[J].Bone Jiont Surg, 1992; 74A（6）: 920.

[88] 朱雄，吴国兰．煤矿井下环境对矿工跟骨定量超声及骨代谢的改变 [J]. 中国社区医师（医学专业），2010, 12（14）: 150.

[89] Siris ES, Adler R, Bilezikian J, et al.The clinical diagnosis of osteoporosis: a position statement from the National Bone Health Alliance Working Group[J].Osteoporos Int, 2014, 25: 1439–1443.

[90] Dinamarca-Montecinos JL, Prados-Olleta N, Rubio-Herrera R, et al. Intra- and extra-capsular hip fractures in the elderly: Two different pathologies?[J].Rev Esp Cir Ortop Traumatol, 2015, 59（4）: 227–237.

[91] Jackson C, Tanios M, Ebraheim N.Management of subtrochanteric proximal femur fractures: A review of recent literature[J].Adv Orthop, 2018, 2018: 1326701.

[92] Galibert P, Deramond H, Rosat P, et al.[Preliminary note on the treatment of vertebral angioma by percutaneous acrylic vertebroplasty][J].Neurochirurgie, 1987, 33（2）: 166–168

[93] Alpantaki K, Bano A, Pasku D, et al.Thoracolumbar burst fractures: a systematic review of management[J].Orthopedics, 2010, 33（6）: 422–429.

[94] Chesnut CR, Silverman S, Andriano K, et al.A randomized trial of nasal spray salmon calcitonin in postmenopausal women with established osteoporosis: the prevent recurrence of osteoporotic fractures study. PROOF Study Group[J].Am J Med, 2000, 109: 267–276.

[95] Chesnut CR, Azria M, Silverman S, et al.Salmon calcitonin: a review of current and future therapeutic indications[J].Osteoporos Int, 2008, 19: 479–491.

[96] Karachalios T，Lyritis GP，Kaloudis J，et al.The effects of calcitonin on acute bone loss after pertrochanteric fractures[J].The Bone & Joint Journal，2004，86（3）：350–358.

[97] Tsakalakos N，Magiasis B，Tsekoura M，et al.The effect of short–term calcitonin administration on biochemical bone markers in patients with acute immobilizati[J].Osteoporos Int，1993，3：337–340.

[98] Lyritis GP，loannidis GV，Karachalios T，et al.Analgesic effect of salmon calcitonin suppositories in patients with acute pain due to recent osteoporotic　vertebral crush fractures：a prospective double–blind，randomized placebocontrolled c1inical study[J].Clin J Pain，1999，15：284–289.

附　表

基于 ICF 分类的 Bobath 治疗简评表

姓名：	性别：男·女	年龄：　岁
诊断：		
障碍部位：右偏瘫·左偏瘫·双侧偏瘫·共济失调·其他（　　　　）		
现病史（发病日期、手术等）		
利手：右利·左利·双利		
影像所见（CT、MRI、其他）		
既往史、合并史、服用药		

续表

职业 / 兴趣
家属情况（含护工及上门服务等）
居住环境
1. 整体印象（general impression）
2. 活动与参与（activity and participation） （1）日常生活中什么活动可以自理、程度如何（个人常态化、需提醒、若干辅助：床上起居动作、洗脸、穿脱衣服、转移、进食、步行等）   （2）限制日常生活的问题（restrictions: problems in daily life）（日常平衡不稳定、瘫痪侧下肢弛缓致转移动作困难、疼痛、挛缩、抑郁倾向、失语等）

3. 重要相关因素（有利 / 不利面）（relevant factors: positive or negative）

（1）个人因素（生物学因素 / 心理因素：年纪 / 经历等）

（2）环境因素（有无台阶差、公寓内平坦、改造困难、护工态度等）

（3）轮椅与姿势辅助具 / 自助具 / 交流机器（什么、家庭内必需、长期必需）

4. 目标设定（面向社会参与的目标）（goal setting: patients aim for participation）
记录下愿望及现实目标，为了回归包括自家、日间照顾等的社区及工作，治疗师辅助内容。考虑 SMART（具体性 Specific、可测定 Measurable、可达到 Attainable、现实性 Realistic、时机 Timely）

5. 运动分析（movement analysis）
怎么活动的？具体需要什么样的功能活动可达到目标？从上述的什么开始的（first aim）？

续表

6. 身体功能 / 结构（body function/structure）

影响姿势与运动的神经肌肉状态（neuromuscular status for posture and movement）

（＊姿势肌张力、感觉、对线、模式、代偿运动、缩短、疼痛等）

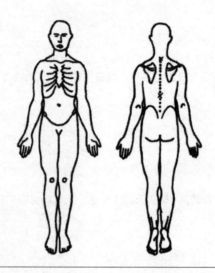

7. 分析主要问题（problem analysis）

使达到目标活动减退及妨碍的问题是什么？必需的功能活动及其必需的构成因素是什么？

（例：上下楼梯、公汽楼梯、公共交通工具使用时、换衣服、进食时姿势与运动的必需构成因素等）

运动面：与活动相关姿势与课题（postural & task related activity）

感觉面：能否正确感知感觉（the CNS finds the "right" sensation）

认知面（cognitive）：动机、判断、解决问题的企图等（motivation, judgement, planning, problem solving）

知觉面（perceptual）：空间、视觉、质地辨别等（spatial, visual, figure-ground）

人体力学方面（biomechanical）：控制中神经源性及人体力学相辅方面（complementary neural and biomechanical aspects of control）

8. 治疗计划（treatment plan）

使用哪些手法、从什么姿势开始、器具使用等；社会参与的计划；呼吸及循环、自我管理、日常生活的移入方法 [24 小时帮助（管理）、照片及描图使用]

9.临床假设（clinical hypothesis）：在主要问题治疗中决定用什么样的治疗方法？与患者共同经过治疗后怎样才能解决问题？

10.潜在能力（预测可达到目标）（potential of patient. Prognosis to reach the goal）

（1）必需的时间？（决定治疗几次，至少预测治疗 1 周后的）

（2）短期目标（＊也要顾及医疗保险）

11.测定（measurement）
例：10m 步行速度与步数、Berg BT、步行评定尺度（GARS）、功能够取检查、两点识别、MMSE、cohns 立方体、GAS、FIM、Fugl-Meyer、Wolf MFT、MAL、疼痛 11-points box scale、pushing 尺度、胸廓扩张差、SpO_2、发声持续时间等

测定	年 月 日	结果

治疗师签字：　　　　　　　　　　日期：　年　月　日

图书在版编目（CIP）数据

中医康复治疗技术入门： 中文版 / 北京按摩医院编著. -- 北京：华夏出版社
有限公司，2021.6
　ISBN 978-7-5080-8210-3

　Ⅰ. ①中… Ⅱ. ①北… Ⅲ. ①中医学－康复医学 Ⅳ. ①R247.9

　中国版本图书馆 CIP 数据核字（2021）第 063764 号

中医康复治疗技术入门（中文版）

编　　者	北京按摩医院	
责任编辑	梁学超　　张晓瑜	
责任印制	顾瑞清	
出版发行	华夏出版社有限公司	
经　　销	新华书店	
印　　刷	三河市少明印务有限公司	
装　　订	三河市少明印务有限公司	
版　　次	2021 年 6 月北京第 1 版	
	2021 年 6 月北京第 1 次印刷	
开　　本	787×1092　　1/16 开	
印　　张	18.75	
字　　数	313 千字	
定　　价	80.00 元	

华夏出版社有限公司　　地址：北京市东直门外香河园北里 4 号　　邮编：100028
网址：www.hxph.com.cn　　电话：（010）64663331（转）
若发现本版图书有印装质量问题，请与我社营销中心联系调换。